AF370770

MATIERE

MÉDICALE.

MATIERE MÉDICALE,

O U

EXPOSITION MÉTHODIQUE

Des Médicamens, la plupart employés par le Médecin actif, très-peu par le Médecin expectant, et réduits à leur juste valeur :

CONTENANT

Le caractere des Médicamens, leurs vertus, leur préparation, leur administration et les especes de maladies où ils sont indiqués.

Par les C.ens VITET, pere et fils, Médecins.

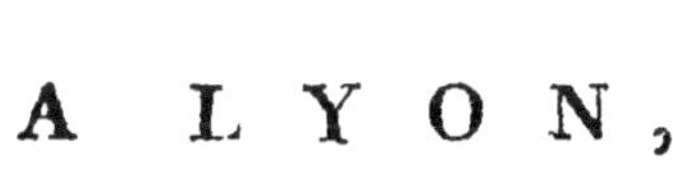

A LYON,

Chez AMABLE LEROY, Imprimeur-Libraire.

AN XI. — (1803.)

T A B L E

DES CLASSES ET DES ORDRES
DE LA MATIERE MÉDICALE.

Fin de la Table des Classes, des Ordres, etc.

Paucis utatur Medicus remediis , iisque selectis. TRIT.

Qui potest mederi simplicibus, dolosè et frustrà quærit composita. VILLAN.

Medicamentis uti , nisi in vehementibus malis supervacaneum est. CELS.

PRÉLIMINAIRES.

1. L'ART de guérir est incertain ; sa marche chancelante, ses progrès très-lents, sa pratique triste, pénible et exposée aux caprices de l'opinion.

2. La vraie théorie naît de la pratique ; et la pratique, de l'expérience et de l'observation.

3. La multitude des remedes est immense ; le nombre des spécifiques, infiniment petit ; les médicamens reconnus par l'observation pour combattre efficacement avec la nature plusieurs especes de maladies, peu nombreux ; et ceux que l'usage, la routine et la mode adoptent, très-multipliés.

4. L'Histoire naturelle et la Chymie ont beaucoup éclairé et multiplié les matieres médicales ; mais les Chymistes et les Naturalistes, guidés par le seul esprit d'innovation, et non par l'expérience et l'observation, ont fait beaucoup de mal.

5. Le Praticien qui détermine l'espece de maladie où un médicament est utile,

avance les progrès de l'art ; au contraire , celui qui se borne à dire qu'un médicament est incisif , apéritif , atténuant , résolutif , fondant , etc. ne transmet que des idées vagues et n'établit rien de certain.

6. Les effets , les vertus , la préparation et les doses propres à chaque médicament, sont plus difficiles à constater, par l'expérience et l'observation , que l'Empirique ne pense : un succès apparent lui en impose; il méconnoît l'ouvrage de la nature , et il se complaît dans son erreur, autant par amour-propre que par intérêt.

7. Depuis l'origine de l'art de guérir, les Médecins cherchent des spécifiques; à peine en ont-ils trouvé trois : et quel concours de hasards , d'occasions, d'expériences et d'observations n'a-t-il pas fallu pour les découvrir ?

8. Le bon Praticien est celui qui emploie le moins de remedes et les plus simples ; et le meilleur Médecin , celui qui applique à propos le remede convenable à chaque espece de maladie.

9. La variété des traitemens des maladies tient plus aux préjugés, à la routine, à la

maniere de voir de chaque Médecin , qu'à la nature des lieux et à l'observation. *Celse.*

10. Un Médecin , ami du malade, connoît mieux son tempérament, son caractere , sa conduite , et les remedes qui lui conviennent, qu'un étranger. *Celse.*

11. Il n'est presque point de préceptes sur les vertus et les effets des médicamens, qui présentent une certitude constante. *Celse.*

12. Les maladies ne se guérissent pas avec des discours et des systêmes, mais avec des remedes. *Celse.*

13. Le raisonnement conduit moins à la découverte d'un remede, que l'expérience. *Celse.*

14. Ne jugez jamais des effets d'un médicament sur le corps vivant, d'après le résultat du mélange d'un médicament avec la salive , ou le sang , ou les urines, ou la sueur, ou le lait, ou autres humeurs du corps humain. *Celse.*

15. Il faut toujours savoir ce que la nature peut , avant que d'employer les remedes que l'art présente. *Celse.*

16. Il est inutile et même dangereux d'em

ployer des remedes où la nature seule suffit. *Celse.*

17. Il importe plus de connoître le remede propre à combattre une espece de maladie, que ses principes, et sur-tout sa cause dont la découverte est ordinairement impossible. *Celse.*

18. Il vaut mieux tenter un remede douteux, que de laisser périr le malade sans en éprouver aucun. *Celse.*

19. Pour bien saisir le caractere d'une espece de maladie, et les remedes les plus propres à la combattre, il importe de connoître parfaitement la nature et le cours des épidémies qui regnent habituellement aux diverses époques de l'année, la constitution générale et particuliere des saisons, les mœurs, les usages et le caractere des habitans ; sans cela, on s'expose à déranger, par des remedes contr'indiqués, les efforts de la nature, à voir la maladie s'accroître, et le malade périr.

20. Les maladies aiguës ne permettent pas toujours de choisir le temps favorable pour l'application des remedes : si les symptômes

annoncent, dès le commencement, un danger très-pressant, ayez aussitôt recours aux remedes héroïques ; au contraire, le danger n'est-il pas imminent, attendez jusqu'au moment convenable pour administrer avec avantage le remede essentiel. *Celse.*

21. Il faut toujours faire attention, pour la guérison, à ce qui est propre et commun aux malades ; car les mêmes choses ne conviennent pas à tout le monde, quoique dans les mêmes circonstances ; un remede rétablit l'un, tandis qu'une chose opposée guérit l'autre ; en conséquence, les mêmes remedes ne combattent pas toujours la même espece de maladie. *Celse.*

22. La plupart des médicamens portent préjudice à l'estomac ; mais lorsqu'ils sont administrés à propos, le bien qu'ils produisent l'emporte toujours sur le mal qu'ils font. *Celse.*

23. Souvent un remede pris long-temps et constamment guérit une maladie opiniâtre. *Celse.*

24. Chaque espece de maladie attend son spécifique ; un très-petit nombre d'especes le

possede : les autres especes de maladies es-
perent plus du hasard que de l'observation
et du raisonnement. Les remedes qui agissent
promptement sont incertains et communément
désagréables ; et les remedes agréables ne
portent pas ordinairement avec eux une guérison certaine ; car, en corrigeant la saveur
désagréable d'un médicament, on nuit pour
l'ordinaire à sa qualité ; ainsi il est chimérique
de chercher à guérir surement, promptement
et agréablement. *Celse.*

25. Les médicamens pris long-temps et en
plus ou moins grande quantité, varient ordinairement dans leurs effets, et souvent,
après un certain laps de temps, produisent
des effets entiérement opposés : les uns sont
utiles au commencement, et par la suite nuisibles ; les autres, au contraire, causent de
mauvaix effets les premiers jours, ensuite ils
font beaucoup de bien : ceux-là sont d'un
grand avantage dans le principe, et après ne
font ni bien ni mal : un grand nombre est
suivi de succès constans depuis le commencement jusqu'à la fin de la maladie : plusieurs encore paroissent les premiers jours ne
rien opérer ; mais en persévérant, leurs

effets deviennent de plus en plus sensibles.
Celse.

26. Il est des remedes actifs qui, pris à
haute dose dès le début du traitement, guérissent des maladies violentes et chroniques ,
qu'ils ne domteroient pas, s'ils étoient prescrits d'abord à petite dose, lorsque même on
l'augmenteroit considérablement chaque jour.
Celse.

27. Les meilleurs de tous les remedes sont
le repos du corps et de l'esprit, la gaieté et
l'abstinence ; mais souvent l'abstinence guérit
sans remedes. *Celse.*

28. Dans le commencement et dans le
cours des maladies, soit aiguës, soit chroniques, si l'on peut obtenir le repos du corps
et de l'esprit, calmer la soif et la chaleur ,
maintenir la pureté de l'air et la propreté ,
faire observer la diete , l'on aura atteint le
remede le plus essentiel pour favoriser l'action
des remedes indiqués. *Celse.*

29. Les enfans ne doivent pas toujours être
traités comme les jeunes gens, les jeunes gens
comme les adultes, les adultes comme les

vieillards, et les femmes comme les hommes : aussi les remedes utiles aux uns, sont souvent nuisibles aux autres. *Celse.*

30. Souvent le délicat résiste plus à la violence des remedes et des maux que le robuste. *Celse.*

31. On guérit plus facilement et plus promptement le pauvre que le riche, l'habitant des campagnes que le citadin, l'ignorant que le lettré, l'insouciant que le passionné, l'enfant que l'adulte, l'adolescent que le vieillard, le vigoureux que le délicat, le laborieux que le sédentaire, et l'homme que la femme. *Celse.*

32. Dans les maladies extrêmes, les remedes extrêmes sont les plus efficaces, particuliérement lorsqu'on n'a rien à attendre de la nature. *Hip. Sect. I.ᵉʳᵉ, aphor. 6.*

33. Tout excès subit fait violence à la nature ; il est donc dangereux de vider ou de remplir, d'échauffer ou de rafraîchir subitement et beaucoup, enfin de remuer ainsi le corps de quelque maniere que ce soit ; mais ce qui s'opere peu à peu est toujours sûr,

particuliérement si l'on passe par gradation d'une chose à l'autre. *Hip. Sect. I.ʳᵉ, aph. 52.*

34. Dans toutes les maladies, la présence d'esprit et la bonne volonté à prendre ce qui est administré, annoncent un avenir heureux : le contraire est un mauvais signe. (Cet aphorisme n'est pas toujours vrai.) *Hip. Sect. 2, aph. 33.*

35. Si, en agissant avec raison, on ne voit pas de succès conformes à cette conduite réfléchie, il ne faut pas prendre d'autres mesures, lorsque les choses persévèrent dans l'état où on les avoit d'abord envisagées avec fondement. L'excès en tout est nuisible; ne persistez donc pas, sans raison et avec opiniâtreté, dans l'usage des remedes, et gardez-vous aussi de les changer trop promptement et sans réflexion. *Hip. Sect. II, aph. 52.*

PREMIERE CLASSE.

ÉMÉTIQUES.

PRINCIPES GÉNÉRAUX.

1. L e vomissement employé par la nature pour chasser de l'estomac des substances nuisibles, doit être rarement imité par l'art.

2. L'émétique, espece de poison que la nature repousse avec violence et promptitude, dispose aux mouvemens convulsifs, fait porter le sang avec impétuosité à la tête, gêne la respiration, et n'entraîne ordinairement avec lui que des liquides utiles, comme le suc gastrique, la salive, et la bile refluée dans l'estomac par les efforts du vomissement.

3. La découverte du tartre - émétique est un fléau de plus dont les Praticiens ont affligé l'humanité : l'observation impartiale seule l'anéantira.

4. L'émétique à prescrire sans péril imminent, est la racine d'ipécacuanha : redoutez le tartre-émétique ; il n'est jamais préparé d'égale force ; il agit avec trop de violence, et sa dose est toujours incertaine.

5. Le vomissement produit par l'art abat

les forces et accroît les symptômes de la maladie ; le vomissement vraiment critique fatigue peu, et laisse, après son effet, plus de calme et de forces.

6. La violente secousse que reçoit tout le corps, pendant l'effet d'un émétique, ne peut faire naître d'évacuation critique ; la nature est trop occupée à calmer les maux qu'il produit.

7. L'émétique, sur - tout l'émétique anti-monial, qui passe dans les intestins et procure la diarrhée, cause souvent plus d'abat-tement que s'il avoit produit un vomissement accompagné des plus grands efforts.

8. L'émétique est prodigué dans les ma-ladies aiguës, les fievres continuës, les fievres éruptives et les fievres intermittentes : les vic-times sont innombrables, sur-tout dans les fievres intermittentes automnales et les fievres éruptives automnales.

9. La sueur éprouvée pendant l'effet de l'émétique, n'est pas une indication pour l'administrer dans les fievres éruptives ; lors-que l'éruption est trop lente à se faire, ou qu'elle est répercutée, il nuit dans l'un et l'autre cas : les efforts de la nature sont trou-blés, l'inflammation augmente, et il survient, ou délire, ou stupeur, ou convulsion, ou abattement extrême.

10. Le dangereux système qui admet dans

l'estomac et les intestins le foyer de la plupart des maladies, même des inflammations, et d'après lequel on s'empresse d'administrer l'émétique, n'est point fondé sur l'observation : le Théoricien met tout son amour-propre à le défendre, le Routinier ne veut point abandonner sa pratique meurtriere, et le jeune Praticien s'y livre par paresse et avec trop de confiance.

11. L'émétique, dans le plus grand nombre des maladies convulsives, est très-dangereux et souvent mortel.

12. Dans les maladies évacuatoires, ne vous laissez pas séduire par les envies de vomir, les rapports et le vomissement ; ce sont des signes trompeurs que le Routinier saisit avec avidité, et que le Praticien éclairé rejette, s'ils n'annoncent pas évidemment l'expulsion d'une matiere nuisible ou critique, ou s'ils ne sont que sympathiques.

13. Gardez-vous d'administrer l'émétique pour accélérer et augmenter le vomissement que la nature provoque les premiers jours des maladies aiguës et au commencement de leur redoublement ; il est d'ordinaire sympathique, et l'émétique funeste.

14. La grande irritation et les agitations violentes procurées par l'émétique, peuvent quelquefois ranimer les sens et le mouvement abolis ou diminués ; mais pour l'ordi-

naire il rend la maladie plus grave, ou la mort plus prochaine.

15. N'employez l'émétique, dans les maladies de poitrine, qu'au moment où l'abondance des mucosités dans les bronches menace d'une suffocation prochaine : un remede douteux est alors préférable à une mort assurée.

16. La méthode pernicieuse de faire vomir et purger, avant d'entreprendre le traitement de la plupart des maladies chroniques ou cachectiques, ne favorise point l'action des remedes propres à chaque espece de maladie ; au contraire elle dérange les fonctions de l'estomac et des intestins, elle abat les forces, et souvent s'oppose aux bons effets des remedes essentiels pour la guérison.

17. Les vives douleurs dont l'émétique ne peut chasser la cause ou le principe, s'accroissent ou deviennent plus opiniâtres par l'usage de ce remede ; et s'il agit avec violence, il est suivi de convulsions ou d'une foiblesse excessive.

18. Dans les maladies soporeuses, même celles qui passent pour venir d'une abondante sérosité, l'émétique est toujours pernicieux ; plus il agit avec force, plus l'assoupissement s'accroît et les forces s'abattent.

19. Dans l'apoplexie sanguine, comme dans l'apoplexie séreuse, l'émétique à dose usitée fait rarement vomir ; et plus vous vous opi-

niâtrez à en augmenter la dose pour causer le vomissement, plus vous abrégez les jours du malade.

20. Tous les jours l'émétique donné par les Empiriques, dans les indispositions, comme dans les maladies graves, cause des hernies, des avortemens, des hémoptysies, des convulsions mortelles, et une infinité d'autres maladies funestes : cependant l'erreur subsiste, et le mal s'opere.

21. Les enfans et les jeunes gens supportent beaucoup plus difficilement l'émétique, que les adultes et les vieillards ; et plus les premiers sont robustes et sensibles, plus le danger est imminent.

22. Purgez plutôt par le haut en été, et par le bas en hiver. (*Cependant, dans quelque saison que ce soit, soyez très-avares des purgatifs et sur-tout des émétiques, même en été.*) *Hip. Sect.* **IV**, *aphor.* 4.

23. On peut faire vomir les sujets minces, s'ils vomissent aisément, mais avec beaucoup de réserve en hiver. (*Soyez en garde, dans toutes les circonstances, contre les émétiques; l'homme le plus délicat, comme le plus fort, en éprouve toujours de mauvais effets, lorsque même ils produisent quelque bien.*) *Hip. Sect.* **IV**, *aph.* 6.

24. Il est dangereux de faire vomir en hiver les lientériques. *Hip. Sect.* **IV**, *aph.* 12.

25. L'ellébore agit plus efficacement, si

l'on prend du mouvement ; et moins , si l'on dort ou si l'on reste en repos. (*L'ipécacuanha agit mieux lorsqu'on fait mouvoir et boire, après le premier vomissement, de l'eau tiede: au contraire, si le malade dort et ne boit pas.*) *Hip. Sect. IV*, aph. 13.

26. Quant à ceux que l'ellébore ne fait pas vomir sans de grands troubles , il faut d'abord leur bien humecter l'estomac , et le fortifier avec un peu d'alimens avant la prise du vomitif. (*Pourquoi n'en pas faire autant pour le tartre émétique et autre émétique violent ?*) *Hip. Sect. IV*, aph. 14.

27. Ainsi, lorsque vous voudrez rendre l'ellébore plus actif, donnez du mouvement au corps ; si l'on veut qu'il agisse moins , qu'on reste tranquille ou qu'on dorme. (*L'ellébore , heureusement pour l'humanité , est banni de la pratique prescrit comme émétique.*) *Hip .Sect. IV*, aph. 15.

28. L'ellébore est dangereux pour ceux qui ont la fibre charnue et compacte ; il leur cause des convulsion. (*Le tartre émétique produit souvent le même effet, particuliérement à ceux dont le genre nerveux est très-irritable , ou qui sont exposés à des convulsions.*) *Hip. Sect. IV*, aph. 16.

29. Les convulsions causées par l'ellébore peuvent être mortelles. (*Il en est de même du tartre-émétique.*) *Hip. Sect. V*, aph. 1.

30. Si, étant sans fievre , on a de l'aversion pour le manger, des douleurs piquantes au

cardia , des tournoiemens de tête , et souvent quelque amertume dans la bouche, on a besoin d'être purgé par le haut. (*L'émétique , quel qu'il soit , est pour l'ordinaire très-nuisible , lorsque le malade ne présente que ces signes.*) *Hip. Sect. IV*, *aph.* 17.

31. Les douleurs au-dessus du diaphragme, et qui indiquent un purgatif, sont l'indication d'un émétique ; celles qui se font sentir au-dessous, indiquent qu'il faut purger par le bas. (*Ces signes, même avec la langue chargée , ne suffisent pas pour indiquer l'émétique ou le purgatif.*) *Hip. Sect. IV, aph.* 18.

32. Dans les longues diarrhées, s'il survient un vomissement spontané , le mal cesse. (*Ne croyez pas pour cela que l'ipécacuanha, donné comme émétique , guérisse les longues diarrhées,*) *Hip. Sect.* 6 , *aph.* 15.

33. Une sueur abondante, chaude ou froide, qui coule sans cesse, marque une abondance d'humidité ; il faut donc la détourner ou l'éconduire, par le haut, dans un sujet fort ; et par le bas , dans un sujet foible. (*L'émétique et le purgatif, quelque légers qu'ils soient , sont ici plus nuisibles qu'utiles.*) *Hip. Sect. VII, aph.* 6.

34. Si l'on veut rendre le vomissement facile, il faut resserrer le ventre ; si on veut purger avantageusement, il faut détremper. (*Dans l'un et l'autre cas, les boissons , les cataplasmes , les lavemens, les bains mucilagineux sont indiqués.*) *Hipoc. Sect. VII, aphor.* 70.

MATIERE

MATIERE MÉDICALE,

OU

EXPOSITION MÉTHODIQUE

DES MÉDICAMENS.

PREMIERE CLASSE.

ÉMÉTIQUES.

Ipécacuanha. *Ipecacuanha.*

*V*IOLA *ipecacua.* (*Linn. Mantiss. plant. pag.* 484.)

Dans les forêts humides de l'Amérique méridionale.

Racine noueuse, inodore, d'une saveur âcre, nauséabonde, avec écorce épaisse respectivement à sa grosseur ; ordinairement de couleur grise. *Vivace.*

VERTUS. La racine d'ipécacuanha pulvérisée, depuis un grain jusqu'à trois, donnée le matin à jeun à un adulte, excite les premiers jours de légeres nausées, quelquefois le vomissement ou des déjections; ensuite l'estomac s'habitue à cette racine ; alors elle constipe plutôt que de purger. Rarement elle favorise la digestion, dissipe les glaires surabondantes de l'estomac, et suspend la diarrhée habituelle par foiblesse de l'estomac et des intestins ; elle n'a jamais guéri l'asthme humide : il ne

B

faut donc pas s'en rapporter aux Praticiens qui assurent l'avoir ordonnée avec succès dans ce dernier cas. L'ipécacuanha donné à un adulte, depuis quatre grains jusqu'à dix par jour, cause de l'anxiété, un sentiment désagréable dans l'estomac ; il fait souvent vomir ; quelquefois il purge ; il n'aide pas à la digestion, il ne réveille point l'appétit ; enfin il ne supprime pas les hémorragies, principalement celles des poumons ; au contraire il les augmente.

Cette même racine administrée à un adulte, depuis douze grains jusqu'à vingt-quatre, le matin à jeun, donne des nausées et un vomissement plus ou moins fort et fréquemment suivi de déjections : ordinairement, quelques heures après ces effets, le malade ne ressent, ni anxiété, ni douleur dans la région épigastrique, ni diminution bien considérable des forces vitales et musculaires, ni mouvemens convulsifs. Elle convient à cette dose, dans le petit nombre d'especes de maladies où la nature indique le vomissement par les symptômes qui suivent : sensation désagréable dans la région de l'estomac, rapports amers, ou acides, ou nauséabondes, ou fades ; saveur amere, ou fade, ou acide ; langue chargée et envie de vomir : encore faut-il que ces symptômes se montrent au commencement de la maladie, sans spasme ni inflammation ; qu'ils ne soient pas sympathiques, ni qu'ils dépendent de la violence de la maladie, comme cela arrive les premiers jours des maladies aiguës, au commencement de chaque accès de fievre intermittente, les premiers jours des fievres éruptives, etc. Ce n'est donc que dans les premiers temps de la dyssenterie simple, dans le cours de la diarrhée bilieuse, de la diarrhée séreuse, de la diarrhée par foiblesse de l'estomac et des intestins, que l'ipécacuanha, à dose modérée, est souvent utile ; mais lorsque la dyssenterie a pris de l'accroissement, avec inflammation, il est pour l'ordinaire très-nuisible ; il augmente l'irritation et dispose à l'inflammation. L'ipécacuanha n'est donc point le spécifique de la dyssenterie ; il ne fortifie pas l'estomac, il ne favorise pas la digestion ; au contraire il la dérange, il rend la coqueluche plus grave, il accroît l'hémoptysie, et souvent augmente les symptômes de la dyssenterie.

PRÉPARATION. Ne pulvérisez la racine d'ipécacuanha, qu'à mesure que vous l'emploierez : retranchez sa partie ligneuse, et tamisez la poudre. Comme vomitif aux enfans, depuis deux grains jusqu'à quatre, mêlée avec le double de sucre dans eau, une once ; aux adultes, depuis douze grains jusqu'à vingt-quatre, pulvérisée et délayée dans eau sucrée, deux cuillerées. En décoction, depuis demi-drachme jusqu'à une drachme, dans eau six onces, réduite à quatre onces, elle procure le vomissement, et quelquefois purge plus qu'elle ne fait vomir : ceux qui ajoutent à cette décoction tartre-émétique, demi-grain, sont bien assurés de faire beaucoup vomir; mais les effets qui en résultent ne sont pas les mêmes. Préférez aux décoctions la racine récemment pulvérisée et administrée en substance. Rejetez les pastilles d'ipécacuanha si vantées pour toutes sortes de maladies.

Kermès minéral. *Kermes minerale.*

Composé d'antimoine, d'alkali fixe et de soufre, sous la forme d'une poudre de couleur rouge, d'une saveur nauséabonde, inodore ; plus soluble dans l'eau bouillante que dans l'eau froide.

VERTUS. Le kermès minéral, depuis un quart de grain jusqu'à demi-grain, donné à un adulte et répété d'heure en heure dans la matinée, jusqu'à la dose de trois grains, produit une sensation désagréable et passagere dans la région de l'estomac, quelquefois des nausées, rarement le vomissement, et souvent la diarrhée. Il porte une légere irritation dans la poitrine; il n'augmente pas d'une maniere sensible la chaleur des poumons ; il excite l'expectoration et quelquefois la transpiration; il tient le ventre libre, et communément purge.

Depuis un grain jusqu'à six, il procure de l'anxiété, une sensation désagréable dans la région de l'estomac, des rapports, des nausées, une forte envie de vomir, un vomissement plus ou moins répété et abondant, une expectoration de matieres muqueuses quelquefois teintes de filets de sang, précédée et souvent suivie de toux plus ou moins vive ; enfin, pour l'ordinaire, la diarrhée et des coliques.

Il est indiqué, à très-petite dose, dans la toux catarreuse, quatre, cinq, six, ou sept jours après son invasion, lorsque l'expectoration est difficile, que la violence de la toux est calmée, et que la crainte d'une vive inflammation est passée : il favorise souvent la résolution de l'inflammation de poitrine essentielle, et de l'inflammation de poitrine catarreuse, dès que l'expectoration se fait avec peine et que la respiration est gênée ; alors il convient de le mêler, s'il y a soif, chaleur et évacuation peu abondante d'urine, avec nitre, six grains, sur un quart de grain de kermès ; et s'il existe oppression des forces vitales et musculaires, ajoutez camphre, un grain. Le crachement de sang est-il copieux, y a-t-il disposition à l'ulcere des poumons, avec pouls accéléré, toux vive et forte, abstenez-vous du kermès : mêlé à très-petite dose avec une infusion de feuilles de pouliot, il calme quelquefois la toux pituiteuse des vieillards, et la toux catarreuse avec danger de suffocation : seul, il augmente sensiblement la coqueluche, l'asthme humide et l'hydropisie de poitrine ; il détermine le crachement de sang, pour peu que le malade y soit disposé : il ne combat aucune maladie de la peau ; il ne favorise pas la sortie des éruptions répercutées : il ne guérit, ni la goutte, ni la sciatique, ni le rachitis, ni la teigne, ni les écrouelles, ni les anciens ulceres, ni les pâles couleurs, ni l'hydropisie. Comme émétique, il ne l'emporte, dans aucune circonstance, sur l'ipécacuanha.

Antimoine. *Antimonium. Stibium.*

Stibium mineralisatum fibrosum plumbicolorum. (*Linn. Syst. Nat. Regn. Min. pag.* 123.)

Minéral de couleur brillante plombée, ordinairement en longues aiguilles simples et appliquées dans leur longueur les unes sur les autres, se fondant à une chaleur médiocre, composé d'une substance demi - métallique, nommée *régule d'antimoine*, et d'une quantité plus ou moins grande de soufre.

En Hongrie, en Suede, en Boheme, en Saxe, en France, en Auvergne.

VERTUS. L'antimoine crud, distinct de la mine d'antimoine par une seule fusion qui lui enleve une petite portion de soufre, ne possede point les vertus qu'on lui a prodiguées, d'exciter la sueur, de combattre les maladies de la peau, la vérole, la goutte, l'ankylose et la gonorrhée mal traitée. En décoction avec la crême de tartre, ou du vinaigre et beaucoup d'eau, il fatigue l'estomac, fait souvent vomir, et tient le ventre libre.

Le *régule d'antimoine, regulus antimonii*, le *foie d'antimoine, hepar antimonii*, et le *verre d'antimoine, vitrum antimonii*, ne doivent servir qu'à la préparation des remedes antimoniaux usités.

Le *beurre d'antimoine, butyrum antimonii*, est un des plus violens caustiques dont on se soit servi pour détruire les chairs fongueuses et dures des ulceres insensibles; il ne borne ni la gangrene, ni la carie. Les Oculistes qui prétendent l'avoir appliqué avec succès sur les ulceres, les taches et les excroissances du globe de l'œil et des paupieres, ne sont point dignes de foi. Il ne convient point de l'appliquer sur la morsure du chien enragé ou d'une vipere, sur le charbon, les ulceres et excroissances vénériennes.

L'antimoine diaphorétique, antimonium diaphoreticum. Chaux d'antimoine unie avec une petite portion d'alkali fixe de nitre, ne jouit que des vertus de l'alkali fixe végétal. Depuis quinze grains jusqu'à demi-drachme, il augmente le cours des urines, il absorbe les acides contenus dans les premieres voies, il échauffe, altere, fatigue un peu l'estomac et n'excite point la sueur; mais si l'antimoine diaphorétique est lavé dans plusieurs eaux, il faut le ranger dans la classe des remedes inutiles.

La *poudre d'Algaroth*, composée d'antimoine et d'acide marin, quelque lavée qu'elle soit dans une lessive alkaline, ne présente qu'un émétique dangereux.

Le *verre d'antimoine ciré* composé de verre d'antimoine et de cire, si vanté pour la dyssenterie et les pertes de sang, doit être également rejeté.

Préparations. Prenez antimoine crud divisé par petits morceaux, demi-livre ; lessive alkaline très-forte, une livre et demie ; faites bouillir pendant une heure ; filtrez à travers du papier gris ou la chausse ; laissez refroidir la liqueur filtrée, il se fera un précipité rouge ; décantez, lavez plusieurs fois le précipité dans l'eau froide et pure, faites-le sécher entre des feuilles de papier gris, conservez-le dans un flacon de verre bien bouché, vous aurez le *kermès minéral.* Comme altérant, aux enfans, depuis la huitieme partie d'un grain jusqu'à un quart de grain, en solution dans une cuillerée à café d'eau sucrée et chaude ; aux adultes, depuis un quart de grain jusqu'à demi-grain, en solution dans une cuillerée d'eau sucrée, et jamais d'eau acidulée qui le décomposeroit.

Comme vomitif aux enfans, depuis un grain jusqu'à deux ; et aux adultes, depuis deux grains jusqu'à six. Lorsque l'estomac contient des acides, ils décomposent promptement le kermès minéral, mais sans inconvéniens fàcheux.

Prenez *antimoine crud* pulvérisé, huit onces ; sel commun pulvérisé, douze onces ; mêlez exactement, renfermez ce mélange dans une grande cornue, versez-y acide vitriolique, six onces ; adaptez sur-le-champ à la cornue un vase récipient tubulé, ou percé d'un trou ; distillez au degré de feu le plus doux que vous augmenterez par degrés et continuerez jusqu'à ce qu'il ne sorte plus rien de la cornue, vous obtiendrez le *beurre d'antimoine* que vous emploierez extérieurement dans la plus petite quantité possible.

Prenez *antimoine crud*, quatre onces ; nitre purifié, une livre ; pulvérisez, mêlez, jetez de ce mélange, par petites cuillerées, dans un creuset rougi : la détonation finie, faites calciner la matiere pendant demi-heure, vous aurez l'*antimoine diaphorétique*, qu'il faut conserver dans un flacon bien bouché : sa dose, depuis cinq grains jusqu'à trente.

Tartre émétique. Tartre stibié. *Tartarus emeticus.*

Sel neutre composé de crême de tartre et de verre d'antimoine, susceptible de cristallisation, facile à réduire en poudre blanche ; inodore, d'une saveur nauséabonde ; soluble en plus grande quantité dans l'eau chaude et l'eau froide, que le tartre-émétique avec le foie d'antimoine.

VERTUS. Le tartre - émétique dissout dans l'eau, depuis un grain jusqu'à deux, le matin à jeun, cause de l'anxiété, un sentiment douloureux dans la région de l'estomac, des nausées, de grands efforts pour vomir, la rougeur du visage et un vomissement plus ou moins violent et répété, suivi d'abattement et quelquefois de diarrhée ; plus la diarrhée est considérable, plus l'abattement est fort.

Les défenseurs du tartre-émétique ne cessent de vanter ses bons effets, 1.° dans les fievres dites *putrides, malignes, bilieuses*, dont l'estomac, suivant eux, renferme le foyer ; 2.° dans la dyssenterie putride et bilieuse ; 3.° dans les douleurs d'estomac par substances vénéneuses, aussitôt qu'elles viennent d'être avalées ; 4.° dans les douleurs d'estomac par rétention d'un corps étranger. Les Praticiens qui veulent absolument admettre des fievres malignes, ou putrides, ou bilieuses, des dyssenteries bilieuses ou putrides, des inflammations de poitrine de même nature, etc. doivent toujours préférer l'ipécacuanha au tartre-émétique, pourvu que, dans ces maladies, la nature indique le vomissement : quant aux douleurs d'estomac par poison, ou par rétention d'une substance étrangere, donnez encore la préférence à l'ipécacuanha ; il suffit pour débarrasser l'estomac des matieres qu'il vient de recevoir. Si la toux catarreuse menace d'une suffocation prochaine, préférez au tartre-émétique le kermès minéral à petite dose; il rendra l'expectoration abondante et la respiration facile.

Si, dans la petite vérole, la rougeole, la fievre scarlatine, etc. vous vous obstinez à prescrire un émétique avant l'éruption, ou lorsqu'elle se fait trop lentement, employez plutôt le kermès minéral, à petite dose, que le tartre-émétique.

Enfin, quelque passionné que vous soyez pour ce sel antimonial, ressouvenez-vous de ne jamais l'administrer dans les maladies inflammatoires, les maladies convulsives, les maladies de poitrine, les maladies avec pléthore, les maladies soporeuses, les maladies évacuatoires sanguines, la passion iliaque, le colera et toutes les autres especes de vomissemens et de diarrhées accompagnés de convulsion ou d'inflammation : soyez aussi attentifs à le défendre aux personnes attaquées de hernies, aux femmes enceintes, et pendant leur menstruation, aux enfans, aux sanguins, aux hystériques, aux hypocondriaques et à tous ceux qui ont le genre nerveux très-irritable et la poitrine délicate. En vain vous prépareriez le malade par des saignées, des boissons adoucissantes, des fomentations, des lavemens et une légere nourriture, le tartre-émétique n'en est pas moins dangereux.

Préparation. Prenez verre d'antimoine porphyrisé, une once; crème de tartre porphyrisée, douze onces; eau pure, six livres; faites bouillir dans une terrine de grès jusqu'à pellicule; filtrez à travers le papier gris; laissez refroidir lentement dans un endroit frais : dès qu'il se sera formé des cristaux, décantez, faites sécher les cristaux sur du papier gris; pulvérisez-les, et renfermez dans un flacon de verre la poudre ou le *tartre-émétique :* la dose pour les adultes, depuis un grain jusqu'à trois, en solution dans douze onces d'eau pure, à prendre en quatre prises égales : si la premiere dose excite le vomissement, elle suffit; mais si elle ne produit aucun effet, ainsi que la seconde et la troisieme dose, administrez la quatrieme; craignez toujours les mauvais effets des trois dernieres doses.

SECONDE CLASSE.

PURGATIFS.

PRINCIPES GÉNÉRAUX.

1. LA multitude des purgatifs a été aussi nuisible à l'art de guérir, que leur abus à l'égard des malades.

2. Les purgatifs deviennent les remedes les plus familiers aux Empiriques, par paresse, par habitude, par imitation, et par la facilité d'en imposer aux malades et aux assistans : l'intérèt et l'ignorance font taire l'expérience et l'observation.

3. Les effets et les vertus particulieres de chaque médicament purgatif, outre ceux de purger, sont peu connus ; ils ont été rarement prescrits seuls : peu de Praticiens les ont administrés dans les memes circonstances; et l'on s'est plus attaché à savoir s'ils purgeoient beaucoup et sans coliques, qu'à observer s'ils favorisoient ou contrarioient les efforts de la nature pour une crise heureuse.

4. Les violens purgatifs sont de vrais poisons : cette derniere ressource de l'art, dans les maladies où il faut tenter un remede douteux plutôt que de laisser périr le malade, est souvent funeste.

5. Le plus difficile n'est pas d'ordonner un purgatif, mais de connoître l'espece de maladie où il convient, de saisir le moment où il faut l'administrer, et de bien choisir le purgatif propre à la maladie.

6. Les efforts de la nature sont souvent plus troublés par les purgatifs administrés les premiers jours de la maladie, que vers son état et avant la crise.

7. Les purgatifs administrés sans indication évidente les premiers jours de la maladie, quelque soin qu'on ait pris d'humecter, rendent toujours les symptômes plus graves, diminuent ou dérangent considérablement la coction, et détournent les forces si essentielles à conserver pour la crise.

8. L'irritation produite par les purgatifs, dans le plus grand nombre des maladies, n'est qu'en apparence calmée par l'opium ; il opprime la nature et trouble ses efforts salutaires.

9. Il vaut mieux, dans les maladies aiguës, n'administrer aucun purgatif, même

le plus doux, que de s'exposer, en le pres-
crivant au hasard, à contrarier les efforts
salutaires de la nature, si difficiles à rétablir.

10. Les purgatifs administrés communément de deux jours l'un, dans les fievres
continues, produisent pour l'ordinaire de
mauvais effets; et si, par hasard, le malade
guérit, attribuez-le aux efforts redoublés de
la nature pour expulser et le remede et le
principe de la maladie.

11. Au commencement, et pendant le
cours des fievres intermittentes, les purgatifs
rendent toujours les accès plus forts; et lorsqu'ils sont dissipés, ils les font souvent reparoître avec plus de force.

12. Dans les maladies inflammatoires, les
purgatifs les plus doux augmentent la vélocité du pouls, la chaleur, la sécheresse, l'irritation, la douleur et l'abattement des forces
musculaires; il reste donc à la nature moins
de ressources pour une crise avantageuse.

13. Les purgatifs aggravent la plupart
des maladies douloureuses; elles deviennent
plus rebelles aux efforts de l'art et de la nature, et souvent elles dégénerent en inflammation ou en convulsion.

14. Dans les maladies convulsives, les purgatifs sont toujours nuisibles, à moins que

le principe de la convulsion ne soit mobile
et ne réside dans les premieres voies.

15. Il n'est point de classes de maladies où
l'on ait plus souvent administré des purgatifs,
que dans les maladies évacuatoires, et il n'en
est point où il faut être plus avare de ces
remedes.

16. L'évacuation critique par les selles,
beaucoup plus rare que l'Empirique ne le
pense . est d'ordinaire assez abondante pour
que l'art ne vienne pas au secours de la nature ; mais lorsqu'elle en a besoin , soyez
très-attentifs à saisir le moment favorable.

17. La poitrine est trop ennemie des purgatifs pour en éprouver de bons effets, dans
quelque maladie qu'elle puisse être affectée.

18. Dans la fausse espérance de ranimer
le mouvement et les sens abolis ou diminués,
prenez bien garde d'employer les purgatifs ;
leur irritation n'est que passagere , ils enle-
vent des liquides essentiels au soutien du
corps, et les forces , soit vitales, soit musculaires , n'en restent que plus affoiblies.

19. La plupart des maladies cachectiques
ont un principe particulier dont les purgatifs
semblent quelquefois diminuer l'activité, mais
qui se d veloppe bientôt avec plus de force,
et rend la maladie plus difficile à guérir.

20. Les sollicitations du malade ou des assistans, la complaisance, l'intérêt sordide et la crainte de passer pour ignorant ou pour inutile, ne doivent jamais déterminer le Praticien à ordonner des purgatifs; ils ne peuvent être indifférens, dès qu'ils ne sont pas nécessaires.

21. Les évacuations abondantes, soit naturelles, soit artificielles, affoiblissent toujours le corps. *Celse.*

22. Dans les dérangemens de l'estomac et des intestins, et lors des vomissemens spontanés qui surviennent, si l'on évacue ce qu'il faut évacuer, cela est utile et on le supporte bien; autrement il arrive le contraire : il en est de même de la déplétion de tout vaisseau ; si elle est faite telle qu'elle doit être, elle devient utile et on la soutient bien ; autrement elle est dangereuse : il faut donc en pareil cas considérer la contrée, la saison, l'âge, les maladies dans lesquelles les évacuations conviennent ou non. (*Il est beaucoup plus difficile à l'art qu'à la nature de n'évacuer que ce qu'il faut évacuer, de maniere que cela soit utile et que le malade le supporte bien.*) *Hip. sect. I.*ᵉ, *aph.* 2.

23. Favorisez l'évacuation des matieres, sur-tout par les voies où elles tendent, pourvu que ce soit par des couloirs convenables et indiqués par la nature. *Hip. sect. I.*ᵉ, *aph.* 21.

24. Purgez et remuez les matieres après leur coction, mais non dans leur crudité, ni au commencement, ni vers l'état et la fin, à moins de surabondance de matieres impures ; mais ordinairement cela n'existe pas. *Hip. sect. I.*ʳᵉ, *aph.* 22.

25. N'estimez pas les évacuations par la quantité, mais par la qualité requise avec laquelle elles sortent, et par la facilité avec laquelle le malade les soutient : s'il le faut, évacuez jusqu'à syncope, pourvu que le sujet puisse les soutenir. (*Indication très - rare, exécution dangereuse.*) *Hip. sect. I.*ʳᵉ, *aph.* 23.

26. Quelquefois on peut user des purgatifs au commencement des maladies aiguës; mais n'agissez qu'après avoir bien jugé de l'état des choses. *Hip. sect. I.*ʳᵉ, *aph.* 24.

27. Si le purgatif fait rendre les matieres qu'il falloit purger, cela est avantageux et le malade le supporte bien, mais très-difficilement dans le cas contraire. *Hip. sect. I.*ʳᵉ, *aph.* 25.

28. Délayez bien le corps toutes les fois que vous voulez purger. *Hip. sect. II*, *aph.* 9.

29. Dans le cours de ventre le changement de matieres est avantageux, si elles ne prennent pas un plus mauvais caractere. *Hip. sect. II*, *aph.* 14.

3o. Ne fatiguez pas l'estomac par des médicamens (ou purgatifs ou vomitifs), lorsque le malade a souffert auparavant la faim. *Hip. sect. II, aph.* 16.

31. Les maladies qui viennent de plénitude, se guérissent par les évacuations; celles qui viennent de déplétion, se guérissent en remplissant; on opposera ainsi les contraires. *Hip. sect. II, aph.* 20.

32. S'il convient d'évacuer, faites - le au commencement de la maladie; car lorsqu'elle est dans sa force, il vaut mieux se reposer. (*Le temps le plus favorable est après la crise par les selles; car, au commencement de la maladie, les purgatifs ou les émétiques troublent ordinairement le travail de la nature.*) *Hip. sect. II, aphor.* 29.

33. Il est toujours nuisible de purger ceux dont le corps est sain; car ils sont bientôt abattus, sur-tout ceux qui ne prennent qu'une nourriture grossiere. *Hip. sect. II, aph.* 36. 37.

34. Ceux qui dans la jeunesse ont le ventre libre, se tirent mieux d'affaire que ceux qui l'ont resserré ; mais si le ventre persiste à être libre jusques dans la vieillesse, alors on s'en trouve mal, car les vieillards sont presque toujours constipés. *Hip. sect. II, aph.* 53.

35. Purgez les femmes grosses depuis le 4.ᵉ mois jusqu'au 7.ᵉ, s'il y a surabondance

d'humeurs : faites-le moins dans les autres mois ; car il y a du danger lorsque le fœtus est trop jeune ou trop avancé. (*Ne purgez les femmes grosses, dans quelque temps que ce soit, qu'autant que l'indication est urgente, ce qui est extrêmement rare.*) *Hip.* sect. *IV*, aphor. 1.

36. Il est avantageux de faire évacuer par des purgatifs tout ce qui auroit dû sortir spontanément ; si l'évacuation passoit ce terme, il faudroit l'arrêter. (*A quels signes reconnoître que le purgatif n'a évacué que ce qui auroit dû sortir spontanément, et comment arrêter l'évacuation aussitôt qu'elle commence à passer ce terme? Voilà le difficile.*) *Hip.* sect. *IV*, aph. 2.

37. Si l'on évacue des matieres telles qu'il falloit en évacuer, c'est un avantage, et on s'en trouve bien ; autrement mal. *Hip. sect. IV*, aphor. 3.

38. Vers la canicule, et pendant son période, les purgatifs produisent de mauvais effets. *Hip. sect. IV*, aph. 5.

39. Purgez par le bas, mais avec réserve en été, les sujets d'un médiocre embonpoint et difficiles à vomir ; et en général, prenez garde de purger les phtisiques par le bas. (*Les purgatifs, et sur - tout les émétiques, sont toujours nuisibles aux phtisiques.*) *Hip.* sect. *IV*, aph. 7. 8.

Purgez.

40. Purgez dans les maladies très - aiguës le même jour qu'elles se déclarent, s'il y a surabondance d'humeurs impures: il est dangereux de temporiser. (*Rien de si difficile que de distinguer, le premier jour, cet excès et cette impureté des matieres, d'avec les effets de l'irritation qui en jouent les apparences ; effets très-ordinaires : alors les purgatifs sont dangereux.*) *Hip. sect. IV, aphor.* 10.

41. Les tranchées, les douleurs vives vers l'ombilic, aux lombes, lorsqu'elles ne cedent, ni aux purgatifs, ni à tout autre remede, se terminent par une hydropisie seche. (*Terminaison très-rare, à moins qu'on n'entende, par hydropisie seche, ventre très-resserré et selles dures.*) *Hip. sect. IV, aph.* 11.

42. Ceux qui ont pris des purgatifs et n'ont pas soif après avoir été purgés, ne sont dégagés des mauvaises humeurs que lorsqu'ils éprouvent la soif. (*La soif causée par les purgatifs n'a jamais été l'indice certain de l'expulsion de toutes les mauvaises humeurs : souvent le contraire.*) *Hip. sect. IV, aph.* 19.

43. Celui qui est sans fievre et qui sent des tranchées, une pesanteur dans les genoux, et une douleur aux lombes, a besoin d'être purgé par le bas. (*Ordinairement le purgatif est nuisible dans ce cas.*) *Hip. sect. IV, aph.* 20.

C

44. Les selles noires, sanguinolentes et spontanées, soit avec de la fievre, soit sans fievre, sont très-fàcheuses : plus il y a de mauvaises couleurs dans les selles, plus aussi le mal est grand : si ces évacuations sont l'effet d'un purgatif, le mal est moindre, pourvu que ce qu'il y a de mauvais ne soit pas en trop grande quantité. (*Les selles noires sanguinolentes, sans fievre, ne sont pas toujours de mauvais augure.*) *Hip. sect. IV*, *aph.* 21.

45. Les sujets exténués par des maladies longues, ou aiguës, ou à la suite de blessures, ou autrement, et qui rendent par le bas de la bile noire, ou comme du sang noir, meurent le lendemain. *Hip. sect. IV*, *aph.* 23.

46. Les selles bilieuses des fébricitans cessent, s'il arrive surdité ; et réciproquement la surdité cesse, s'il survient des selles bilieuses. *Hip. sect. IV*, *aph.* 28.

47. Si dans les fievres il arrive une jaunisse, sans rigueur, avant le 7.e jour, c'est un mauvais signe, à moins qu'il ne survienne un flux, soit par les selles, soit par les urines, ou saignement de nez abondant. (*N'employez point ici les purgatifs, sous prétexte de chasser la bile nuisible ou d'imiter la nature.*) *Hip. sect. IV*, *aph.* 62.

48. Les convulsions, ou le hoquet, après

une trop forte purgation, sont de mauvais augure. *Hip. sect. V, aphor. 4.*

49. Une femme dont les menstrues sont décolorées ou irrégulieres, à tous égards a besoin d'être purgée. (*Le purgatif est ici contre - indiqué et souvent funeste.*) *Hip. sect. V, aphor.* 36.

5o. La diarrhée qui paroît dans la pleurésie ou la péripneumonie, est dangereuse. (*Il n'est donc pas surprenant de voir, dans cette maladie, les purgatifs produire de si mauvais effets.*) *Hip. sect. 6, aphor.* 16.

51. Etre pris d'une diarrhée pendant une ophtalmie, cela est avantageux. (*L'art ne peut imiter la nature, car les purgatifs ordinairement augmentent l'ophtalmie.*) *Hip. sect. VI, aph.* 17.

52. On fait cesser les douleurs des yeux, ou par des fomentations de vin pur, ou par des bains, ou par des vapeurs aqueuses, ou par la saignée, ou par des purgatifs. (*Chaque espece de douleur des yeux exige un traitement particulier ; pour les purgatifs, ils augmentent ordinairement les douleurs des yeux.*) *Hip. sect. 6, aph.* 31. — *Sect.* 7, *aph.* 46.

53. Purgez ou saignez au printemps ceux à qui la saignée ou la purgation est utile. (*Rien de plus difficile à déterminer, lorsqu'on*

*ne veut consulter, ni l'usage, ni l'habitude,
ni le préjugé.*) *Hip. sect. VI, aph.* 47. —
Sect. VII, aph. 53.

54. Si dans le cours d'une longue maladie, il survient perte d'appétit, vomissement
sans mélanges, selles bilieuses, cela est de
mauvais augure. *Hip. sect. VII, aph.* 6.

55. Si un vieillard est pris d'un hoquet
après une trop forte purgation, mauvais augure encore. *Hip. sect. VII, aph.* 41.

56. Lorsque les déjections bien reposées
forment un dépôt comme des ratissures, en
petite quantité, elles indiquent une maladie
légère : au contraire, si les ratissures sont en
grande quantité, alors il convient de purger
le ventre par le bas ; mais si vous donnez des
boissons nutritives avant d'avoir évacué les
matieres nuisibles, vous causerez du mal.
(*Les purgatifs donnés en pareilles circonstances sont ordinairement très-nuisibles.*) *Hip.
sect. VII, aph.* 67.

SECONDE CLASSE.

PURGATIFS.

Prunier domestique. *Prunus domestica.*

P*RUNUS pedunculis subsolitariis, foliis lanceolato - ovatis convolutis, ramis muticis.* (*Linn. spec. plant.* 680.)

Arbre. Dans l'Europe méridionale. *Fleurit en Floréal.*
Fruit. Prune, pruneau, inodore, d'une saveur douce.

V*ERTUS*. Pruneaux desséchés et cuits, depuis quatre onces jusqu'à huit, pris le matin à jeun, ou leur décoction, rafraîchissent, temperent la soif, donnent quelquefois de légeres coliques, purgent un peu, surtout s'il y a rapports amers ou nauséabondes, et disposition à la diarrhée. Cuits et administrés en petit nombre dans les maladies inflammatoires, et dans celles où il y a disposition vers la putridité, ils tiennent le ventre libre, ils rafraîchissent et soutiennent un peu les forces. La décoction légere de pruneaux, édulcorée avec du sucre, forme une boisson très-avantageuse en été, pour calmer plusieurs especes de maladies inflammatoires où il y a vive chaleur, grande soif, sans diarrhée, ni coliques, ni inflammation de poitrine ou du ventre, ni disposition des humeurs vers l'acide , disposition assez commune aux enfans. Les pruneaux mûrs et récens nourrissent , ne causent point la dyssenterie ; seulement ils tiennent le ventre libre. La gomme qui s'écoule du prunier , diffère peu de la gomme arabique.

Préparation. Pruneaux desséchés, depuis quatre onces jusqu'à douze ; eau, une livre et demie ; faites cuire à un feu doux jusqu'à réduction d'une livre , pour rafraîchir et tenir le ventre libre. — Pruneaux desséchés , depuis trois onces jusqu'à six ; eau, deux livres; faites bouillir une heure , passez , adoucissez la colature , pour boisson à prendre par petites verrées. — Pruneaux desséchés, demi-livre ; eau, une livre ; faites cuire à un feu doux jusqu'à consistance de sirop ; adoucissez avec du sucre , vous aurez les pruneaux cuits , dont la quantité à prescrire doit varier suivant l'espece et le temps de la maladie, et les forces du sujet.

Tamarinier. *Tamarindus. Tamarindus Indica.*

Tamarindus. (*Linn. Hort. Cliff.* 18. *Spec. plant.* 48.)

Arbre. Dans les deux Indes , en Egypte , dans l'Arabie heureuse.

Gousse oblongue , double, remplie de semences et de pulpe , soluble dans l'eau, d'un brun-noirâtre , inodore , d'une saveur acide ; nommée pulpe de tamarins , *pulpa tamarindorum.*

Vertus. Pulpe de tamarins , depuis deux onces jusqu'à quatre , en solution dans eau, huit onces , donnée à un adulte le matin à jeun, rafraîchit, porte quelque-

fois dans la région de l'estomac une sensation un peu
constrictive, accompagnée de coliques; elle tient le
ventre plus libre que les pruneaux, et rafraîchit davantage. Depuis une once jusqu'à deux, en solution dans
eau, quatre livres, étant adoucie avec du sucre, elle
forme une boisson agréable en été et au commencement
de l'automne, aux malades attaqués de fievres inflammatoires, et de fievres avec disposition des humeurs
vers la putridité, comme la fievre des prisons, la fievre
des camps et des hôpitaux : elle convient aux habitans
des pays chauds et marécageux, aux scorbutiques, aux
personnes qui font de violens exercices dans les endroits
où l'air est infecté de vapeurs putrides. Ne prescrivez
pas la pulpe de tamarins aux enfans, aux poitrinaires,
aux hystériques, et aux personnes dont le genre nerveux est très-irritable. Plusieurs Praticiens recommandent
cette pulpe dans la dyssenterie épidémique, dans les
douleurs hépatiques par calcul, et l'ascite avec ardeur
et sans engorgement des visceres : l'expérience n'a pas
encore confirmé ces vertus.

PRÉPARATION. Prenez gousses de tamarins, séparez
les graines et l'écorce de la pulpe que vous exposerez
à la vapeur de l'eau chaude jusqu'à ce qu'elle soit ra-
mollie; passez-la à travers un crible de crin; ensuite
faites-la évaporer jusqu'à consistance un peu plus épaisse
que le miel, vous aurez la *pulpe de tamarins*, à conserver dans un vase bien bouché et à l'abri de la chaleur. Depuis deux onces jusqu'à quatre, dans six onces
d'eau, pour purgatif. — Depuis demi-once jusqu'à deux
onces, en solution dans eau, deux livres, à édulcorer
avec du sucre, pour limonade. — Depuis deux onces
jusqu'à quatre, en solution dans eau, une livre, pour
lavement.

Casse. *Cassia. Cassia fistula.*

*Cassia foliis quinque jugis, ovatis, acumi-
natis, glabris ; petiolis eglandulatis.* (*Linn.
Flor. Zeyl.* 149. *Spec. plant.* 540.)

Arbre. Dans l'Inde orientale, en Egypte,
en Arabie, au Mexique.

Gousse, gousse de casse, casse en bâton.
Siliqua cassiæ. Longue, cylindrique, munie
d'une écorce noirâtre, ligneuse ; intérieurement divisée en petites loges remplies 1.° de
semences petites, brunes, aplaties; 2.° de
pulpe noirâtre, molle, inodore, d'une saveur
très-douce.

VERTUS. Pulpe de casse, depuis deux onces jusqu'à
quatre, en solution dans eau, douze onces, donnée à
un adulte le matin à jeun en deux verrées, cause souvent des nausées, une pesanteur légère, ou un sentiment désagréable dans la région de l'estomac ; elle
purge légèrement, favorise l'expectoration ainsi que le
cours des urines, accroît le météorisme, et nuit aux
hystériques, aux hypocondriaques et à ceux dont l'estomac est foible et languissant : à petite dose elle convient aux enfans constipés, aux personnes affectées de
toux catarreuse. On a observé qu'elle contribuoit quelquefois à l'expulsion des graviers contenus dans les reins
et la vessie : on l'administre souvent avec succès pour
tenir le ventre libre.

PRÉPARATION. Retirez la pulpe des bâtons de casse,
comme celle des tamarins.

Pour purgatif, aux enfans, depuis deux drachmes
jusqu'à six, en solution dans décoction de feuilles fraîches

de chicorée ou de dent de lion, trois onces : aux adultes, depuis deux onces jusqu'à quatre, en solution dans décoction de chicorée ou de dent de lion, dix onces, à prendre en deux verrées. Depuis deux onces jusqu'à quatre, en solution dans eau, une livre, pour lavement.

Frênç. Frêne mannifere. *Fraxinus.* *Fraxinus ornus.*

Fraxinus foliolis serratis, floribus corollatis. (*Linn. Spec. plant.* 1510.)

Arbre. En Sicile, en Calabre, dans la Campagne de Rome. *Fleurit en Floréal.*
Naturellement et par incision, il découle du tronc et des branches un suc concret, d'un blanc-jaunâtre, soluble dans l'eau, d'une odeur approchante de celle du miel, d'une saveur douce un peu nauséabonde, nommé manne. — Manne de Calabre, *manna calabrinum.* — Dans le commerce, manne en larmes, *manna longum*, blanche, concrete, légere, très-recherchée. — Manne en grains, *manna granulosum*, en petits grains blanchâtres, tirant un peu sur le roux. — Manne grasse, manne grossiere, manne en sorte, *manna spissum et sordidum;* d'une consistance plus épaisse que le miel, d'une saveur nauséabonde, douce et légérement âcre. — Manne en larmes, factice, blanche, concrete, ne le cédant, pour la saveur et l'odeur, qu'à la manne en larmes naturelle.

Vertus. Manne, depuis deux onces jusqu'à quatre, en solution dans eau, huit onces, donnée le matin à jeun, fait naître de l'anxiété et une sensation désagréable dans la région de l'estomac ; souvent elle y développe beaucoup d'air, elle altere et purge médiocrement. A plus petite dose, elle augmente le cours des urines, quelquefois enleve les graviers et les mucosités qui embarrassent les voies urinaires ; elle rend l'expectoration plus abondante, mais communément elle irrite la poitrine et accroît la toux ; en conséquence, chez les ptysiques, elle rend la fievre lente plus vive, la toux plus fréquente, et l'expectoration plus abondante; chez l'hémoptysique, elle augmente le crachement de sang. — On a quelquefois employé la manne avec succès dans la colique néphrétique par graviers : elle y produit un effet plus prompt, si on l'administre lorsque le malade est dans un bain de légere lessive de cendres de bois neuf. En lavement, elle purge légérement; mêlée avec l'huile récente d'amandes, sous forme de conserve, elle calme rarement la toux, elle favorise peu l'expectoration ; elle est plus indigeste que la manne sans mélange.

Préparation. Manne en larmes, depuis demi-once jusqu'à une once, en substance ou en solution dans décoction de feuilles de chicorée, trois onces ; aux enfans, pour purgatif.

Depuis deux onces jusqu'à quatre, en solution dans décoction de feuilles de chicorée ou de dent de lion, six onces ; aux adultes, pour purgatif.

Depuis deux onces jusqu'à quatre, en solution dans eau, une livre, pour lavement.

Ricin. *Jatropha curcas.*

Jatropha foliis cordatis angulatis. (*Linn. Hort. Cliff.* 445. *Spec. plant.* 1429.)

Arbre. A Surinam, au Brésil, à la Jamaïque.

Semences, inodores, d'une saveur âcre et caustique.

Les semences, violent purgatif, capable d'enflammer l'estomac et les intestins : elles donnent par expression l'huile de ricin, *oleum ricini*, huile inodore, d'une saveur foible, légèrement âcre, qui purge ordinairement sans coliques, depuis demi-once jusqu'à deux onces : elle détruit quelquefois les vers lombricaux ; elle ne fait point mourir le ver solitaire ; elle ne convient pas dans la colique spasmodique, la colique par endurcissement des matieres fécales, la colique avec hoquet et vomissement, et la colique néphrétique ; elle nuit aux dyssenteriques et aux nouveaux nés : il vaut mieux prescrire à ces derniers de l'huile récente d'olives ou d'amandes.

Préparation. Gardez-vous de faire usage des semences de ricin, à quelque petite dose que ce soit, lorsque même on auroit la précaution de les triturer avec le véhicule le plus mucilagineux. Huile de ricin, depuis demi-once jusqu'à deux onces. Que l'huile de ricin soit exprimée des amandes à froid et avec la plus grande attention : celle qui nous vient de l'étranger est quelquefois très-dangereuse. Je n'aurois parlé, ni du ricin, ni de son huile, s'il n'étoit pas encore de mode ; mais ses mauvais effets doivent le faire entièrement rejeter de la pratique.

Rhubarhe. *Rhabarbarum. Rheum. Rheum palmatum.*

Rheum foliis palmatis acuminatis. (Linn. Spec. plant. 531.)

En Chine, en Sibérie. *Fleurit en Messidor et Thermidor.*

Racine seche, fongueuse, médiocrement dure et pesante, d'un jaune-rougeatre, approchant, pour l'intérieur, du tissu interne de la noix muscade; d'une odeur nauséabonde, d'une saveur amere, légérement austere. *Vivace.*

VERTUS. Rhubarbe pulvérisée, depuis trente grains jusqu'à une drachme, donnée le matin à jeun à un adulte, porte un peu de chaleur dans la région de l'estomac, altere, cause de légeres coliques et des déjections bilieuses et muqueuses plus ou moins abondantes, quelquefois accompagnées de ténesme; ensuite elle réveille l'appétit, constipe et semble ranimer pour quelques instans les forces vitales et musculaires; elle diminue la quantité des urines, irrite les bronches pulmonaires, retarde l'expectoration. A très-petite dose, elle est souvent utile aux enfans, aux cachectiques, aux tempéramens pituiteux, pour combattre les maladies d'estomac et des intestins par foiblesse, ou par surabondance de matieres muqueuses, ou par disposition des humeurs vers l'acide. Il faut éloigner l'usage de cette racine, de toutes les maladies où l'on craint d'irriter, d'échauffer et d'enflammer, par conséquent de la diarrhée avec spasmes ou coliques, et de la dyssenterie. — Plusieurs observations constatent ses bons effets, à petite dose, dans le rachitis, dans l'atrophie des enfans avec disposition des humeurs vers l'acide, entretenue par des alimens de mauvaise qualité Mâchée et mise sur une dent cariée, elle calme quelquefois la douleur.

La *rhubarbe torréfiée*, et l'*extrait de rhubarbe*, n'ont pas d'autres vertus que la rhubarbe ordinaire.

Préférez, lorsque cela est possible, la rhubarbe en poudre à sa décoction dans l'eau, ou à son infusion dans le vin; ou bien faites-la mâcher, sur-tout le matin à jeun et avant les repas. — Le *sirop de rhubarbe avec la chicorée*, depuis demi-once jusqu'à deux onces, purge les enfans de maniere qu'ils en éprouvent rarement des coliques : à petite dose, il fortifie l'estomac, et augmente un peu le cours des urines.

PRÉPARATION. Rhubarbe pulvérisée, aux enfans, pour purgatif, depuis cinq grains jusqu'à dix, avec sucre égale quantité, à délayer dans une cuillerée d'eau : en décoction depuis dix grains jusqu'à vingt-cinq, dans eau, six onces, à réduire à moitié et à édulcorer avec du sucre. Aux adultes, pour purgatif, depuis quinze grains jusqu'à une drachme, à délayer dans eau, deux onces, ou machée et avalée à la même dose le matin à jeun Comme altérant, aux enfans, depuis un grain jusqu'à trois ; et aux adultes, depuis trois grains jusqu'à huit.

Prenez racine de chicorée sauvage, deux onces ; rhubarbe concassée, deux onces ; eau, trois livres ; faites bouillir à un feu modéré jusqu'à réduction d'une livre ; ajoutez canelle concassée, demi-drachme ; laissez infuser demi-heure, passez, faites fondre dans la colature sucre blanc, une livre et trois quarts, ensuite bouillir un quart-d'heure, vous aurez le sirop de rhubarbe avec chicorée, *sirupus rhei cum chicoreo.* Aux enfans, pour purgatif, depuis demi-once jusqu'à deux onces : aux adultes, pour purgatif, depuis trois onces jusqu'à six, seul ou à mêler avec parties égales de décoction de feuilles de chicorée.

Séné. *Senna. Cassia Senna.*

Cassia foliis trijugis quadrijugisve-sexjugis subovatis. (*Linn. Hort. Cliff.* 159. *Spec. plant.* 539.)

Arbrisseau. En Syrie, en Arabie, en Egypte.
Feuilles aiguës, d'un verd pâle tirant sur le jaune ; inodores, d'une saveur nauséabonde, un peu âcre. *Follicules de séné, folliculi*

sennœ, gousses membraneuses, courbes, aplaties, d'un verd obscur un peu jaunâtre, contenant de petites semences inodores, d'une saveur moins âcre et désagréable que les feuilles.

VERTUS. Feuilles de séné, depuis trois drachmes jusqu'à six, infusées dans six onces d'eau, et données à un adulte le matin à jeun, produisent des rapports nauséabondes, une sensation très-désagréable dans la région de l'estomac, des coliques plus ou moins vives, une soif assez considérable, des déjections abondantes et souvent des épreintes ; elles diminuent l'expectoration, le cours des urines et la transpiration ; elles abattent les forces vitales et musculaires, et laissent beaucoup d'irritation dans le genre nerveux. —— Ce purgatif doit plus sa réputation à son antiquité, qu'à ses bons effets dans les différentes maladies où l'on est en usage de le prodiguer. Inutilement on a cherché à corriger sa qualité échauffante, par les acides végétaux, tels que le citron, le tamarin, le pruneau ; sa qualité venteuse, par les semences d'anis; sa mauvaise saveur, par les feuilles de grande scrophulaire aquatique ; et sa qualité de diminuer les urines, par un sel neutre, tel que le tartre vitriolé, ou le sel de Glauber : ce sera toujours un purgatif nuisible aux enfans, aux jeunes gens, aux sujets sensibles, irritables et disposés aux maladies inflammatoires, ou convulsives, ou douloureuses. L'infusion en lavement purge, donne des coliques et souvent des épreintes : les follicules de séné purgent moins, et ne causent pas autant d'irritation et de chaleur, mais développent plus d'air, et en total sont aussi nuisibles que les feuilles.

PRÉPARATION. Feuilles mondées de séné, aux jeunes gens, pour purgatif, depuis une drachme et demie jusqu'à trois drachmes, en infusion dans eau, cinq onces ; aux adultes, pour purgatif, depuis trois drachmes jusqu'à six, infusées dans eau, six onces, édulcorées avec du sucre, ou infusées dans limonade ou décoction de pruneaux, six onces. Depuis trois drachmes jusqu'à une once, en infusion dans eau, une livre, pour lavement purgatif, à adoucir avec du sucre ou du miel, deux onces. Follicules de séné, aux adultes, pour purgatif, depuis deux drachmes jusqu'à demi-once, infusées dans eau pure, ou dans décoction de pruneaux ou de tamarin, six onces.

Aloès. *Aloë. Aloë perfoliata.*

Aloë floribus corymbosis cernuis subcylindricis. (*Linn. Spec. plant.* 457.

ALOÈS SUCCOTRIN. *Aloë succotrina, Americana, ananæ floribus suave rubentibus.* (*Linn. Spec. plant.* 458.)

En Amérique, dans l'île Barbade.

Il donne l'aloès succotrin, *aloë succotrina,* suc concret, fragile, d'un brun-noirâtre, d'une saveur très-amere, d'une couleur jaune lorsqu'il est réduit en poudre; soluble en plus grande partie dans l'eau, que dans l'esprit de vin, et d'une odeur moins nauséabonde que l'aloès hépatique. *Vivace.*

ALOÈS HÉPATIQUE. *Aloë vera. Aloë hepatica, seu vulgaris.*

ALOÈS CABALLIN. *Aloë caballina vulgari similis, tota maculata.*

VERTUS. L'aloès succotrin, depuis quinze grains jusqu'à quarante, donné à un adulte, procure des rapports amers, de l'anxiété, de la chaleur et une sensation

fort désagréable dans la région de l'estomac ; des coliques plus ou moins vives, de la soif et des déjections
séreuses et bilieuses accompagnées d'épreintes et souvent d'ardeur dans le fondement : il enflamme les hémorroïdes, et quelquefois fait reparoître celles qui ont
été répercutées ; il fatigue beaucoup la poitrine et tout
le genre nerveux ; il accroît le flux menstruel ; il irrite
les intestins et les voies urinaires ; il porte préjudice
aux enfans, aux personnes délicates, aux hystériques,
aux hypocondriaques, aux pléthoriques, aux femmes
enceintes, aux hémoptysiques et à ceux qui sont disposés aux maladies convulsives, inflammatoires, ou douloureuses ; il réveille l'appétit ; il ne contribue pas à la
résolution des tumeurs du foie, ou de la rate, par
fievre intermittente ou par cachexie. A haute dose, il
fait souvent mourir les vers lombricaux, quelquefois les
ascarides, très-rarement le ver solitaire. A quelque dose
que ce soit, il ne diminue que pour un instant la constipation opiniàtre ; après avoir purgé, il l'accroît ; il ne
guérit point l'hydropisie spontanée, l'hydropisie par fievre
intermittente ou par cachexie. Extérieurement, la solution d'aloès dans le vin déterge quelquefois les ulceres
putrides et sinueux : elle ne détruit point les fistules
récentes, encore moins les anciennes. La solution d'a-
loès dans l'eau, prescrite en lavement, peut rappeler
les hémorroïdes. La teinture d'aloès combat aussi la carie
sans virus ; mais plus souvent l'esprit de vin seul est
préférable : intérieurement cette teinture purge et échauffe :
à petite dose, elle rend quelquefois à l'estomac affoibli
par des humeurs séreuses ou pituiteuses, toute sa force ;
mais l'usage long-temps continué devient nuisible.

Préparation. Aloès succotrin, aux enfans, pour purgatif, depuis deux grains jusqu'à huit, en solution dans
eau sucrée, demi-once : aux adultes, pour purgatif, depuis quinze grains jusqu'à trente, en solution dans eau
sucrée, quatre onces : depuis trente grains jusqu'à une
drachme, en solution dans eau, une livre, pour lavement.

Prenez aloès pulvérisé, deux onces ; vin d'Espagne,
une livre ; faites digérer au soleil dans une bouteille
bien fermée, pendant huit jours ; filtrez, conservez,

vous

vous aurez le vin d'aloès , *vinum aloës :* comme altérant,
depuis quinze grains jusqu'à une drachme ; comme purgatif, depuis deux drachmes jusqu'à demi-once. Substituez
au vin de l'esprit de vin rectifié , vous aurez la teinture
d'aloès, *tinctura aloës ;* comme purgatif, depuis quinze
grains jusqu'à une drachme ; comme altérant , depuis un
grain jusqu'à dix.

Jalap. *Jalapa. Convolvulus Jalapa.*

*Convolvulus foliis difformibus , cordatis
angulatis oblongis lanceolatisque , caule vo-
lubili, pedunculis unifloris.* (*Linn. Mantiss.
plant.* 43.)

Aux deux Indes.
Racine seche, compacte, de couleur grise,
qui nous vient coupée par tranches; inodore ,
et d'une saveur âcre. *Vivace.*

VERTUS. Racine de jalap, pulvérisée, depuis vingt
grains jusqu'à quarante-huit, donnée à un adulte le matin
à jeun, cause de l'anxiété, un sentiment désagréable
dans la région de l'estomac, de la chaleur, des coliques,
de la soif, et des déjections séreuses ou bilieuses avec
épreintes : elle échauffe, irrite, accélere le pouls, abat
considérablement les forces musculaires : elle a très-rarement combattu l'ascite spontanée, l'ascite par atonie
ou par cachexie, la leucophlegmatie par foiblesse, l'hydropisie par virus scrophuleux, et les vers, soit lombricaux, soit ascarides : elle ne détruit point les ulceres scrophuleux, et les enfans cachectiques n'en éprouvent aucun
effet salutaire.

La *résine de jalap*, la teinture, et l'extrait aqueux ou
spiritueux de jalap, doivent être bannis de la pratique.

PRÉPARATION. Racine de jalap, pulvérisée, aux enfans,

D

pour purgatif, depuis deux grains jusqu'à six , mêlée avec
double portion de sucre : aux adultes, pour purgatif, depuis quinze grains jusqu'à quarante , avec le double de
son poids de sucre ; ou concassée, depuis demi-drachme
jusqu'à une drachme , en décoction dans eau, six onces ,
jusqu'à réduction de moitié.

Bryone. *Bryonia. Bryonia alba.*

*Bryonia foliis palmatis utrinque calloso-
scabris. (Linn. Flor. Suec. 790. Spec.
plant. 1438.)*

En France. Dans les haies. *Fleurit en Messidor et Thermidor.*

Racine récente , d'une odeur virulente ,
d'une saveur âcre, amere , nauséabonde. Desséchée , presque inodore , d'une saveur moins
âcre. *Vivace.*

VERTUS. Racine de bryone fraîche , depuis une
drachme jusqu'à deux, en infusion au bain-marie dans
vin , cinq onces, ou en décoction dans eau, huit onces ,
jusqu'à réduction de cinq onces , donnée à un adulte le
matin à jeun, produit des renvois , de l'anxiété , souvent
le vomissement , des douleurs dans la région de l'estomac ,
de la soif, des coliques , des déjections séreuses, souvent
encore des épreintes. — Le suc exprimé de la racine, depuis
quinze grains jusqu'à deux drachmes , est beaucoup plus
actif; il cause le vomissement , de vives coliques , des
épreintes , une grande soif , et même l'inflammation de
l'estomac ou des intestins.
Quelque célébrés que soient la décoction et le suc
de la racine de bryone, dans l'hydropisie essentielle et
l'hydropisie par foiblesse , dans l'asthme pituiteux et l'hydropisie de poitrine par reflux de sérosités ou par vice
des poumons, l'expérience journaliere prouve que la

décoction et le suc de bryone récente aggravent ordinai⁂
rement ces especes de maladies. L'usage de cette racine
récente porte aussi un grand préjudice aux enfans, aux
femmes enceintes, aux bilieux et aux sanguins.

La pulpe de bryone appliquée sur les tumeurs dures,
récentes et peu sensibles, a quelquefois contribué à leur
résolution : mise sur le ventre, elle ne combat pas de
même les tumeurs dures du foie ou de la rate, par fievre
intermittente ou par suppression de transpiration insensible;
les tumeurs du mésentere des enfans, par cachexie ou par
mauvaise qualité des alimens, et les tumeurs de la matrice
et des ovaires, par suppression ou diminution du flux
menstruel : l'application la plus réitérée n'enflamme que
rarement la peau. La racine desséchée ne jouit point des
mêmes vertus qu'étant fraîche.

Les violens purgatifs, tels que la racine de bryone,
ayant fait disparoître quelquefois et pour un certain temps
quelques especes d'hydropisie, les Empiriques aussitôt se
sont empressés à rechercher les purgatifs qui procureroient
les déjections séreuses les plus abondantes : en conséquence
ils ont proposé et vanté comme remedes capables de dissiper toutes les especes d'hydropisie, le pied de veau, le
pain de pourceau, la coloquinte, la scammonée, le concombre sauvage et le nerprun. Nous aurions gardé le plus
profond silence sur ces médicamens, si les Empiriques
n'en faisoient pas un usage journalier dans la plupart des
hydropisies, des maladies de foiblesse, telles que la paralysie ; les maladies cachectiques et les maladies séreuses,
comme l'hydropisie.

Préparation. Racine de bryone récente, aux enfans,
depuis six grains jusqu'à quinze, en décoction dans eau,
huit onces, jusqu'à réduction de quatre onces : aux adultes, depuis demi-drachme jusqu'à deux drachmes, en
décoction dans eau, douze onces, jusqu'à réduction de
moitié. Suc exprimé de bryone, aux enfans, depuis trois
grains jusqu'à cinq ; aux adultes, depuis six grains jusqu'à
une drachme, mêlé avec eau sucrée, quatre onces.
Broyez racine récente jusqu'à consistance pulpeuse ; passez
à travers le tamis, et appliquez immédiatement sur la peau
la pulpe de bryone.

D 2

Pied de Veau. *Arum. Arum maculatum.*

Arum acaule, foliis hastatis integerrimis: spadice cavato. (*Linn. Hort. Cliff. 8. Spec. plant.* 1370.)

En France , en Allemagne , dans les bois. *Fleurit en prairial.*

Racine récente , inodore, d'une saveur âcre et brûlante. Desséchée , d'une saveur beaucoup moins caustique. *Vivace.*

VERTUS. Racine récente , purge avec force, souvent enflamme l'estomac et les intestins ; et si elle dissipe l'hydropisie par les selles, ce n'est que pour quelques jours : mais souvent le malade meurt avant le retour de l'hydropisie. A petite dose , on l'emploie contre l'asthme humide, la paralysie par sérosité, les pâles couleurs et la fievre tierce ; mais sans succès et avec danger. Extérieurement elle enflamme souvent les tégumens , et dispose les tumeurs qu'on veut résoudre à la suppuration. Desséchée , elle a moins d'activité : malgré cela il faut la rejeter de la pratique , ainsi que sa fécule.

PRÉPARATION. Racine récente , depuis quatre grains jusqu'à trente , en décoction avec une drachme de racine de guimauve , dans huit onces d'eau.

Pain de pourceau. *Cyclamen. Cyclamen Europæum.*

Cyclamen corrollâ retroflexâ. (Linn. Spec. plant. 207.)

En France, dans les bois. *Fleurit en Prairial.*

Racine inodore, d'une saveur âcre. *Vivace.*

VERTUS. Racine récente purge avec beaucoup de force ; quelquefois elle entraîne par les selles la sérosité qui constitue l'hydropisie ; mais cette maladie ne tarde pas à reparoître plus grave qu'auparavant : communément le malade meurt avant ce temps. Elle passe pour faire mourir les vers lombricaux, expulser les graviers des reins et de la vessie, rétablir le flux menstruel : il est très-dangereux de l'employer en semblable circonstance. Extérieurement, sous forme de pulpe, on prétend l'avoir vue résoudre des tumeurs dures, insensibles, enkistées et incapables de prendre un mauvais caractere, malgré l'inflammation qu'elle y attire souvent : l'observation n'a pas encore confirmé ces dernieres vertus. Desséchée, inutile.

PRÉPARATION. Récente, depuis trois grains jusqu'à vingt-quatre, en décoction avec demi-drachme de racine de guimauve, dans huit onces d'eau. Pulpe de la racine récente, comme celle de bryone.

Concombre sauvage. *Elaterium. Momordica Elaterium.*

Momordica pomis hispidis, cirrhis nullis. (*Spec. plant.* 1434.)

En France. *Fleurit en Messidor, Thermidor et Fructidor.*

Fruit inodore , d'une saveur âcre et très-amere. Racine inodore, d'une saveur âcre et amere. *Vivace.*

Vertus. Suc exprimé des fruits, purgatif violent , produisant des déjections séreuses très-abondantes , avec vives coliques , épreintes , et pour l'ordinaire inflammation des intestins.

Extrait du fruit, moins actif. Malgré sa célébrité pour combattre avec succès l'ascite par suppression d'une humeur excrétoire, la leucophlegmatie, l'asthme pituiteux, les fievres intermittentes rebelles au quinquina , et même les écrouelles , il est prudent de ne pas l'employer. Il est vrai qu'il a réussi quelquefois, pour un très-court espace de temps , dans certaines especes d'hydropisies : mais combien de victimes pour une seule hydropisie guérie. Quant aux fievres intermittentes , il les rend souvent mortelles ; et aux écrouelles , il en augmente les symptômes.

Préparation. Suc exprimé des fruits mûrs , depuis demi-grain jusqu'à cinq grains , délayé dans cinq onces de décoction de racine de guimauve.

Broyez dans un mortier fruits mûrs et mondés de leurs semences ; passez au travers le tamis ; faites évaporer au bain-marie le suc et le mucilage, jusqu'à consistance d'extrait solide, vous aurez l'extrait de concombre sauvage, *extractum elaterii* , depuis un grain jusqu'à dix , en solution dans cinq onces de décoction de racine de guimauve.

Coloquinte. *Colocynthis. Cucumis Colocynthis.*

Cucumis foliis multifidis, pomis globosis glabris. (Linn. Hort. Ups. 293. Spec. plant. 1435.)

En Syrie, à Alep. Se cultive dans nos jardins. *Fleurit en Thermidor et Fructidor.*

Fruit inodore, d'une saveur âcre et extrêmement amere.

VERTUS. Fruit, un des plus violens purgatifs, causant des déjections séreuses très-abondantes, souvent sanguinolentes, accompagnées de vives coliques, de vomissement, d'épreintes, de super-purgation, et souvent d'inflammation des intestins. S'il a dissipé, pour quelques instans, par les selles une hydropisie quelconque, il a toujours accéléré la mort du sujet. En lavement, il n'est pas plus utile dans l'apoplexie et la paralysie séreuse. Les trochisques alhandal, aussi nuisibles que la chair blanche du fruit.

PRÉPARATION. Chair blanche du fruit, depuis un quart de grain jusqu'à quatre grains, en décoction dans six onces de décoction de racine de guimauve. Chair blanche du fruit desséchée et mêlée avec eau saturée de gomme adragant, pour former une pâte à diviser en petits morceaux de la figure et de la grandeur d'un grain d'avoine, vous aurez les trochisques alhandal, *trochisci alhandal :* depuis demi-grain jusqu'à six grains, dans six onces de décoction de racine de guimauve.

Scammonée.   *Scammonea. Convolvulus Scammonia.*

Convolvulus foliis sagittatis posticè truncatis, pedunculis teretibus subtrifloris. (*Linn. Spec. plant.* 218.)

En Syrie, en Égypte, en Arménie.

Il en découle un suc nommé diagrede, scammonée, *diagredium, scammonium* Il est concret, friable, brillant, jaunâtre, d'une saveur âcre et caustique, d'une odeur virulente; soluble en plus grande quantité dans l'esprit de vin, que dans l'eau. *Vivace.*

VERTUS. Purgatif violent qui procure des déjections abondantes et séreuses, accompagnées de coliques, d'épreintes, de soif et d'ardeur dans les premieres voies. Elle passe pour attaquer avec succès les maladies séreuses, particuliérement l'asthme pituiteux, la plupart des hydropisies : de quelque maniere qu'on ait cherché à corriger ses mauvaises qualités, on n'y a pas réussi. C'est un purgatif à bannir de la pratique. On doit en dire autant de la *gomme gutte*, purgatif très-violent, employé de nos jours pour détruire et chasser le ver solitaire, et de l'euphorbe, le plus dangereux des purgatifs. La teinture d'euphorbe mise sur la carie scrophuleuse, et autres especes de caries, n'a servi qu'à en rendre les symptômes plus fàcheux.

PRÉPARATION. Pulvérisée, depuis un grain jusqu'à huit, broyée avec un jaune d'œuf, ou avec miel, demi-once, en solution dans quatre onces de décoction de racine de guimauve.

Nerprun. *Spina cervina. Rhamnus catharticus.*

Rhamnus spinis terminalibus, floribus quadrifidis dioicis, foliis ovatis. (Linn. Flor. Suec. 193. *Spec. plant.* 279.)

Arbuste, en Europe, dans les haies et les bois. *Fleurit en Prairial.*

Fruits, *baccæ spinæ cervinæ,* inodores, d'une saveur âcre, glutineuses. *Mûrs en automne.*

VERTUS. Le sirop de nerprun a été si célébré par Sydenham dans toutes les especes d'hydropisies, que les Routiniers croient ne pouvoir pas entreprendre la curation d'une hydropisie quelconque, sans l'administrer : il fait évacuer une grande quantité de sérosités ; il excite ordinairement des coliques, de la soif, de l'ardeur et des épreintes ; il abat les forces vitales et musculaires ; et au lieu de favoriser la guérison de l'hydropisie, il la rend en général plus difficile. Les Empiriques, autorisés par Sydenham, continueront, malgré l'observation, l'usage de ce remede, ainsi que celui des violens purgatifs précédens : ils prétendent encore qu'il vaut mieux tenter un remede douteux, que de laisser périr indubitablement un hydropique ; mais un remede qui abrége la vie, ou qui accroît les douleurs sans une guérison parfaite, est toujours à rejeter, sur-tout lorsque les forces sont anéanties.

PRÉPARATION. Prenez du suc exprimé des baies de nerprun, clarifié et passé au travers du blanchet, une livre ; faites-y fondre au bain-marie sucre blanc, deux livres moins deux onces, vous aurez le sirop de nerprun, *syrupus de rhamno cathartico, syrupus spinæ cervinæ,* de couleur verdâtre, inodore, d'une saveur douce, ensuite âcre : aux enfans, depuis demi-drachme jusqu'à deux drachmes, à délayer dans deux onces d'eau ; et aux adultes, depuis demi-once jusqu'à deux onces, à délayer dans quatre onces d'eau.

Crême de tartre. *Cremor tartari.*

Sel produit par la fermentation vineuse, teignant en rouge le sirop violat, se cristallisant irréguliérement, disposé à s'unir avec les alkalis pour former des sels neutres particuliers ; se changeant en alkali par un feu violent, à l'air libre, ou dans des vaisseaux clos ; inodore, d'une saveur acide, peu soluble dans l'eau ; deux grains exigeant environ une once d'eau, au douzieme degré de chaleur au-dessus de la glace, suivant le thermometre de Réaumur ; plus soluble dans l'eau bouillante que dans l'eau froide.

VERTUS. Crême de tartre pulvérisée, depuis trois drachmes jusqu'à une once, délayée dans eau sucrée, six onces, et donnée à un adulte le matin à jeun, porte dans l'arriere-bouche de la fraîcheur et une légere constriction ; dans la région de l'estomac, un sentiment passager de constriction et de pesanteur, quelquefois accompagné d'anxiété et de coliques ; ensuite elle purge médiocrement, pour l'ordinaire sans épreintes. Il est rare qu'elle produise de bons effets, comme purgatif, dans les dérangemens de l'estomac et des intestins, par mauvaise qualité ou surabondance de bile, par l'alcalescence des matieres et tendance des humeurs vers la putridité ; dans les fievres continues dites *fievres putrides,* avec langue chargée, avec rapports amers ou nidoreux, brûlans, mais sans météorisme ; dans l'hydropisie avec pléthore, chaleur et ardeur des urines : il vaut bien mieux la prescrire dans ces cas à petite dose.

A petite dose, elle calme la soif, tempere la chaleur de tout le corps, tient le ventre libre, corrige les rapports nidoreux ou amers, rétablit l'appétit détourné, soit par les spiritueux, soit par des alimens âcres tendant vers l'alkali, ou comme putréfiés ; soit par des eaux corrompues : elle est indiquée, pendant les grandes chaleurs de l'été, dans les vives douleurs de tête par le soleil, dans la fievre inflammatoire, et celle des prisons, des camps, des hôpitaux ; dans le scorbut, la synoque dite bilieuse, et le vomissement, ou bilieux, ou par humeurs tendantes vers l'alkali : elle fatigue les enfans, les vieillards, les hystériques, les personnes dont le genre nerveux est très-irritable, et dont les humeurs des premieres voies tournent vers l'acide, ou abondent en mucosités : elle nuit à la poitrine, pour peu qu'elle soit délicate : en gargarisme elle appaise l'angine inflammatoire. L'usage de la crème de tartre pulvérisée, pour nettoyer les dents, doit être rejeté ; elle n'en procure la blancheur qu'en altérant leur tissu.

PRÉPARATION. Crême de tartre du commerce, blanchie, cristallisée et porphyrisée, pour purgatif, aux adultes, depuis trois drachmes jusqu'à une once, délayée dans eau, six onces, adoucie avec du sucre : comme altérant, depuis quinze grains jusqu'à une drachme, en solution dans eau sucrée, une livre, à prendre par petites verrées.

Magnésie blanche. Panacée nitreuse. Poudre de Santinelli. *Magnesia alba.*

Poudre blanche, insipide, inodore, contenant une quantité plus ou moins grande de sel neutre à base terreuse ; s'unissant avec les acides ; formant, avec l'acide vitriolique, un sel vitriolique à base calcaire ; avec l'acide nitreux, du nitre à base terreuse ; avec l'acide du sel marin, du sel marin à base calcaire.

VERTUS. La magnésie, depuis trois drachmes jusqu'à six, donnée à un adulte le matin à jeun, cause une sensation désagréable, une légere anxiété, souvent un poids très-incommode dans la région de l'estomac, quelquefois un peu de soif ; elle purge peu ; rarement elle donne des coliques et des épreintes : elle sert à combattre les maladies où les humeurs des premieres voies tendent vers l'acide, sans inflammation ni météorisme ; souvent elle calme les douleurs d'estomac avec rapports aigres, les coliques par boissons ou alimens ou poisons acides, la diarrhée avec excrémens d'une odeur approchant de l'aigre. Elle fatigue peu les enfans. Si on la délaye dans une infusion de feuilles de menthe ou de fleurs de camomille romaine, elle favorise la sortie des vents par l'anus. Qu'on ne s'imagine pas garantir les enfans à la mamelle des mauvaises digestions du lait, en faisant prendre à leurs nourrices de la magnésie : lorsque l'enfant éprouve des coliques, une forte diarrhée, et que ses déjections ont une odeur d'acide, il vaut mieux lui donner chaque matin une petite dose de magnésie, que d'en faire prendre à la nourrice. Les hypocondriaques, les hysthériques, les chlorotiques, les enfans cachectiques, en ressentent de bons effets, et à petite dose lorsqu'ils ont des renvois aigres, ou lorsqu'ils désirent et mangent des substances absorbantes.

PRÉPARATION. Prenez sel d'Epsom, une livre ; eau pure, quatre livres ; faites bouillir ; versez peu à peu sur cette eau saline la dissolution d'alkali végétal, demi-livre, dans eau de pluie, deux livres ; dès que la solution aqueuse de sel d'Epsom cessera de se troubler, faites bouillir le tout dans un vase de grès, filtrez à travers le papier gris ; ramassez la poudre blanche que vous laverez dans plusieurs eaux, jusqu'à ce qu'elles ne soient plus troublées par le vinaigre lithargiré : enfin, faites sécher la poudre sur du papier gris, vous aurez la magnésie qu'il faut conserver dans un vase bien bouché. — Aux enfans, pour purgatifs , depuis demi - drachme jusqu'à une drachme ; aux adultes , depuis trois drachmes jusqu'à six , seule ou délayée dans eau , six onces : comme altérant aux enfans, depuis deux jusqu'à dix grains ; aux adultes, depuis demi-drachme jusqu'à une drachme, seule ou avec une quatrieme partie de feuilles d'oranger desséchées et pulvérisées ; en général , il convient de l'associer avec un léger fortifiant aromatique ou amer , ami de l'estomac : son mélange avec le lait n'en favorise point la digestion.

* * *

Sel admirable de Glauber. *Sal mirabile Glauberi.*

Sel neutre composé d'acide vitriolique et d'alkali minéral , se cristallisant sous forme de prisme à six pans ; d'une saveur fraîche et amere , tombant en efflorescence à l'air sec ; exigeant environ la moitié de son poids d'eau bouillante , pour être en solution.

VERTUS. Le sel admirable de Glauber, depuis une once jusqu'à deux , en solution dans eau, douze onces , donné à un adulte le matin à jeun, produit de l'anxiété, une sensation désagréable dans la région de l'estomanc ; il altere , il donne des coliques souvent légeres , il purge assez abondamment et avec épreintes.

Depuis une drachme jusqu'à trois , en solution dans eau , dix onces , il augmente le cours des urines et tient le ventre libre , sans fatiguer l'estomac ni donner des coliques.

On attribue à ce sel une infinité de propriétés , comme de résoudre les tumeurs du foie , de la rate , du mésentere ; de dissiper la plupart des hydropisies , de faire disparoître les dépôts de lait , de chasser les graviers des reins et de la vessie , de préparer le malade à l'usage du quinquina , lorsqu'il faut combattre la fievre intermittente , étant ad-- ministré le premier jour d'intermittence à une dose assez forte pour purger, ensuite prescrit les autres jours d'in-- termittence à petites doses. Tant de vertus doivent avoir étonné l'Observateur : aussi le sel de Glauber, réduit à sa juste valeur, est reconnu par les gens éclairés pour ne guérir que très-rarement l'hydropisie essentielle , nuire essentiellement à l'hydropisie par fievre intermittente , et rarement diminuer l'hydropisie par diminution de transpi- ration et d'urine , la leucophlegmatie laiteuse et les dépôts de lait sans inflammation : encore ne faut-il pas le pres- crire à haute dose comme purgatif.

Les Praticiens qui emploient beaucoup les sels neutres , ne regardent pas le sel de Glauber comme le seul dont on doive faire usage. Les uns préferent le *sel de seignette*, com- posé d'alkali marin et d'acide tartareux : à la même dose que le sel de Glauber, quelquefois il fatigue moins l'es- tomac et les intestins, mais il ne provoque pas autant les urines.

Les autres vantent le tartre vitriolé, sel polichreste de Gla- ser, *tartarus vitriolatus , sal polichrestum Glaseri ,* composé d'acide vitriolique et d'alkali fixe végétal : ils prétendent qu'il est plus actif que le sel de Glauber pour combattre l'hydropisie essentielle, l'œdeme laiteux , les tumeurs par dépôt de lait, la leucophlegmatie essentielle, l'ascite par dureté récente du foie. — Aux adultes, soit comme alté- rant, depuis trente grains jusqu'à deux drachmes, en solution dans eau , huit onces; soit comme purgatif, depuis trois drachmes jusqu'à une once, en solution dans eau, six onces. Il est extrêmement rare qu'il produise de bons effets dans ces maladies ; il altere, il échauffe, il donne des coliques, souvent des épreintes, et il purge plus ou moins abondam- ment. Plusieurs ne parlent que de l'*arcanum duplicatum ,* *sal de duobus ,* qui ne diffère en rien du *tartre vitriolé*. — Ceux-ci estiment par-dessus tout le sel d'Epsom, *sal Angli- canum ,* composé de sel de Glauber , de sel marin à base terreuse , de sel marin, et d'une petite quantité de sélénite calcaire : on le donne pour purgatif aux adultes, depuis demi-once jusqu'à une once et demie : il ne l'emporte point sur le *sel de Glauber*. Ceux-là ne veulent attacher leur confiance qu'à la terre foliée de tartre, *terra foliata tartari*, composée de vinaigre et d'alkali fixe végétal : elle purge les adultes, depuis trois drachmes jusqu'à six ; et elle agit comme altérant, depuis vingt grains jusqu'à une drachme, dose qu'on peut répéter plusieurs fois dans le jour : elle passe pour résoudre les dépôts laiteux, les duretés spontanées du foie, les duretés du foie par suppression de transpiration, la leucophlegmatie avec pléthore et chaleur. Quoique la mode l'ait préconisée pendant plusieurs années pour dompter ces maladies, l'observation n'a pas encore démontré tant de vertus.

Enfin, le plus grand nombre des Praticiens parle avec emphase du tartre soluble, sel végétal, *tartarum solubile, sal vegetabile*, composé de crême de tartre et d'alkali fixe végétal : depuis demi-once jusqu'à deux onces, il purge les adultes ; et depuis quinze grains jusqu'à deux drachmes, en solution dans eau, huit onces, il excite les urines, il contribue très-rarement à la résolution des dépôts de lait sans inflammation, et de plusieurs especes de duretés du foie et du mésentere ; il ne dissipe point la leucophlegmatie essentielle, la leucophlegmatie sanguine, l'œdeme laiteux et la constipation ; il ne combat donc pas toutes les obstructions, les squirres, les écrouelles, les fievres intermittentes, les fievres aiguës, les difficultés d'uriner par pituite ou par graviers, l'atrophie, le rachitis, la goutte, toutes les especes d'icteres et de suppression du flux menstruel, les affections hémorroïdales, les especes d'hydropisies, le scorbut, l'affection hypocondriaque, la mélancolie, la manie, l'ardeur du ventricule par âcreté de la bile, etc. Les Empiriques seuls lui ont prodigué la plupart de ces vertus ; cependant il est souvent d'une plus grande efficacité que le sel de Glauber, particuliérement dans les dépôts de lait et dans plusieurs especes d'hydropisie, d'engorgement du foie ou de la rate, indépendant de la fievre intermittente.

PRÉPARATION. Prenez résidu de la distillation du sel marin par l'acide vitriolique, pour en retirer l'acide marin, une livre, eau bouillante, trois livres ; filtrez la dissolution à travers du papier gris, faites évaporer jusqu'à pellicule, et refroidir dans un endroit frais : lorsqu'il se sera formé

des cristaux, décantez, laissez-les sécher sur du papier
gris, et conservez-les dans un vase bien bouché , vous
aurez le *sel admirable de Glauber*. Comme purgatif, aux
adultes, depuis demi-once jusqu'à deux onces, en solution
dans eau, huit onces ; et aux enfans, depuis une drachme
jusqu'à demi-once , en solution dans eau , quatre onces.
—— Comme altérant, depuis quinze grains jusqu'à deux
drachmes , en solution dans eau, une livre.

III. C L A S S E.

TROISIEME CLASSE.

SALIVAIRES.

PRINCIPES GÉNÉRAUX.

1. LES remedes qui font évacuer la salive, humeur si essentielle à la digestion, ne sont jamais utiles à l'homme sain, et leur application dans les maladies n'est pas indifférente : ils ne sortent pas entiérement de la bouche avec la salive ; il passe plus ou moins de ces médicamens de la bouche dans l'estomac.

2. La fumée de tabac, ou d'autres substances capables de faire saliver, introduite dans la bouche, devient nuisible toutes les fois qu'elle ne tend pas à corriger les mauvaises qualités de l'air environnant, à favoriser la digestion, à expulser une pituite inutile, une sérosité dangereuse, ou une quantité surabondante de salive, et a corriger une humeur nuisible.

3. Plus le pays est froid, l'air humide et

le corps replet, pituiteux, ou cacochime, moins les salivaires, tels que la fumée de tabac, de sauge, etc. sont nuisibles; ils raniment les forces vitales, font évacuer, par leur usage modéré, la quantité de salive nécessaire, favorisent le jeu des poumons, excitent la soif et l'appétit.

4. Les personnes jouissant d'une bonne santé, habitant un pays chaud, respirant un air sec, particuliérement si elles sont jeunes, irritables, bilieuses, ou sanguines, éprouvent de mauvais effets des salivaires : alors les médicamens, tels que la fumée de tabac, irritent, fatiguent l'estomac et la poitrine, nuisent à la digestion. échauffent, affoiblissent et souvent jettent dans le marasme : cependant il est des circonstances où la grande habitude diminue beaucoup les mauvais effets de ces remedes.

5. Lorsque le climat, la nature du pays, la constitution des saisons, le tempérament, le genre d'exercice, l'espece de nourriture, s'opposent aux bons effets des salivaires, il faut en défendre l'usage, sur-tout aux jeunes gens : lorsqu'ils y sont habitués, et que l'espece de maladie permet de les en priver par degrés il convient de l'entreprendre ainsi, plutôt que d'en suspendre subitement l'usage.

6. Dans les maladies séreuses de la tête, avec foiblesse, sans pléthore et sans disposi-

tion à la convulsion ou à l'inflammation, les salivaires sont avantageux, pourvu qu'ils soient mis en usage peu de temps et a petite dose.

7. La salivation critique, quelque lente qu'elle soit, ne doit point être excitée par les salivaires ; ils dérangent souvent cette évacuation ; au contraire, les fumigations douces et aqueuses communément l'accroissent.

8. La salivation produite par le mercure n'est dangereuse qu'autant qu'elle est accompagnée d'une forte inflammation des parties internes et externes de la bouche, ou que la salivation persiste long-temps et en grande quantité.

9. La salivation qui survient lorsque l'inflammation des amygdales approche de son dernier degré d'accroissement, n'est pas de mauvais augure.

10. L'écume qui paroît à la bouche des personnes attaquées de maladies convulsives, n'est point une évacuation salivaire critique. L'écume salivaire n'établit pas le caractere essentiel de l'épilepsie : cette écume n'annonce du danger que lorsque la perte des sens se soutient, et que cette perte est suivie de la résolution des membres.

TROISIEME CLASSE.

S A L I V A I R E S.

Zédoaire. *Zedoaria.* **Kæmpferia rotunda.**

Kæmpferia foliis lanceolatis petiolatis.
(*Linn. Flor. Zeyl.* 9. *Spec. plant.* 3.)

Dans l'Inde , à Malabar, à Ceylan.
Racine de couleur grise , d'une odeur aromatique forte , approchant un peu de celle
du camphre et du romarin ; d'une saveur
âcre et mediocrement amere. *Vivace.*

VERTUS. Racine mâchée, augmente la secrétion de
la salive , et en favorise l'excrétion ; prise intérieurement
depuis trois grains jusqu'à vingt , elle cause une médiocre chaleur dans la région de l'estomac, et peu de
soif ; elle imprime à l'arriere-bouche un sentiment
d'âcreté et de fraîcheur momentanée , suivi de chaleur ;
elle ranime les forces vitales et musculaires, sans irriter
beaucoup le genre nerveux ; elle constipe , ne diminue
pas sensiblement le cours des urines, et souvent augmente
la transpiration insensible , lorsque le corps y est disposé
par la chaleur de l'atmosphere , les vêtemens et le repos.
Comme masticatoire , elle est indiquée dans la paralysie pituiteuse ou séreuse, la paralysie de la langue par
humeurs séreuses, l'impuissance de parler, l'angine sé

reuse , le relâchement de la luette , le gonflement du voile
du palais ou de la luette par humeur séreuse , la difficulté
d'ouïr par transport de sérosités, la surdité catarrale, la
goutte sereine, etc ; mais elle réussit rarement.

Intérieurement elle combat quelquefois avec succès la
fievre des prisons, la fievre dite putride, et même plusieurs especes de maladies inflammatoires ; mais c'est lorsque les efforts de la nature sont insuffisans , à cause de
l'abattement excessif des forces et de la disposition à la
gangrene : il convient alors de l'associer avec le double
de son poids de nitre. Elle est aussi d'une grande utilité
dans les especes de paralysie par sérosité : mais on n'a
pas observé qu'elle fasse mourir les vers contenus dans
les premieres voies , qu'elle calme l'asthme pituiteux et
les coliques venteuses, même celles qui ne dépendent
pas d'un principe inflammatoire. Elle ne rétablit pas le
flux menstruel suspendu par l'impression des corps froids;
enfin elle ne dissipe pas les fleurs blanches.

PRÉPARATION. Racine administrée sous forme de masticatoire, depuis deux grains jusqu'à vingt : cette dose
doit encore varier suivant l'espece et l'intensité de la
maladie, suivant la durée de la mastication, et le nombre
de fois qu'il faut la réitérer dans le jour. Intérieurement,
racine *pulvérisée* , depuis deux grains jusqu'à vingt, incorporée avec sirop de capillaire, quantité suffisante , ou
délayée dans eau sucrée , deux onces : lorsqu'on veut
tempérer sa qualité échauffante, associez-la avec parties
égales de nitre ; ou *concassée* , depuis demi-drachme jusqu'à une drachme, en macération au bain-marie dans
eau, six onces, aiguisée de nitre, douze ou quinze
grains , à prendre en une ou deux verrées.

Pyrethre. *Pyrethrum. Anthemis Pyrethrum.*

Anthemis caulibus simplicibus unifloris decumbentibus, foliis pinnato-multifidis. (*Linn. Hort. Cliff.* 414. *Spec. plant.* 1262.)

En Arabie, en Syrie, en Boheme, en France aux environs de Montpellier.

Racine inodore, d'une saveur très - âcre. Vivace.

VERTUS. La racine de pyrethre, mâchée, procure dans la bouche une chaleur âcre, une soif ardente, et une excrétion abondante de salive ; elle sert rarement à combattre les maladies soporeuses par sérosité, le relâchement du voile du palais et de la luette ; la paralysie de la langue, de l'œsophage, de l'œil, de la membrane pituitaire et de l'organe de l'ouïe par sérosité, l'angine séreuse ou muqueuse : quelquefois elle calme pour un instant la douleur de dent par carie. L'usage interne de la racine de pyrethre est proscrit.

PRÉPARATION. Racine de pyrethre desséchée et non pulvérisée, mâchée lentement, depuis cinq grains jusqu'à dix, avec la précaution de ne pas avaler la salive. Avant de l'appliquer sur la dent cariée et douloureuse, plusieurs font macérer la racine dans du vinaigre.

Mercure. *Mercurius. Hydrargyrum virgineum.*

Hydrargyrum nudum fluidum. (*Linn. Syst. Nat. Regn. Min.* 119.)

En Espagne, en Boheme, en Hongrie.

Substance minérale, fluide, opaque, inodore, insipide, de couleur argentine, entrant en ébullition et se volatilisant à un degré de feu un peu supérieur à celui de l'eau bouillante ; le plus pesant des minéraux connus, après l'or et la platine ; de facile amalgame avec l'or, l'argent, le cuivre, le plomb, l'étain et le bismuth ; s'unissant difficilement avec le régule d'antimoine et le zinc ; ne s'alliant point avec le fer, le cobalt et le nickel ; soluble dans tous les acides, formant avec eux des sels neutres métalliques ; résistant à l'action de l'air et de l'eau ; prenant une figure convexe dès qu'il touche des corps avec lesquels il ne contracte point d'union ; susceptible de solidité à un froid violent ; rarement seul dans l'intérieur de la terre ; ordinairement minéralisé avec le soufre, et pour lors appelé *cinabre.*

VIRTUS. Le mercure uni avec de la graisse, et donné en friction sur les extrémités inférieures et supérieures, depuis deux drachmes jusqu'à demi once, une fois chaque matin pendant deux, trois, ou quatre jours consécutifs, cause de la chaleur dans la bouche ; bientôt les gencives se tuméfient, elles deviennent rouges, douloureuses ; les glandes salivaires grossissent, particuliérement les glandes maxillaires qui paroissent être les premieres affectées de douleur, la salive coule en plus grande abondance, elle a une saveur métallique et une odeur désagréable.... Ensuite l'engorgement inflammatoire de toutes les parties molles de la bouche s'accroît, les gencives et les bords de la langue s'ulcerent, une salive fœtide et plus ou moins visqueuse découle continuellement ; la langue se gonfle, tout le visage se tuméfie, l'haleine devient insupportable, et la salive semble excorier tout ce qu'elle touche. Enfin les gencives et l'intérieur des joues s'ulcerent de plus en plus, les dents s'ébranlent, la respiration est chaque jour plus difficile, la déglutition se fait avec la plus grande peine, les forces s'affoiblissent, et pour comble de maux le malade peut à peine exprimer les douleurs qu'il éprouve et les inquiétudes dont son esprit est agité... Quelquefois le malade périt comme un homme suffoqué....

Malgré les dangers qui souvent accompagnent cette salivation, *l'onguent mercuriel* en friction doit être regardé comme le *spécifique de la vérole ;* principalement s'il est administré les premiers jours à petites doses, puis augmenté par degré ; si l'on éloigne les frictions aux premiers signes de la salivation, si on les fait précéder d'une saignée, d'un très-grand nombre de bains d'eau tiede, et d'une diete moyenne ; si la diete est sévere pendant le temps des frictions, avec séjour constant dans un appartement dont l'air est pur, tempéré et à l'abri de l'humidité ; si le malade se donne lui-même les frictions, et emploie pour tout le traitement depuis six onces d'onguent mercuriel jusqu'à dix, enfin s'il garde exactement pendant tout le temps des frictions les mêmes linges : d'après une multitude d'observations, il est démontré que le vérolé guérit aussi promptement et plus surement sans salivation, que lorsqu'on l'expose aux dangers de cette évacuation, et qu'il faut préférer l'onguent mercuriel à toutes les autres préparations mercurielles pour guérir radicalement la vérole...

Il passe encore pour être le spécifique de la rage ; plusieurs observations faites avec soin permettent de douter de cette vertu : il est plus certain qu'il détruit la vermine, et souvent dissipe la gale.

Le mercure pris seul intérieurement à petite dose, et l'eau où l'on a fait long-temps bouillir du mercure, font mourir, suivant quelques Praticiens, les vers lombricaux : l'expérience journalière ne confirme pas cette vertu, mais il paroît que l'eau où l'on a fait bouillir le mercure empêche les germes des vers de se développer.

Le mercure rouge, précipité par lui-même, *mercurius ruber præcipitatus per se* .... est si long et si dispendieux à préparer, qu'on ne peut s'en procurer la quantité suffisante pour éprouver ses effets ; il peut être pris depuis dix grains jusqu'à trente, sans causer aucun accident : mais je ne sais s'il produit la salivation et s'il guérit la vérole.

L'éthyops minéral, *ethyops minerale*, pris intérieurement depuis six grains jusqu'à trente, cause une légere anxiété dans la région de l'estomac et rarement purge : quelquefois il guérit le goître commençant ; il n'attaque pas d'une maniere sensible les tumeurs vénériennes du cou et des aisselles ; rarement il fait mourir les vers lombricaux, et très-rarement il excite la salivation. Son trop long usage fatigue la poitrine et particuliérement l'estomac. A haute dose, souvent il purge.

Le cinabre artificiel, *cinnabaris artificialis*. Pris intérieurement depuis demi-drachme jusqu'à deux drachmes, après avoir été exactement porphyrisé, il se décompose dans les premieres voies, et si cette dose est souvent réitérée, il peut causer la salivation ; il produit de l'anxiété dans la région de l'estomac, tient le ventre libre, et donne aux selles et à la transpiration une odeur particuliere ; inutilement on l'emploie à diverses doses pour calmer les mouvemens convulsifs et combattre la rage ; quelquefois il contribue à la guérison de la gale. — Réduit en poudre subtile, mêlé intimement avec graisse de porc, et prescrit en friction, il dompte souvent la gale et quelquefois fait saliver. — En fumigation, il a été long-temps estimé pour guérir la vérole. On l'emploie encore avec succès de cette maniere pour résoudre des exostoses vénériennes, et autres tumeurs vénériennes des parties molles, qui résistent à l'action des autres préparations mercurielles. Il faut se tenir en garde contre cette fumigation ; elle cause une toux très-vive , des douleurs plus ou moins aiguës dans la poitrine ; souvent le crachement de sang , des étourdissemens , et quelquefois le tremblement des extrémités.

Le sublimé corrosif, *mercurius sublimatus corrosivus.* En solution à la dose de douze grains , dans esprit de froment vingt-quatre onces , et donné depuis une cuillerée jusqu'à trois cuillerées par jour , guérit la vérole , excite rarement la salivation , donne des nausées, fatigue l'estomac , provoque quelquefois des vomissemens , attaque souvent la poitrine , et abat considérablement les forces : il contribue plus promptement et plus surement que l'onguent mercuriel à la guérison de la vérole avec affection des os , particuliérement des os du palais, du nez , et de l'une et l'autre machoires ; mais alors faites boire une grande quantité de décoction de racine de guimauve , et donnez pour unique nourriture des crèmes d'orge ou d'avoine : cette dissolution spiritueuse n'attaque point le virus cancéreux , le virus scrophuleux , le virus rachitique , le virus dartreux et le virus scorbutique.

Le mélange de sublimé corrosif douze grains , de sel ammoniac quinze , de graisse de porc une once , a quelquefois détruit des gales et des dartres rebelles aux autres préparations mercurielles ; mais comme cet onguent enflamme la peau , substituez au sel ammoniac le sel de saturne que vous mêlerez exactement : quoique les deux sels se décomposent , nous avons souvent vu ce dernier onguent enlever des dartres rebelles aux autres topiques , lorsque même elles ne tenoient pas du virus vénérien.

L'eau phagédénique, *aqua phagedenica*, détruit les chairs fongueuses des ulceres vénériens , mais souvent son application est suivie d'une vive inflammation.

Le mercure doux, *mercurius sublimatus dulcis, aquila alba, le calomel des Anglais*, pris chaque jour depuis trois grains jusqu'à six , excite la salivation , donne des coliques , irrite la poitrine , purge plus ou moins , guérit souvent la vérole , fait mourir les vers lombricaux ; quelquefois diminue les tumeurs scrophuleuses, principalement celles qui sont compliquées de virus vénérien ; procure très-rarement de bons effets dans les duretés du foie, du mésentere et sur-tout de la rate, des ovaires et de la matrice, à moins qu'elles ne participent du virus vénérien ; alors l'onguent mercuriel en friction sur les parties des tégumens qui correspondent aux tumeurs, est préférable. Quelques Praticiens unissent le mercure doux avec le camphre, à la dose d'un grain sur trois de mercure doux, pour s'opposer à la facilité qu'il a de faire saliver : certains le mêlent intimement avec *yeux d'écrevisses porphyrisés*, deux grains sur quatre de mercure doux : ceux-là sont fondés sur l'expérience et l'observation. En effet, la salivation est plus tardive, et moins forte, les coliques plus légeres, et la diarrhée moins considérable : alors continuez l'usage du mercure doux jusqu'à ce que tous les symptômes soient dissipés ; tenez-vous en garde contre la salivation et la diarrhée ; ne prescrivez aucune nourriture et boisson acides ; ayez soin de mettre le malade à l'abri du froid et de l'humidité, et faites-lui boire une grande quantité de décoction de racine de guimauve. Pour peu que la poitrine soit délicate évitez ce traitement.

La panacée mercurielle, *panacea mercurialis*, ne provoque pas la salivation et la diarrhée comme le mercure doux, mais elle guérit avec moins de certitude la vérole : on l'emploie tous les jours avec succès contre la gonorrhée, à la dose de quatre grains jusqu'à huit, exactement mêlée avec *yeux d'écrevisses porphyrisés*, depuis deux jusqu'à quatre grains : continuez l'usage de la panacée mercurielle à cette dose, jusqu'à la disparution de tous les symptômes ; mais faites en même-temps boire une grande quantité de liquides doux et mucilagineux ; évitez toujours avec soin la salivation. La *panacée* fait mourir les vers lombricaux, peut-être avec moins de promptitude que le mercure doux, mais elle ne fatigue pas autant les enfans ; ils supportent communément ces préparations mercurielles à petites doses sans danger.

La panacée mercurielle en friction chaque matin sur les gencives, depuis quatre grains jusqu'à huit, a été vantée de nos jours pour guérir les véroles les plus invétérées : elle procure une légere salivation qu'on augmente ou diminue à volonté, suivant la dose de panacée qu'on emploie. On assure que deux drachmes de panacée mercurielle suffisent d'ordinaire pour le traitement entier de la vérole : l'observation jusqu'à présent n'est pas en faveur de cette méthode.

Le précipité blanc, *mercurius præcipitatus albus*, n'est point employé intérieurement : mêlé avec graisse récente de porc, et en onction sur les extrémités et les autres parties affectées de gale, il guérit plus vîte cette maladie que l'*onguent de fleurs de soufre ;* mais il peut affecter la poitrine, faire saliver, et accroître beaucoup l'irritation du genre nerveux. L'*onguent de précipité blanc* mêlé avec de la céruse et appliqué sur les dartres, les enflamme les premiers jours, augmente la suppuration, ensuite il tend à les dessécher : mais il faut craindre la répercussion de l'humeur dartreuse.

L'onguent citrin, *unguentum citrinum*, en friction à haute dose, et réitéré plusieurs fois en peu de jours, excite rarement la salivation, enflamme quelquefois les tégumens, et dissipe la gale ; il fatigue autant la poitrine que l'onguent de précipité blanc, mais ce dernier est souvent plus efficace. Quelque vanté qu'il soit pour déterger les ulcères sanieux, et détruire le venin des morsures du chien enragé, l'expérience et l'observation forcent toujours à recourir à des remèdes plus certains. Ceux qui ont employé l'*onguent citrin* pour guérir les ulcères teigneux de la tête, se sont exposés à causer les accidens les plus terribles, souvent la mort : il est très-rare qu'il dissipe les dartres, excepté les dartres vénériennes.

Précipité rouge, *præcipitatus ruber.* Pris intérieurement il produit des nausées, de violens efforts pour vomir, le vomissement, des douleurs aiguës d'estomac et de ventre, la diarrhée et souvent la mort. — Extérieurement, il ronge les chairs fongueuses des ulcères vénériens, les enflamme et les irrite, et borne les progrès des chancres provenant du même virus. Pour diminuer ses mauvais effets, unissez-le avec une grande quantité de *cérat*, onguent composé de cire et d'huile d'olive. L'usage intérieur du précipité rouge est funeste et doit être proscrit.

Le turbith minéral, précipité jaune, *turpethum minerale*. Quelque lavé qu'il soit dans plusieurs eaux, il agit avec trop de violence sur l'estomac et les intestins, les glandes salivaires et la poitrine, pour l'employer contre la vérole. En le lavant dans une lessive alkaline, on lui ôte bien une grande partie de sa causticité ; néanmoins il cause ordinairement des coliques, purge, fait saliver, et n'est jamais aussi avantageux pour détruire la vérole, que le *mercure doux* et la *panacée*.

On a beaucoup exalté le turbith minéral contre la rage : le mercure doux lui est encore préférable.

Le sel nitreux mercuriel, *sal nitrosum mercuriale*, ne doit point être prescrit intérieurement. — L'eau mercurielle, ou dissolution nitreuse du mercure, *aqua mercurialis*, est quelquefois mise en usage pour détruire les chairs fongueuses des ulceres vénériens ; mais il faut s'en servir avec beaucoup de circonspection.

Le sel acéteux mercuriel, *sal acetosum mercuriale*, cause de l'anxiété, des douleurs dans l'estomac et les intestins, procure quelquefois le vomissement, purge peu, fait saliver, et quelquefois guérit la vérole. Le sel mercuriel préparé avec la crème de tartre, irrite moins l'estomac et les intestins, et n'excite pas aussi promptement la salivation. Certains Praticiens ont employé l'un ou l'autre avec plus ou moins de succès contre la vérole.

PRÉPARATION. Prenez *cinabre* pulvérisé, huit livres, limaille de fer, huit livres, que vous mêlerez et mettrez dans une cornue à laquelle vous adapterez un récipient rempli d'eau ; distillez à un feu gradué, et il passera dans le récipient le *mercure revivifié du cinabre ;* décantez ensuite l'eau du récipient, faites sécher le mercure, et passez à travers la peau de chamois pour le purifier, avant de le fermer dans un vaisseau de verre.

Mêlez exactement mercure purifié, quatre onces ; térébenthine, une once, ou plutôt onguent mercuriel ancien, une once ; triturez le tout jusqu'à ce que le mercure paroisse entiérement éteint ; ajoutez alors graisse récente de porc, quatre onces ; agitez très-long-temps ; laissez reposer ce mélange pendant quarante-huit heures ; triturez encore pendant deux heures : ajoutez sur la fin eau spiritueuse de lavande, une drachme, vous aurez l'onguent mercuriel simple, *unguentum mercuriale, unguentum Neapolitanum simplex*. Depuis demi-drachme jusqu'à demi-once, pour chaque friction sur une des extrémités et sur le dos ; les deux premieres semaines, une friction de deux jours l'un ; ensuite tous les jours, si le mercure ne porte pas à la bouche. La premiere friction comprendra le pied jusqu'aux malléoles ; la seconde, toute la jambe ; la troisième, le devant de la cuisse ; la quatrieme, une des fesses et le derriere de la cuisse ; ainsi l'on donnera quatre frictions à l'autre extrémité inférieure, autant à chaque bras, ensuite au dos : employez pour tout le traitement onguent mercuriel, depuis *six onces* jusqu'à *dix onces*. Que le malade ait la précaution de ne point changer de linge pendant les frictions, à moins que la salivation ne survienne ; d'observer le régime le plus sévere, de se faire saigner, et prendre un grand nombre de bains avant les frictions ; de multiplier les lavemens et les demi-bains, dès que la salivation veut s'établir. Evitez les purgatifs ; ils ne conviennent que pour détourner la salivation : les boissons acides sont toujours nuisibles : l'infusion des feuilles et tiges de douce-amere est quelquefois avantageuse.

══ Mettez dans un matras à fond aplati, à col long et terminé par l'ouverture d'un tuyau capillaire, du mercure revivifié du cinabre, en quantité suffisante pour couvrir le fond du matras, de trois ou quatre lignes de hauteur ; placez le vaisseau dans un bain de sable, à un degré de feu propre à faire bouillir légérement le mercure ; entretenez le même degré de feu jour et nuit pendant plusieurs années, jusqu'à ce qu'il se forme à la surface une poudre rouge ; cassez le matras, séparez le mercure, vous aurez la *poudre rouge mercurielle par le feu;* depuis trois grains jusqu'à vingt, mêlée avec parties égales de sucre et incorporée avec un sirop. Ce seroit rendre un service essentiel que de découvrir une manipulation plus courte et moins dispendieuse.

══ Prenez fleurs de soufre, huit onces ; faites fondre à un feu très-doux, dans une capsule de grès ; remuez continuellement, et ajoutez peu à peu mercure purifié, une livre ; ne cessez d'agiter jusqu'à ce qu'il ne paroisse plus de globules mercuriels, vous aurez *l'éthyops minéral,* depuis dix grains jusqu'à trente, à mêler avec du sucre ou du miel, à prendre le matin à jeun.

══ Prenez éthyops minéral, une livre, que vous mettrez dans un matras de verre, bouché avec un lut d'argile ; donnez un degré de feu modéré ; dès que la sublimation sera faite, séparez exactement du verre le *cinabre artificiel,* pour le porphyriser. Intérieurement, depuis dix grains jusqu'à une drachme ; extérieurement , depuis une drachme jusqu'à deux , mêlé intimement avec parties égales de graisse récente de porc , ou de beurre frais , en onction le soir avant le coucher , sur une des extrémités.

— Mettez dans un matras, mercure purifié, quatre onces ; acide nitreux, huit onces ; faites dissoudre à une douce chaleur , vous aurez *l'eau mercurielle* , ou *dissolution mercurielle nitreuse* , qu'on peut employer seule , ou mêlée avec plus ou moins d'eau , sur les chairs fongueuses des ulceres vénériens. Saturez de mercure l'acide nitreux ; retirez la dissolution du feu, laissez refroidir, décantez ; faites dissoudre dans de l'eau le sel cristallisé , ensuite évaporer jusqu'à commencement de pellicule, vous obtiendrez le *sel nitreux mercuriel* , qu'il faut faire sécher sur du papier gris ; ce sel a été donné depuis un demi-grain jusqu'à un grain , en solution dans quatre onces d'eau édulcorée avec suffisante quantité de sucre ; bannissez de la pratique l'usage intérieur du sel nitreux mercuriel.

— Prenez dissolution mercurielle , trois onces ; ajoutez graisse récente de porc et fondue , une livre ; mêlez le tout dans un mortier de verre ; vous aurez l'onguent citrin , *unguentum citrinum* , depuis demi-drachme jusqu'à deux drachmes, pour chaque friction à faire le soir, devant un feu clair, sur une des extrémités ; frictions qu'il faut continuer tant qu'il existera le plus léger bouton.... Faites prendre avant les frictions , cinq ou huit bains d'eau, ou de décoction de racine de patience , si cela est possible ; et intérieurement, des fleurs de soufre et de la décoction de racine de patience , dont on continuera l'usage pendant tout le temps du traitement : ne permettez pas que le malade touche ses anciens vêtemens avant d'être lavés, ni qu'il change de linge pendant les frictions.

— Prenez *dissolution mercurielle nitreuse* , douze onces ; faites évaporer jusqu'à siccité ; mêlez dans un mortier de verre ce sel nitreux mercuriel avec vitriol de mars calciné, et sel marin desséché, de chacun huit onces ; évitez avec soin la vapeur qui s'élève de ce mélange ; remplissez-en le quart de plusieurs matras ; exposez-les au bain de sable , à un feu gradué , jusqu'à ce qu'il se soit sublimé une masse blanche et compacte, qu'il faut séparer avec soin du verre; vous obtenez alors le *sublimé corrosif*.

Prenez sublimé corrosif, douze grains, triturez-le dans un mortier de verre; versez-y peu à peu de l'esprit de vin, ou de froment, vingt-quatre onces, jusqu'à parfaite dissolution; filtrez à travers le papier gris, vous aurez la dissolution spiritueuse de sublimé corrosif; depuis une cuillerée jusqu'à trois par jour. Continuez l'usage de cette liqueur tant qu'il paroîtra des symptômes vénériens, et faites boire pendant son usage une grande quantité de décoction de racine de guimauve, ou de décoction d'orge, ou de bouillon léger de poulet, ou de bouillon de grenouilles.

Dans une livre d'eau de chaux, faites dissoudre sublimé corrosif, trente grains; ne séparez point le précipité jaune, vous aurez l'*eau phagedénique*. Avant que de l'employer extérieurement, agitez le vase qui contient cette eau et son précipité.

== Mêlez dans un mortier de verre, sublimé corrosif, douze onces, avec eau, quelques gouttes; ajoutez mercure purifié, dix onces; triturez jusqu'à ce qu'il ne paroisse plus de globules mercuriels, et procédez comme pour obtenir le sublimé corrosif; réitérez deux fois cette sublimation de la même manière, vous aurez le *mercure doux*. Depuis demi-grain jusqu'à six grains, à mêler avec du sucre, et à incorporer avec de la conserve de rose ou d'aunée, une drachme : on peut substituer au sucre, camphre un grain, et plus souvent yeux d'écrevisses porphyrisés, un ou deux grains, quoiqu'il décompose une partie du mercure doux. Soyez attentif à éviter la salivation, et ne cessez point l'usage de cette poudre mercurielle que tous les symptômes vénériens ne soient dissipés.

== En sublimant neuf fois le mercure doux, comme vous avez opéré pour le sublimé corrosif, vous obtiendrez la *panacée mercurielle* : depuis un grain jusqu'à huit, à administrer comme le mercure doux, avec les mêmes précautions.

== Prenez mercure purifié, quatre onces: acide nitreux, huit onces : faites dissoudre dans une terrine de grès, à une douce chaleur, retirez du feu, ajoutez eau pure,

quatre

quatre livres ; ensuite sel ammoniac, quatre onces. Après ce mélange il se fera un précipité ; versez alors alkali fixe végétal, deux onces, en solution dans eau pure, demi-livre ; laissez reposer, décantez ; lavez le précipité dans plusieurs eaux, vous aurez le précipité blanc, qu'il faut dessécher sur du papier gris et porphyriser.

Mêlez exactement dans un mortier de verre, précipité blanc, une drachme ; graisse récente de porc, une once ; vous aurez *l'onguent de précipité blanc*, à prescrire à la même dose et de la même maniere que l'onguent citrin. Ne vous étonnez point de voir après les premieres frictions, les boutons de la gale plus nombreux et plus enflammés ; ensuite ils diminuent et sechent : il en est ainsi des dartres sur lesquelles on applique cet onguent.

Faites évaporer dans une capsule de verre, jusqu'à siccité, dissolution mercurielle nitreuse, une livre ; ensuite augmentez la chaleur, et remuez le sel nitreux mercuriel, jusqu'à ce qu'il ait acquis une belle couleur rouge ; vous aurez le *mercure précipité rouge*. Cette matiere rouge, de nouveau calcinée pendant plusieurs heures au bain de sable, forme l'arcane corallin, qu'il ne faut pas préférer au précipité rouge : il ne faut jamais prescrire intérieurement ni le précipité rouge, ni l'arcane corallin. On applique rarement le précipité rouge seul sur les chairs fongueuses, ou les callosités des ulceres vénériens. On a coutume de le mêler avec une, ou deux, ou trois parties de cérat, ou de graisse récente de porc, ou de beurre frais.

Prenez mercure purifié, deux onces ; acide vitriolique, quatre onces ; faites dissoudre à un feu très-doux, dans une capsule de verre ou de grès : la dissolution étant faite, ajoutez en la retirant du feu, eau pure, quatre livres ; agitez, laissez reposer, et décantez ; il vous restera une poudre jaune, *turbith minéral*, qu'il faut encore laver dans plusieurs eaux : depuis deux grains jusqu'à quatre, à mêler avec parties égales d'yeux d'écrevisses.

Dans semblable dissolution de mercure par l'acide vitriolique, ajoutez alkali fixe, quatre onces, en solution dans eau, quatre livres ; lavez le précipité dans plusieurs autres eaux alkalines, ensuite dans l'eau pure :

F

mêlez ce précipité avec vinaigre concentré par la gelée, ou retiré de la terre foliée de tartre par la distillation, quatre onces; triturez jusqu'à ce que le précipité soit entièrement dissous; faites ensuite évaporer à une douce chaleur, vous obtiendrez le *sel acéteux mercuriel*. Depuis deux grains jusqu'à huit, à mêler avec sucre, trente grains : continuez l'usage de ce sel, tant qu'il existera des symptômes vénériens.

QUATRIEME CLASSE.

STERNUTATOIRES.

PRINCIPES GÉNÉRAUX.

1. Les médicamens qui font éternuer, si usités pour combattre les maladies soporeuses, en accroissent tòujours le danger, lorsque le pouls est plein et fort, la respiration grande, et les vaisseaux sanguins de la tête tuméfiés.

2. L'éternument excité avec force et fréquence dans les maladies douloureuses de la tête par pléthore ou par spasme, peut causer l'apoplexie, le crachement de sang, les convulsions.

3. Dans les maladies de la tête par sérosité, les sternutatoires doux sont quelquefois utiles ; et les violens, ordinairement nuisibles.

4. La crise par le nez, quelque rare qu'elle soit, ne doit être accrue par les sternutatoires violens, que dans les cas extrêmes : les vapeurs et les fumigations douces la rendent alors plus facile et plus salutaire.

F 2

5. Les sternutatoires employés avec tant de succès dans les défaillances et les asphixies, deviennent nuisibles dès que le malade a repris ses sens.

6. Plus les maladies de la tête sont portées vers l'inflammation, la convulsion, ou l'apoplexie sanguine, plus vous devez redouter l'usage des sternutatoires.

7. Les sternutatoires les plus doux sont toujours contraires aux enfans, aux jeunes femmes et aux hystériques; inutiles aux adultes, bilieux et sanguins; et rarement avantageux aux vieillards, à moins qu'ils n'aient surabondance de pituite ou de sérosité.

8. Il est peu de climats, de saisons, de genres d'exercices, d'especes de maladies et de tempéramens, où les sternutatoires soient indiqués.

9. Dans les pays humides et froids, dans les endroits marécageux, dans les prisons et autres lieux humides ou infects, les tempéramens pituiteux éprouvent souvent de bons effets des sternutatoires, particuliérement du tabac.

10. Plus on fait un grand usage des sternutatoires, plus on les désire : on les prend autant pour aiguillonner le genre nerveux, que pour combattre l'espece d'embarras ou d'inquiétude qu'on éprouve dans les sinus du nez.

11. Les sternutatoires, par leur long usage, cessent de faire éternuer : ils diminuent le sens de l'odorat, affoiblissent la mémoire, disposent souvent à la mélancolie, rendent le genre nerveux des autres parties plus irritable, gènent la respiration par le nez, et font évacuer une grande quantité de matieres muqueuses et séreuses ; évacuation toujours nuisible à l'homme dans l'état de santé.

12. L'adulte et sur-tout le vieillard, quoiqu'ils jouissent d'une bonne santé, s'exposent plus à quitter subitement l'usage des sternutatoires auxquels ils sont habitués, qu'à continuer de s'en servir modérément.

13. Pour expulser l'arriere-faix, employez un sternutatoire, et faites fermer les yeux et la bouche. (*On ne doit jamais tenter ce moyen ordinairement inutile et souvent dangereux.*) *Hip. sect. IV, aph.* 49.

14. L'éternument qui survient à une femme dans l'accès hystérique, ou dans un accouchement difficile, lui est avantageux. (*L'avantage de l'éternument est aussi rare dans l'accès hystérique que dans l'accouchement.*) *Hip. sect. V, aph.* 35.

15. S'il survient un éternument réitéré à celui qui est pris d'un hoquet, cela le fait passer. *Hip. sect. VI, aph.* 13.

QUATRIEME CLASSE.

STERNUTATOIRES.

Bétoine de montagne. *Arnica. Arnica montana.*

ARNICA foliis ovatis integris : caulinis geminis oppositis. (*Linn. Spec. plant.* 1245.)

Aux Alpes, dans les prés de l'Europe septentrionale, et dans certaines régions de la France. *Fleurit en Messidor et Thermidor.*

Fleurs d'une odeur aromatique, médiocrement forte, d'une saveur àcre. Feuilles d'une odeur aromatique légere, d'une saveur àcre. Racine d'une odeur aromatique légere, d'une saveur médiocrement àcre, austere et fade. *Vivace.*

VERTUS. Les fleurs de bétoine de montagne pulvérisées, desséchées et aspirées par le nez, font éternuer et déterminent une évacuation par le nez de matieres muqueuses et séreuses, en plus ou moins grande quantité. Les fleurs pulvérisées, depuis quinze grains jusqu'à demi-drachme, en infusion dans eau, quatre onces, et prises le matin à jeun, causent de l'anxiété, une sensation désagréable dans la région de l'estomac, des nausées; souvent les deux premiers jours le vomissement et des coliques; ensuite l'estomac s'habitue à leur action, et elles n'excitent plus ni nausées, ni vomissement, ni coliques; et bien loin d'irriter le genre nerveux, elles calment souvent plusieurs especes de maladies convulsives : elles combattent ordinairement la danse de saint Gui, *chorea sancti Viti*; et il n'est point de remedes proposés jusqu'à ce moment qui agissent avec plus d'efficacité contre cette maladie, pourvu qu'on proportionne la dose des fleurs au tempérament, à la constitution, aux habitudes du sujet et à l'ancienneté de la maladie; qu'on fasse respirer un air pur, et qu'on administre, pendant le traitement, des alimens doux, tempérans et faciles à digérer, et des lavemens émolliens. Ces fleurs contribuent encore beaucoup à la guérison de l'apoplexie séreuse, de la paralysie séreuse, des fievres continues avec abattement des forces vitales et musculaires, et sans disposition inflammatoire : elles ne favorisent pas la résolution des tumeurs du foie et de la rate : elles font très-rarement disparoître les fievres intermittentes automnales : elles ne dissipent point l'hydropisie par obstruction des visceres du ventre. Les feuilles paroissent jouir des mêmes vertus, mais à un degré très-inférieur.

Plusieurs Praticiens nous assurent avoir éprouvé de bons effets des fleurs de bétoine, 1.° dans le rhumatisme chronique des lombes et la sciatique, en les mêlant avec la crème de tartre et le nitre, en infusion dans de la biere légere; 2.° dans la gangrene, en boisson et en fomentation continuelle; 3.° dans les fievres dites putrides; alors on corrige l'infusion avec un acide végétal, comme la crème de tartre; 4.° dans la goutte sereine par sérosité; 5.° dans l'asthme humide; 6.° dans la suppression du flux menstruel par l'impression des corps froids et avec mouvemens convulsifs; 7.° dans les commotions à la suite d'un coup, d'une chute, ou d'une blessure avec des armes à feu ou des armes contondantes. Il faut encore implorer le secours de l'expérience et de l'observation, pour juger de ces vertus.

PRÉPARATION. Fleurs de bétoine de montagne, desséchées et pulvérisées, depuis dix grains jusqu'à deux

drachmes, en infusion dans eau, demi-livre, à adoucir
avec du sucre et à prendre le matin à jeun, (dose que
vous augmenterez par degrés, crainte de faire vomir et
de fatiguer l'estomac,) dose qu'on peut réitérer l'après-
midi, lorsque l'estomac y est habitué : quelquefois l'infusion des fleurs dans la biere est plus utile. Commencez
par petites doses l'usage des fleurs à prendre en substance.

Fleurs desséchées et pulvérisées, depuis cinq grains
jusqu'à une drachme, à incorporer avec du miel, et à
prendre le matin; dose à réitérer plusieurs fois le jour, si
l'indication de la maladie le demande, et si le sujet peut
la supporter. Lorsqu'il y a chaleur ou inflammation, ajoutez de la crême de tartre, ou un autre acide végétal.

Fleurs pulvérisées, à faire renifler par petites pincées
plus ou moins souvent, selon l'espece de maladie.

Tabac. *Nicotiana. Nicotiana tabacum,*

Nicotiana foliis lanceolato - ovatis sessi-
libus decurrentibus, floribus acutis. (*Linn.*
Spec. plant. 258.)

En Amérique. Se cultive dans nos jardins. *Fleurit en Thermidor et Fructidor.*

Feuilles d'une odeur piquante et virulente,
d'une saveur âcre et nauséabonde. *Annuelle.*

VERTUS. Les feuilles de tabac desséchées, pulvérisées,
et prises par le nez, font éternuer les personnes qui n'y
sont pas accoutumées : l'usage immodéré, ou trop long-
temps continué des feuilles prises sous cette forme, cause
des vertiges, et un assoupissement approchant de l'ivresse,
et fait évacuer par le nez une quantité plus ou moins
grande de sérosités et de mucosités. Les feuilles desséchées
et mâchées, échauffent, alterent, font rendre beaucoup
de salive et provoquent souvent des nausées : elles con-

viennent de cette maniere dans la disposition à l'apoplexie pituiteuse et à la léthargie pituiteuse ; dans la paralysie par la suppression d'une évacuation habituelle, dans la paralysie de la langue, la douleur catarreuse des dents, l'enchifrenement habituel, la difficulté d'ouïr par des humeurs séreuses, la surdité catarrale, la goutte sereine par suppression d'un écoulement naturel ou habituel. Elles causent des nausées et souvent produisent le vomissement, lorsqu'il en passe une certaine quantité dans l'estomac : elles servent encore pour nettoyer les dents, en prévenir la carie, raffermir les gencives relâchées et peu disposées à s'enflammer. Ces vertus ne sont point confirmées par l'observation ; elles ne s'opposent pas au scorbut : l'infusion des feuilles desséchées prise le matin à jeun produit de l'anxiété, des douleurs dans la région de l'estomac, des envies de vomir accompagnées d'efforts violens, et du vomissement. — En lavement elles procurent des déjections abondantes et causent beaucoup d'irritation. Les feuilles fraîches appliquées sur les croûtes teigneuses en facilitent la chute et favorisent la détersion de l'ulcere, et souvent répercutent l'humeur teigneuse.... Les feuilles desséchées et brûlées, donnent une fumée qui reçue dans la bouche pour en être chassée ensuite, fait perdre beaucoup de salive utile pour la digestion ; elle diminue la sensibilité des organes du goût, elle procure de la soif et une sécheresse dans la bouche, l'arriere-bouche et les bronches pulmonaires ; quelquefois elle étourdit et cause une espece d'ivresse momentanée. Cette fumée ranime, fortifie les personnes d'un tempérament pituiteux et qui y sont habituées. Elle fait mourir ou chasse les insectes qui ont coutume de se réfugier dans les appartemens mal-propres : quelquefois elle corrige l'air corrompu par trop d'humidité, ou par des vapeurs marécageuses ou putrides : introduite dans le fondement, elle irrite puissamment le genre nerveux ; elle combat la plupart des asphyxies, souvent les constipations opiniâtres sans inflammation ni spasme, et quelquefois elle dissipe la tympanite : elle ne remédie point à l'étranglement de l'intestin, même dans la hernie récente et sans inflammation. — Le suc exprimé des feuilles ne guérit pas les ulceres, ni sanieux et putrides, ni les ulceres teigneux.

Préparation. Feuilles de tabac desséchées, depuis deux drachmes jusqu'à demi-once en infusion dans eau, une livre pour lavement : tabac desséché et pulvérisé aspiré par le nez ; feuilles de tabac desséchées à macher en plus ou moins grande quantité suivant l'espece de maladie, la disposition du malade au vomissement. Fumée de tabac aspirée par le nez ou par la bouche, ou introduite dans le fondement, ou répandue dans l'atmosphere d'un appartement pour en corriger l'air et détruire les insectes.

Ellébore noir. *Helleborus niger.*

Helleborus scapo sub unifloro, subnudo, foliis pedatis. (*Linn. Spec. plant.* 783.)

En Suisse, en France. *Fleurit au printemps.*

Racine d'une saveur nauséabonde, amere et très-àcre ; d'une odeur virulente. *Vivace.*

Vertus. Pulvérisée et aspirée par le nez à la plus petite dose possible, elle excite de violens éternumens, souvent jusqu'à faire cracher du sang : prescrite intérieurement pulvérisée et délayée dans un véhicule mucilagineux, depuis un grain jusqu'à huit, elle cause beaucoup d'anxiété, un vomissement très-violent, de fortes coliques, la diarrhée même des déjections sanguinolentes, souvent des convulsions, fréquemment suivie de la mort. Les Anciens prétendent l'avoir employée avec succès contre la folie, la suppression du flux menstruel par impression des corps froids, l'hydropisie, l'obstruction des visceres du ventre, l'apoplexie séreuse ou puituiteuse, la paralysie séreuse. Les mauvais effets de ce remede l'ont fait rejeter de la pratique : il est des remedes plus efficaces et moins dangereux à tenter lorsque le danger est pressant. La racine introduite dans le tissu cellulaire des tégumens, y

détermine une inflammation considérable accompagnée
d'une suppuration abondante : ce moyen devroit souvent
être préféré à l'application du vésicatoire, lorsqu'il faut
exciter en peu de temps une grande inflammation et une
suppuration copieuse. Nous n'aurions pas parlé de la
racine d'ellébore si les Anciens n'en avoient pas fait un
grand usage.

PRÉPARATION. En pulvérisant la racine d'ellébore,
il faut se tenir en garde contre la poussiere qui s'en éleve.
Lorsqu'on. veut absolument prescrire intérieurement la
racine d'ellébore, prenez racine pulvérisée deux drachmes,
eau, une pinte ; faites bouillir pendant deux heures, rejetez l'eau ; faites de nouveau bouillir cette racine dans
une livre d'eau, jusqu'à réduction de moitié, prescrivez
cette décoction depuis demi-drachme jusqu'à deux drachmes,
encore faut-il l'édulcorer avec du miel, et faire boire
avant et après cette décoction une grande quantité de
liquides mucilagineux. Ne prescrivez jamais la racine
d'ellébore pulvérisée comme sternutatoire. Quelques Praticiens recommandent de faire macérer dans le vinaigre la
racine d'ellébore, avant de l'introduire dans le tissu cellulaire : elle est bien assez active sans avoir recours à
ce moyen.

Ellébore blanc. *Helleborus albus.*

*Veratrum racemo supradecomposito, co-
rollis erectis.* (*Linn. Spec. plant.* 1479.)

En Europe, sur les montagnes de la Suisse
et du Dauphiné. *Fleurit en Messidor.*

Racine d'une saveur nauséabonde, très-
âcre, d'une odeur virulente. *Vivace.*

VERTUS. Intérieurement et extérieurement, elle passe
pour être beaucoup plus active que la racine d'ellébore
noir ; les effets de la racine d'ellébore blanc, sont même
si funestes qu'elle doit être proscrite de la pratique. Ses
feuilles jaunes et tendres sont mangées sans répugnance
par les chevaux ; il faut les en empêcher, parce qu'elles
leur donnent des coliques et les purgent.

Il est inutile de parler de sa préparation, puisque nous
défendons l'usage de cette racine dont vraisemblablement
les Anciens ne se servoient pas.

CINQUIEME CLASSE.

EXPECTORANS.

PRINCIPES GÉNÉRAUX.

1. LES remedes qui favorisent l'expectoration, les uns doux, les autres âcres, sont souvent indiqués dans la même espece de maladie de poitrine, mais dans des temps différens.

2. Les expectorans doux contribuent plus à guérir les maladies de poitrine aiguës, que les expectorans âcres ; et ces derniers soulagent plus dans les maladies de poitrine chroniques et sans suppuration , que les expectorans doux.

3. Il ne faut jamais prescrire ensemble un grand nombre de remedes expectorans : les qualités et les vertus de chacun en particulier sont à peine connues, comment apprécier le résultat du mélange, ses vertus et ses effets.

4. Les expectorans doux mal appliqués,

produisent par eux-mêmes peu de mal; mais les expectorans âcres contre - indiqués sont toujours nuisibles.

5. Si les jours du malade sont menacés par la suppression ou la diminution de l'expectoration, il faut sur-le-champ mettre en usage les expectorans âcres les plus actifs. Les expectorans âcres légers ne produiroient aucun effet, et souvent rendroient les premiers inutiles. Au contraire, s'il n'existe point de danger, commencez par les expectorans âcres les plus légers, avant que d'en venir aux plus forts.

6. Tant que la crise par l'expectoration s'exécute tranquillement, employez les expectorans doux : aussitôt qu'elle se fait avec difficulté, passez à l'usage des expectorans âcres, et des plus légers aux plus actifs, jusqu'à ce que l'expectoration soit rétablie ; mais employez sur-le-champ les plus actifs, si le malade est en danger.

7. Les sujets affectés de maladies de poitrine se dégoûtent plutôt des expectorans doux que des expectorans âcres , à moins que les doux ne produisent un calme très-sensible.

8. La suppression des crachats n'indique pas toujours les expectorans âcres : si elle vient de spasme, ils ne serviront qu'à la rendre plus opiniâtre, la toux plus vive et l'oppression plus forte.

9. Les expectorans doux, comme les expectorans âcres, ne combattent ordinairement
les maladies de poitrine chroniques, qu'autant que leur action est favorisée par le repos des passions, par l'aspiration continuelle
d'un air pur et tempéré, par le séjour de
la campagne, par le silence, par l'exercice
modéré du cheval, et par un régime analogue
à l'espece d'expectorant.

10. Les meilleurs expectorans sont ceux
qui font rendre les crachats promptement et
facilement, qui donnent aux crachats une
bonne qualité, qui en diminuent peu à peu
la quantité, qui calment les douleurs de poitrine et favorisent le jeu de la respiration.
Celse.

11. Tout expectorant qui augmente les
douleurs de poitrine, accroît les mauvaises
qualités des crachats et rend la respiration
difficile, est nuisible. *Celse.*

12. Dans toutes les maladies de poitrine,
avant que de prescrire aucun remede, con-
sultez plutôt la respiration que le pouls; car
la respiration est la vraie boussole pour juger
de l'état présent et de l'avenir; et plus elle
se trouve dérangée, plus le péril est grand,
lorsque même le pouls paroîtroit bon. *Celse.*

CINQUIEME CLASSE.

EXPECTORANS DOUX.

Mauve. *Malva. Malva rotundifolia.*

MALVA caule prostato, foliis cordato-orbi-culatis absolete quinque - lobis, pedunculis fructiferis declinatis. (Linn. Hort. Cliff. 347. *Spec. plant.* 969.)

En Europe, le long des haies et dans les lieux incultes. *Fleurit en Messidor et Thermidor.*

Fleurs et feuilles inodores, d'une saveur légérement douce et fade. — Racine inodore, d'une saveur légérement douce avec impression visqueuse. *Annuelle.*

VERTUS. Fleurs de mauve desséchées, depuis demi-drachme jusqu'à demi-once, infusées dans eau, une livre; prises le matin par verrées, calment la soif, favorisent l'expectoration, adoucissent les voies urinaires, accroissent le cours des urines, et tiennent un peu le ventre libre ; à la longue elles diminuent l'appétit, et rendent les digestions plus lentes et plus pénibles : elles calment l'ardeur d'estomac, des intestins, de la poitrine et des voies urinaires ; elles temperent la toux par vapeurs âcres, la toux catarreuse et récente, la toux par métas-

tase

tase d'une humeur morbifique, la toux par suppression de transpiration ; elles conviennent en général dans les maladies inflammatoires , les maladies douloureuses , et dans plusieurs especes de maladies convulsives, et de maladies de rétention ; elles favorisent très-rarement l'expulsion des petits graviers des reins et de la vessie. —— Les feuilles moins adoucissantes ne combattent pas avec la meme efficacité que les fleurs, les maladies où ces dernieres sont indiquées : les feuilles nourrissent , et je ne sais pourquoi l'on a abandonné l'usage de cet aliment qui ne peut qu'être bienfaisant et agréable. — Les feuilles et les fleurs appliquées sur des tumeurs inflammatoires, en appaisent la chaleur, la douleur et la tension ; quelquefois elles favorisent leur résolution , mais plus souvent elles les disposent à la suppuration : ne faites jamais de semblables applications sur les tumeurs érysipélateuses, lorsque même vous y ajouteriez du vinaigre ou du sel de saturne. Dans la plupart des maladies où il faut calmer , adoucir , et tempérer, on emploie indifféremment les fleurs de mauve , de pied de chat, ou de tussilage ; cependant elles ont des propriétés et des vertus qui les distinguent essentiellement.

PRÉPARATION. Fleurs de mauve fraîches , depuis une drachme jusqu'à demi-once , en infusion dans une livre d'eau ; à adoucir avec du sucre ou du miel. Fleurs seches, depuis quinze grains jusqu'à deux drachmes , à faire infuser dans eau . une livre. Feuilles fraîches , depuis une poignée jusqu'à deux, en décoction un instant dans eau , une livre et demie , pour boisson, fomentations, lavemens , et à proportion pour bain : feuilles fraîches broyées et cuites avec une très-petite quantité d'eau pour cataplasme.

G

Tussilage. *Tussilago. Tussilago farfara.*

Tussilago scapo imbricato unifloro, foliis subcordatis angulatis denticulatis. (Linn. Spec. plant. 1214.)

En Europe , dans les terres argileuses et humides. *Fleurit en Germinal et Floréal.*

Fleurs d'une odeur un peu désagréable , d'une saveur un peu douceâtre et à peine amere. Feuilles d'une odeur et d'une saveur plus désagréables et plus ameres que les fleurs. *Vivace.*

VERTUS. Les fleurs adoucissent et favorisent l'expectoration dans la toux catarreuse et la plupart des maladies de poitrine , où l'expectoration est difficile, la toux est vive , sans soif, ni sécheresse, ni disposition à l'inflammation.

Les feuilles ne sont pas aussi avantageuses dans le plus grand nombre de ces maladies ; elles ne combattent point les écrouelles et les dartres ; elles ne provoquent pas le flux menstruel et la sueur.

Le sirop de tussilage , la conserve de tussilage, passent pour rendre l'expectoration plus facile ; elles le doivent particuliérement au sucre.

PRÉPARATION. Fleurs, comme celles de mauve. Faites macérer au bain-marie , fleurs de tussilage, une livre, dans eau pure , trois livres et demie ; passez à travers le papier gris : faites fondre au bain-marie , dans trois livres du fluide où les fleurs ont macéré , six livres moins quatre onces de sucre , vous aurez le sirop de tussilage ; depuis deux drachmes jusqu'à deux onces, dans quatre onces d'eau.

Pied de chat. *Hispidula. Gnaphalium dioicum.*

Gnaphalium sarmentis procumbentibus, caule simplicissimo, corymbo simplici terminali, floribus dioicis. (Linn. Spec. plant. 1199.)

En Europe, dans les champs arides, sur les collines. *Fleurit en Floréal, Prairial et Messidor.*

Fleurs d'une odeur aromatique légere, d'une saveur fade et très-douce. *Vivace.*

VERTUS. Elles calment souvent la toux catarreuse ; elles favorisent souvent l'expectoration, et rendent quelquefois la respiration plus facile dans cette espece de toux ; lorsqu'il n'y a point d'inflammation ou grande disposition vers cet état, elle mérite souvent la préférence sur les fleurs de tussilage.

PRÉPARATION. Fleurs, comme celles de tussilage.

Chou. *Brassica oleracea.*

Brassica radice caulescente tereti carnosâ. (Linn. Spec. plant. 932.)

Se cultive dans nos jardins. *Fleurit en Floreal.*

Feuilles d'une saveur fade, légérement âcre. *Bisannuelle.*

VERTUS. La décoction des feuilles de chou pese quelquefois sur l'estomac, y développe plus ou moins d'air, nourrit, quelquefois calme la toux catarreuse, lorsqu'il n'y a plus de disposition inflammatoire ; nourrit peu, adoucit quelquefois la poitrine, favorise la guérison du scorbut, appaise souvent la toux vive et pituiteuse par suppression de transpiration : rarement elle convient aux phthisiques et aux personnes dont l'estomac est foible ; elle est nuisible aux hydropiques, aux goutteux, aux hystériques. Les feuilles de choux choisies, accumulées, macérées, en partie décomposées par un commencement de fermentation, (chou-croûte), puis apprêtées, nourrissent, échauffent légèrement, se digèrent avec assez de promptitude, aident même à la digestion des autres substances nutritives ; souvent elles préservent du scorbut, et en arrêtent les progrès : quelquefois elles contribuent à la détersion des ulceres sanieux, putrides et scorbutiques : elles ne sont ordinairement aussi avantageuses aux hydropiques, aux asthmatiques, aux goutteux, à ceux qui font abus des spiritueux, et aux personnes attaquées d'ulceres internes.

Les feuilles fraîches et contuses, appliquées sur les ulceres, particuliérement sur les ulceres teigneux, augmentent souvent la suppuration.

PRÉPARATION. Feuilles fraîches, depuis une once jusqu'à six, cuites dans du bouillon de poulet, ou de grenouilles, ou de poumon de veau, ou de tortue, ou de l'eau adoucie avec du miel ou du sucre, une livre, à prendre par petites verrées. Chou-croûte pour nourriture, et à petite quantité, et souvent dans le jour, apprêté au bouillon ou seul.

Bouillon blanc. *Verbascum. Verbascum Thapsus.*

Verbascum foliis decurrentibus utrinque tomentosis. (*Linn. Flor. Suec.* 186. *Spec. plant.* 252.)

En Europe, dans les endroits sablonneux, dans les champs secs et arides. *Fleurit en Thermidor et Fructidor.*

Fleurs d'une odeur aromatique très-légere, d'une saveur douceatre. Feuilles inodores, insipides. *Vivace.*

VERTUS. Fleurs fraîches de bouillon blanc, depuis demi-once jusqu'à deux onces, en infusion dans eau, une livre et demie, prises par petites verrées, désalterent médiocrement, ne pesent point sur l'estomac, adoucissent la poitrine et les voies urinaires, favorisent l'expectoration et le cours des urines, calment les coliques par âcreté des alimens ou des humeurs des premieres voies, dissipent la diarrhée avec coliques et disposition inflammatoire, appaisent le tenesme et guérissent la dyssenterie : elles doivent même être regardées, lorsqu'elles sont fraîches, particuliérement comme le spécifique de la dyssenterie. Vingt années d'observations m'ont prouvé qu'administrées seules et sans le concours d'autres remedes, les fleurs de bouillon blanc ont constamment réussi ; mais il faut en faire usage dès le commencement de la maladie, et en grande abondance ; tenir le dyssentérique dans un endroit dont l'air soit pur et tempéré ; donner pour unique nourriture des crêmes de riz cuit à l'eau, édulcorées avec du sucre ; faire observer dans l'appartement du malade la plus grande propreté, et arroser les

G 3

vases de nuit et le parquet de la chambre , du mélange de parties *égales d'eau de vie* et *de vinaigre ;* quelquefois aussi prescrivez avant tout une petite dose d'ipécacuanha , lorsqu'il y a disposition au vomissement, saveur amere , dégoût et nausées. — L'infusion des fleurs de bouillon blanc soulage les phthisiques , mais elle n'en guérit aucun. Elle ne produit pas d'aussi bons effets dans la gale où l'on doit toujours préférer la décoction de racine de patience.

Les feuilles de bouillon blanc ne jouissent pas des mêmes vertus que les fleurs. — Cuites avec du lait et appliquées sur les hémorroïdes douloureuses , souvent elles en appaisent la chaleur , la douleur , et la tension. — Leur infusion en lavement calme les douleurs des hémorroïdes internes.

PRÉPARATION. Fleurs fraîches de bouillon blanc , depuis deux drachmes jusqu'à deux onces, en infusion dans eau , une livre et demie pour boisson , gargarisme , fomentation et lavement. Fleurs seches depuis vingt grains jusqu'à demi-once , en infusion dans eau , deux livres , à passer à travers un linge fin , et à adoucir avec du sucre.

Rave. *Rapa. Brassica Rapa.*

Brassica radice caulescente orbiculari depressa carnosa. (*Linn. Hort. Cliff.* 339. *Spec. plant.* 931.)

Dans les champs de l'Angleterre , de l'Allemagne. Se cultive en France. *Fleurit en Germinal et Floréal.*

Racine inodore , d'une saveur douce légèrement âcre. *Bisannuelle.*

VERTUS. Suc exprimé des raves depuis quatre onces jusqu'à huit, adouci avec du miel, pese à peine sur l'estomac, nourrit, développe un peu d'air dans les premieres voies, favorise l'expectoration, diminue la toux catarreuse, augmente le cours des urines, et tient le ventre un peu libre.

Les raves cuites et le suc de raves cuit dans une petite quantité d'eau perdent toute leur âcreté; ils adoucissent davantage les poumons et les voies urinaires, et développent moins d'air dans l'estomac et les intestins ; ils nourrissent, calment la toux catarreuse opiniâtre, la toux pituiteuse avec vive irritation dans la poitrine, la difficulté de respirer par surabondance d'humeur muqueuse, et sur la fin de la fievre aphteuse ; ils sont encore avantageux dans le scorbut, dans les maladies aphteuses, dans l'asthme pituiteux et dans l'extinction de voix. Les raves cuites broyées et mises sur les testicules enflammés, quelquefois ont produit de bons effets ; le sirop de raves convient dans les especes de maladies où le suc de raves est indiqué ; plusieurs préferent à la rave la racine de panais.

PRÉPARATION. Suc exprimé de raves cuites depuis quatre onces jusqu'à huit, à mêler avec parties égales d'eau, et à édulcorer avec du miel, depuis une once jusqu'à deux, pour boisson à prendre par petites verrées. Suc exprimé et clarifié de raves, une livre ; faites-y fondre sucre une livre et demie, vous aurez le sirop de raves.

Le Panais. *Pastinaca. Pastinaca sativa.*

Pastinaca foliis simpliciter pinnatis. (*Linn. Spec. plant.* 376.)

En Europe. Dans les endroits incultes. Se cultive dans les jardins. *Fleurit en Messidor et Thermidor.*

Racine d'une odeur légérement aromatique, d'une saveur douce, un peu âcre. *Bisannuelle.*

Nourrit moins que la rave : elle adoucit beaucoup les bronches pulmonaires, rend l'expectoration et le cours des urines faciles, et n'augmente pas sensiblement la sécrétion du lait. — Les semences de panais ne dissolvent point le calcul ; elles ne guérissent, ni l'ulcere de la vessie, ni la fievre tierce printanniere. A administrer comme la rave.

PRÉPARATION. Le suc exprimé de panais peut s'administrer comme celui de raves ; on le mele souvent avec les bouillons destinés à adoucir la poitrine et à favoriser l'expectoration.

Réglisse. *Liquiritia. Glycyrrhiza. Glycyrrhiza glabra.*

Glycyrrhiza leguminibus glabris, stipulis nullis. (Linn. Hort. Cliff. 490. Sp. pl. 1046.)

En Italie, en Espagne, en Languedoc. Se cultive dans nos jardins. *Fleurit en Messidor et Thermidor.*

Racine inodore, d'une saveur très-douce. *Vivace.*

VERTUS. Racine de réglisse depuis une drachme jusqu'à demi-once, infusée dans eau, une livre, calme médiocrement la soif et la sécheresse de la bouche, aide à l'expectoration, diminue l'àcreté des urines, dérange très-rarement les fonctions de l'estomac, nourrit un peu ; elle constipe plutôt qu'elle ne relache : prise long-temps et à haute dose, ou en substance, ou en infusion pour boisson, lavement et bain, elle diminue sensiblement les dartres et quelquefois les guérit ; elle combat la toux catarreuse, la toux par répercussion d'humeur dartreuse, la strangurie par àcreté des urines : l'extrait de réglisse convient dans les mêmes maladies où la racine en substance et en infusion est recommandée ; il a seulement plus d'àcreté au goût. On recommande la racine dans la goutte et le rhumatisme, soit aigus soit chroniques ; si elle ne détruit pas ces maladies , au moins elle ne les accroît pas.

PRÉPARATION. Racine de réglisse seche et concassée , depuis demi-drachme jusqu'à une once , en infusion dans une livre et demie d'eau à peine tiede , pour boisson.

Réglisse pulvérisée , depuis deux drachmes jusqu'à une once , seule ou incorporée avec suffisante quantité de miel ou de sirop , à prendre par petites portions dans le jour. — Racine concassée, depuis demi-once jusqu'à trois onces , agitée dans de l'eau pure et fraîche , pour boisson aux repas et hors des repas. Racine concassée , depuis une livre jusqu'à deux , en décoction dans eau, soixante livres , à mêler avec l'eau du bain , à réitérer deux fois par jour , pour combattre les dartres.

Pour adoucir les boissons des malades , on prescrit indifféremment les substances suivantes ; elles ont cependant des vertus particulieres.

Jujubier. *Jujuba. Rhamnus zizyphus.*

Rhamnus aculeis geminatis rectis , floribus digynis , foliis ovato-oblongis glabris. (Linn. Spec. plant. 282.)

Arbre. En Italie, en Languedoc, en Provence. *Fleurit en Floréal et Prarial.*

Les fruits nommés jujubes, *jujubæ*, inodores, d'une saveur douce.

VERTUS. Fruits , seuls ou en décoction , sont employés avec plus ou moins de succès pour adoucir les bronches pulmonaires, aider à l'expectoration et accroître le cours des urines : ils nourrissent légérement ; ils ne fatiguent point l'estomac.

PRÉPARATION. Fruits desséchés, depuis deux drachmes jusqu'à deux onces, en décoction dans une livre d'eau.

Sebeste. *Sebestena. Cordia myxa.*

Cordia foliis ovatis tomentosis, corymbis lateralibus, calycibus decemstriatis. (*Linn. Spec. plant.* 273.)

Arbre. En Ethyopie, en Egypte.

Le fruit, sebeste, *sebesten*, plus petit que la jujube, noirâtre, chair rouge, inodore, d'une saveur douce.

VERTUS. Fruit, peut remplacer les jujubes, lorsqu'il s'agit de calmer la toux et la strangurie par âcreté des urines.

PRÉPARATION. Fruits, comme les jujubes.

Palmier - Dattier. *Palma dactylifera. Phœnix dactylifera.*

Phœnix frondibus pinnatis, foliolis ensiformibus complicatis. (*Linn. Spec. pl.* 1658.)

Arbre. Dans l'Inde.

Dattes, *dactyli*, fruits du *palmier-dattier*, inodores, de couleur jaunâtre, charnus, oblongs, d'une saveur très-douce, contenant un petit noyau long et dur.

VERTUS. Les dattes nourrissent, pesent un peu sur

l'estomac, adoucissent beaucoup la poitrine, constipent légèrement et diminuent l'âcreté des urines. La décoction des dattes appaise la toux catarreuse; quelquefois elle calme, pour quelques instans, la toux des phthisiques, pourvu que la fievre et la soif ne soient pas considérables : elle tempere souvent l'irritation de l'arriere-bouche, de la trachée-artere et des bronches, dans la toux catarreuse.

PRÉPARATION. Comme celle des jujubes.

Figuier. *Ficus. Ficus carica.*

Ficus foliis palmatis. (*Linn. Hort. Cliff.* 471, *Spec. plant.* 1513.)

Arbre. En Asie, en Grece, en Espagne, en Italie et dans les départemens méridionaux de la France.

Fruits, figues, *caricæ*, inodores, d'une saveur douce.

VERTUS. Les figues seches nourrissent, pesent sur l'estomac, adoucissent, tiennent le ventre un peu libre et ne calment pas la soif. Leur décoction favorise l'expectoration, calme quelquefois la toux catarreuse, accroît le cours des urines, et souvent les adoucit : rarement elle est utile aux ictériques, aux phthisiques. — Les figues seches cuites dans du lait et appliquées sur des tumeurs inflammatoires, tendent à les convertir en abcès. — La décoction de figues en gargarisme déterge les ulceres légers et douloureux de la bouche.

PRÉPARATION. Comme celle des jujubes.

Le Caroubier. *Ceratia. Ceratonia siliqua.*

Ceratonia. (*Linn. Spec. plant.* 1513.)

Arbre. En Egypte, en Espagne, en Italie et dans le Midi de la France.

Fruits, siliques douces, *siliquæ dulces;* inodores, d'une saveur fade très-douce.

VERTUS. Elles sont moins avantageuses que les dattes pour nourrir, calmer la toux essentielle et la toux catarreuse : elles ne temperent pas la soif et l'ardeur des poumons.

PRÉPARATION. Comme celle des jujubes.

Canne à sucre. *Arundo saccharifera. Saccharum officinarum.*

Saccharum floribus paniculatis. (*Linn. Hort. Cliff.* 26. *Spec. plant.* 79.)

Aux Indes. Dans les îles Canaries. Se cultive dans les colonies de l'Amérique.

Tige remplie d'un suc inodore, d'une saveur très-douce, qui fournit, par des évaporations et clarifications particulieres, un sel essentiel nommé sucre, *saccharum,* blanc, transparent, cristallisé en prisme oblong, tétraëdre, terminé par deux pyramides à deux faces placées en sens contraire ; soluble dans l'eau, l'esprit de vin et les huiles essentielles ; inodore, d'une saveur très-douce, susceptible de fermenter et de se changer en liqueur vineuse, lorsqu'il est dissous dans suffisante quantité d'eau, et que la solution est exposée à l'air libre, à un degré de chaleur convenable. — Susceptible aussi de s'enflammer, etc.

VERTUS. Le sucre, depuis deux onces jusqu'à quatre, nourrit, altere légérement, ne produit dans l'estomac aucune sensation désagréable, constipe un peu, ne calme pas l'ardeur des urines, ne diminue point la chaleur de la poitrine, mais facilite l'expectoration des matieres muqueuses. — A plus petite dose, il produit de bons effets dans la toux catarreuse et pituiteuse ; il sert à adoucir la saveur désagréable et âcre d'une multitude de remedes ; il n'empêche point les substances nutritives contenues dans l'estomac, ni les humeurs de se porter vers la putridité, ou vers l'acidité ; il ne combat pas le météorisme, la tympanite, la colique venteuse et les maladies inflammatoires du ventre.

Le sucre candi, *saccharum candum*, est souvent préférable pour l'usage interne au sucre blanc raffiné ; mais pour mêler avec diverses substances, le sucre purifié, *saccharum purificatum*, l'emporte sur le sucre candi.

PRÉPARATION. Sucre candi, depuis demi-once jusqu'à deux onces, divisé par petits morceaux, qu'on laisse fondre dans la bouche, dose qu'on peut répéter dans le jour. — Sucre purifié à la même dose seul, ou en solution dans plus ou moins d'eau froide ou tiede.

Miel. *Mel.*

Substance déposée par l'espece suivante d'abeilles. (*Apis mellifica. — Apis pubescens, thorace subgriseo, abdomine fusco, tibiis posticis ciliatis : intus transversè striatis. (Linn. Faun. Suec.* 1697. *Syst. Nat. Regn. Anim. pag.* 955.) D'une odeur aromatique légere, d'une saveur très-douce, d'une consistance visqueuse plus ou moins épaisse ; plus soluble dans l'eau que dans l'esprit de vin ; miscible avec les huiles essentielles, les baumes et les résines ; blanche ou jaune, suivant les pays ; susceptible de fermenter et de se changer en liqueur vineuse, quand elle est étendue dans suflisante quantité d'eau, et que la solution est exposée à l'air libre, à une chaleur convenable. Préférez le miel blanc, grenu, odorant et très-doux.

VERTUS. Le miel adoucit, nourrit ; à haute dose il se digere lentement, et cause quelquefois des rapports venteux : il ne calme pas sensiblement la soif, mais il diminue la sécheresse de l'arriere-bouche, de la trachée-artere et des bronches pulmonaires : il ne constipe point ; il tempere l'âcreté des urines, et favorise l'expectoration : il appaise la toux catarreuse, la toux par suppression de transpiration ; et lorsqu'il est mêlé avec la décoction d'orge, l'inflammation de poitrine. Rarement il soulage dans les autres maladies inflammatoires. Il accroît le météorisme ; il nuit dans la plupart des maladies bilieuses, et des maladies entretenues par des humeurs acides ou tendantes vers la putridité. Il convient moins aux enfans qu'aux adultes, particuliérement lorsque les substances contenues dans les premieres voies des enfans, tendent vers l'acide : il ne détruit point les vers lombricaux, au contraire, il paroît en faciliter le développement.

L'oximel, depuis une once jusqu'à deux, mêlé avec eau, une livre, rafraîchit : il calme la soif, il augmente le cours des urines, il convient dans la plupart des maladies aiguës, il favorise la respiration, pourvu qu'il ne soit pas trop acide, autrement il suspendroit l'expectoration en irritant et rendant les crachats plus épais ; il appaise la chaleur de l'estomac et des intestins par âcreté de la bile, des autres humeurs, ou des alimens ; il diminue l'ardeur des urines par exercices violens pendant les chaleurs de l'été, ou par alimens et boissons échauffans ; il contribue à la guérison des fievres inflammatoires et des fievres bilieuses : il empêche les vents de sortir par l'anus ; aussi est-il contr'indiqué dans le plus grand nombre de maladies où il y a météorisme.

La cire, *cera*, substance végétale, extraite du miel, inodore, insipide, inflammable, insoluble dans l'eau et l'esprit de vin, n'est employée que pour donner de la consistance aux onguens et aux emplâtres. L'huile distillée de cire a été proposée, sous l'appui de l'observation, pour guérir les blessures, les fissures et les engelures. Le cérat, *ceratum*, composé de cire, une once, et d'huile d'olive récente, quatre onces, fondues à un feu très-doux, et agitées long-temps dans l'eau fraîche, est un onguent plus avantageux que l'huile distillée de cire, pour adoucir, tempérer, calmer la chaleur et la douleur des ulceres simples, et favoriser la cicatrice de ceux dont les chairs et le pus sont louables.

PRÉPARATION. Prenez miel, depuis une once jusqu'à trois, en solution dans eau, une livre ; vous aurez l'hydromel. Lorsque le miel est pur, il est inutile de faire bouillir et écumer cette solution. — Prenez vinaigre, deux livres ; miel, trois livres et demie ; faites cuire à un feu très-doux, dans un vase de grès, jusqu'à consistance de sirop, vous aurez l'*oximel*. Lorsque cet oximel est trop acide pour l'espece de maladie à combattre, substituez aux deux livres de vinaigre, vinaigre et eau pure, de chacun une livre. Oximel, depuis deux drachmes jusqu'à deux onces, en solution dans eau, une livre, pour boisson, ou gargarisme, ou lavement. — Prenez cire jaune, demi-livre; faites distiller à un feu doux et gradué : dès qu'il aura passé dans le récipient une huile approchant de la constance du beurre, vous aurez l'huile distillée de cire, *oleum ceræ distillatum :* elle n'est usitée qu'extérieurement.

EXPECTORÁNS ACRES.

Violette. *Viola. Viola odorata.*

Viola acaulis, foliis cordatis, stolonibus reptantibus. (*Linn. Spec. plant.* 1324.)

En Europe, dans les bois et les prés. *Fleurit en Germinal et Floréal.*

Fleurs d'une odeur aromatique douce, d'une saveur fade accompagnée d'une àcreté très-légere. *Vivace.*

Vertus. L'infusion des fleurs fraîches, à la dose d'une drachme, dans demi-livre d'eau adoucie avec du sucre, passe pour favoriser l'expectoration, calmer la toux catarreuse, la toux essentielle, la toux convulsive, et l'asthme convulsif. Le sirop de violettes employé dans les mèmes circonstances, jouit encore de la réputation de tempérer la soif, de calmer la sécheresse et l'ardeur de l'arriere - bouche, de la trachée-artere, et des bronches : de rendre les urines moins àcres, et de tenir le ventre libre sans purger : toutes ces vertus ne sont point fondées sur l'observation, car souvent le sirop de violettes irrite légèrement les bronches, ne calme point la soif, ne diminue point l'ardeur des urines,

et

et nuit dans la toux convulsive et dans les maladies inflammatoires des visceres du ventre : sa saveur agréable
le fait souvent préférer aux autres sirops expectorans
doux ; il est vrai qu'il doit, comme ces derniers, sa
principale vertu au sucre. Fleurs desséchées ont très-peu
de vertus.

PRÉPARATION. Fleurs récentes, depuis une drachme
jusqu'à demi-once, en macération au bain-marie, dans
eau une livre, adoucie avec du sucre, à prendre par
verrées.

Prenez fleurs récentes et mondées de leurs calices,
une livre, légérement broyées, et mises en macération
pendant douze heures, à une tres-douce chaleur, dans
eau, deux livres ; passez, exprimez, laissez reposer la
colature, décantez ; faites fondre dans une livre de colature, à une chaleur au-dessous de celle du bain-marie,
sucre blanc, deux livres moins une once ; laissez refroidir, vous aurez le sirop de violettes, sirop violat, *sirupus
violaceus.* Depuis une drachme jusqu'à une once   seul, ou
en solution dans cinq onces d'eau.

Bourrache. *Borago. Borago officinalis.*

*Borago foliis omnibus alternis, calycibus
patentibus.* (*Linn. Hort. Ups. 34. Sp. pl. 197.*)

En France, dans les terres arides. *Fleurit
en Prairial et Messidor.*

Fleurs insipides, inodores. Feuilles inodores, d'une saveur fade, contenant un suc
visqueux. *Annuelle.*

VERTUS. Suc exprimé des feuilles fraîches de bourrache, depuis quatre onces jusqu'à huit, adouci avec du
sucre, se digere lentement, fatigue quelquefois l'estomac :

il ne calme pas la soif , il irrite un peu les poumons ,
il facilite l'expectoration; lorsque l'irritation n'est pas très-
vive , il n'accroît pas sensiblement le cours des urines ;
il tient plutôt le ventre libre qu'il ne constipe ; il favorise quelquefois la résolution de l'inflammation de poitrine
catarreuse et l'expectoration lorsque la toux n'est pas
vive , qu'il y a peu d'irritation et d'inflammation , et
qu'elle est calmée par la saignée ; il convient sur la fin
de la toux catarreuse ; il ne contribue pas à dissiper
l'ictere par suppression de transpiration insensible ;
quelquefois il diminue la difficulté de respirer par surabondance de mucosité : les fleurs n'ont pas autant d'efficacité que les feuilles. Le sirop de bourrache n'est pas
aussi actif que l'infusion des feuilles fraîches, adoucie avec
du sucre. Il est des Praticiens qui donnent la préférence
à la buglose sur la bourrache.

Le suc exprimé des feuilles de buglose (*buglossum*),
anchusa foliis lanceolatis , spicis imbricatis secundis. (*Linn.*
Spec. plant. 191) , ne possede point les mêmes qualités
que le suc de bourrache ; il a moins d'activité. Les fleurs
de buglose ne méritent point la préférence sur les feuilles.
Le sirop de buglose est moins avantageux que celui de
bourrache.

PRÉPARATION. Suc exprimé des feuilles de bourrache,
clarifié et adouci avec du miel ou du sucre, depuis deux
onces jusqu'a six, à répéter plus ou moins dans le jour :
quelquefois on le mele avec parties égales de petit-lait,
lorsqu'il faut rafraîchir et rendre les urines plus abondantes. Suc exprimé des feuilles de bourrache , clarifié
et filtré , trois livres ; faites-y fondre sucre blanc , cinq
livres et dix onces, vous aurez le sirop de bourrache.

Pulmonaire. *Pulmonaria*. *Pulmonaria officinalis*.

Pulmonaria foliis radicalibus ovato-cordalis scabris. (Linn. Hort. Cliff. 44. Spec. plant. 194.)

En Europe, dans les bois, au pied des montagnes. *Fleurit au Printemps.*

Feuilles inodores, d'une saveur fade. *Vivace.*

VERTUS. Une forte infusion de pulmonaire adoucit à peine les poumons ; elle fatigue quelquefois l'estomac, elle constipe, elle ne rafraîchit pas, elle favorise peu l'expectoration des matieres muqueuses, elle est rarement utile dans la toux catarreuse, elle ne calme pas la toux convulsive ; il est douteux qu'elle ait diminué les progrès de la phthisie par toux catarreuse, de la phthisie par inflammation de poitrine, et de la phthisie par coqueluche. Certains Praticiens estiment davantage la pulmonaire de chêne, *pulmonaria arborea. Lichen pulmonarius. Lichen foliaceus laciniatus obtusus glaber : supra lacunosus ; subtus tomentosus. (Linn. Spec. plant* 1612.) En décoction dans eau édulcorée avec du miel, elle adoucit quelquefois la toux catarreuse, mais elle ne guérit ni la phthisie, ni l'ictere. En général, la décoction de pulmonaire de chêne irrite plus que celle de la pulmonaire, et aide moins à l'expectoration.

PRÉPARATION. Feuilles fraîches de pulmonaire, depuis deux onces jusqu'à quatre, en décoction dans eau, une livre et demie, à adoucir avec du miel ou du sucre, et à prendre le matin par petites verrées.

H 2

Capillaire. *Adiantum. Capillus Veneris.*

Adiantum frondibus decompositis : foliolis alternis : pinnis cuneiformibus lobatis pedicellatis. (Linn. Spec. plant. 1558.)

Dans les pays méridionaux de l'Europe, en Italie , en France. *En vigueur en Automne.*

Feuilles d'une odeur aromatique douce et légere , d'une saveur douce et un peu âcre. *Vivace.*

VERTUS. Infusion des feuilles très-renommée, pour combattre la toux catarreuse , et favoriser l'expectoration ; ces effets ne répondent pas à la réputation : le sirop de capillaire est plus utile que l'infusion, à cause de la quantité de sucre qu'il contient : ni l'un ni l'autre ne conviennent dans les especes de maladies de poitrine, où il y a chaleur, sécheresse, et inflamation. Nous passons sous silence le cétérach , le polytric , la sauve-vie, le perce-mousse, la succise, le mouron, la scolopendre et la dentaire , qu'on a rangés pour leurs effets et leurs vertus à côté du capillaire. L'observation n'a point adopté les autres vertus qu'on leur a attribuées.

PRÉPARATION. Feuilles seches , depuis demi-drachme jusqu'à deux drachmes , en infusion dans cinq onces d'eau
Prenez feuilles seches , trois onces ; eau pure ,. cinq livres; faites macérer au bain-marie pendant trois heures , passez , filtrez ; faites fondre dans quatre livres d'infusion, huit livres moins huit onces de sucre blanc, vous aurez le sirop de capillaire , *sirupus capillaris*. Depuis une drachme jusqu'à une once , en solution dans cinq onces d'eau.

Polygale. *Polygala vulgaris.*

Polygala floribus cristatis racemosis, caulibus herbaceis simplicibus procumbentibus, foliis lineari - lanceolatis. (Linn. Spec. plant. 986.)

En Europe. *Fleurit en Floréal, Prairial et Messidor.*

Racine d'une saveur amere et âcre, inodore. *Vivace.*

VERTUS. On assure avoir employé la racine avec succès dans plusieurs especes d'hydropisie de poitrine , dans la colique néphrétique par graviers, et la difficulté d'uriner par matiere pituiteuse , dans les pâles couleurs , sur-tout dans l'inflammation de poitrine catarreuse , depuis le quatrieme jour jusqu'au sixieme de la maladie , dans la toux catarreuse et dans l'asthme pituiteux ; elle ne favorise pas d'une maniere bien sensible l'expectoration , elle ne diminue pas la sécheresse et l'ardeur des poumons ; d'ailleurs , il faut de nouvelles observations pour confirmer de si grandes vertus.

Le *polygala amara* L. , dont les feuilles sont très-ameres , doit être préféré au vulgaire.

PRÉPARATION. Racine seche et pulvérisée , depuis une drachme jusqu'à deux , en décoction dans une livre d'eau , pendant une heure , et adoucie avec du sucre.

Douce amere. *Dulcamara. Solanum Dulcamara.*

Solanum caule inermi frutescente flexuoso; foliis superioribus hastatis, racemis cymosis. (Linn. Spec. plant. 204.)

Arbrisseau. En Europe, dans les haies humides. *Fleurit en Floréal.*

Feuilles inodores, d'une saveur premierement douceàtre, ensuite légérement amere, enfin acre. Tiges inodores, d'une saveur âcre à peine amere.

VERTUS. Une forte infusion des feuilles et des tiges, prise le matin à jeun, altere, porte dans l'estomac un sentiment désagréable et de courte durée, échauffe un peu, excite l'expectoration des matieres muqueuses, augmente légérement le cours des urines et souvent constipe : on prétend qu'elle diminue les dartres récentes, appaise la toux chronique pituiteuse, l'asthme pituiteux, la toux catarreuse, la phthisie par inflammation de poitrine, la phthisie par toux catarreuse, la phthisie par hémoptysie accidentelle; mais l'observation n'a pas encore prononcé. L'infusion très-forte des feuilles, des tiges et de l'écorce moyenne, appaise quelquefois les violentes douleurs du rhumatisme chronique par humeurs séreuses. Plusieurs Praticiens assurent que cette infusion prise à haute dose et long-temps, favorise l'action du mercure dans les maladies vénériennes rebelles : il paroît qu'elle y a été quelquefois accompagnée de succès. Elle ne mitige point les écrouelles, encore moins le cancer et la goutte.

Préparation. Feuilles et tiges fraîches de douce amere, depuis demi-once jusqu'à deux onces, en décoction pendant un quart d'heure dans eau, une livre, à adoucir avec du sucre ou de la réglisse; tiges et écorces moyennes, fraîches, depuis une once jusqu'à quatre, en décoction pendant demi-heure, dans eau, une livre et demie, à prendre par verrées; très-forte décoction des feuilles et tiges en lavemens et bains.

Lierre terrestre. *Hedera terrestris. Glecoma hederacea.*

Glecoma foliis reniformibus crenatis. (Linn. Hort. Cliff. 307. Spec. plant. 807.)

Dans toute l'Europe. *Fleurit en Floréal.*

Feuilles d'une odeur aromatique médiocrement forte, d'une saveur amere légérement àcre. *Vivace.*

Vertus. L'infusion forte des feuilles de lierre terrestre altere un peu, fatigue rarement l'estomac, échauffe médiocrement, provoque l'expectoration des matieres pituiteuses et purulentes, ne tient point le ventre libre, et n'accroît pas sensiblement le cours des urines, ni la transpiration; elle réveille quelquefois l'appétit languissant par foiblesse d'estomac; elle attaque avec succès la toux catarreuse ancienne, la toux habituelle, la difficulté de respirer par surabondance de mucosité, l'asthme humide et la toux pituiteuse des vieillards; elle contribue quelquefois à la guérison de l'ulcere des poumons par inflammation des poumons, de la phthisie par toux catarreuse, et de la phthisie par dépôt de lait: elle ne combat ni les écrouelles, ni le rachitis, ni la goutte. Le suc exprimé des feuilles, échauffe et irrite beaucoup plus que l'infusion des feuilles : les feuilles desséchées possedent peu de vertus. Le suc exprimé déterge les ulceres simples : souvent les feuilles fraîches et légérement froissées produisent le même effet.

PRÉPARATION. Feuilles fraîches de lierre terrestre, depuis une once jusqu'à quatre, en infusion à une très-douce chaleur ; dans eau, une livre, à édulcorer avec du sucre, ou avec un tiers de lait s'il y a indication.

Hyssope. *Hyssopus. Hyssopus officinalis.*

Hyssopus spicis secundis, foliis lanceolatis. (*Linn. Hort. Cliff.* 304. *Spec. plant.* 796.)

En Europe. Se cultive dans nos jardins. *Fleurit en Prairial, Messidor et Thermidor.*

Fleurs d'une odeur aromatique légere, d'une saveur à peine âcre. Feuilles d'une odeur aromatique plus forte, d'une saveur légerement amere, accompagnée de chaleur, et approchant un peu de celle du camphre. *Vivace.*

VERTUS. Une forte infusion des feuilles altere, donne de la chaleur dans la région de l'estomac, augmente la force du pouls et l'expectoration des matieres pituiteuses, constipe un peu, et n'accroît pas sensiblement le cours des urines ; quelquefois elle calme l'asthme pituiteux, la toux habituelle et pituiteuse, la toux catarreuse dès que l'irritation et l'inflammation sont calmées : en gargarisme elle dégage l'arriere-bouche des matieres muqueuses su-rabondantes. Les feuilles cuites avec du vin sont estimées pour résoudre les contusions récentes, et leur infusion dans l'eau pour résoudre l'ophtalmie catarreuse et l'ophtalmie ancienne et humide avec relachement : ces dernières vertus sont très-douteuses.

PRÉPARATION. Feuilles sèches, depuis deux drachmes jusqu'à demi-once, à infuser dans eau, une livre et demie, et à édulcorer avec du sucre ou du miel, pour infusion à prendre par petites verrées.

Pouliot. *Pulegium. Mentha Pulegium.*

Mentha floribus verticillatis, foliis ovatis obtusis subcrenatis, caulibus subteretibus repentibus, flaminibus corolla longioribus. (Linn. Hort. Cliff. 307. Spec. plant. 807.)

Sur les bords des torrens et des rivieres de l'Angleterre et de la France, etc. *Fleurit en Thermidor et Fructidor.*

Feuilles d'une odeur aromatique forte, d'une saveur âcre et chaude. *Vivace.*

VERTUS. Une forte infusion de feuilles de pouliot, altere, échauffe la région de l'estomac, réveille l'appétit, ranime les forces vitales et musculaires, rend facile l'expectoration des matieres pituiteuses, et irrite plus ou moins les poumons. Le suc exprimé des feuilles de pouliot, adouci avec du miel, calme la coqueluche et quelquefois la guérit : il est principalement utile lorsque les forces de l'enfant commencent à s'affaisser, et qu'on n'a pas à craindre l'inflammation ou le crachement de sang. L'infusion des feuilles combat aussi avec quelques succès la toux pituiteuse des vieillards et l'asthme pituiteux, lorsque le lierre terrestre et l'hyssope ne produisent plus d'effets avantageux :

rarement elle fait reparoître le flux menstruel supprimé par l'impression des corps froids ; elle ne calme point les accès de passion hystérique.

PRÉPARATION. Feuilles fraîches de pouliot, depuis une once jusqu'à quatre, ou feuilles seches, depuis deux drachmes jusqu'a une once, infusées dans eau, une livre et demie ; passez, adoucissez la colature avec du sucre ou du miel, à prendre par verrées.

Suc exprimé des feuilles de pouliot, depuis demi-once jusqu'à une once, à mêler avec quatre onces d'eau, et à adoucir avec du sucre.

Camphrée. *Camphorata. Camphrorosma Monspeliaca.*

Camphorosma foliis hirsutis linearibus. (*Linn. Spec. plant.* 178.)

En Espagne, en Languedoc.

Feuilles d'une saveur légérement âcre, d'une odeur aromatique médiocre. *Annuelle.*

VERTUS. L'infusion des feuilles favorise l'expectoration des matieres muqueuses, lorsqu'il n'y a ni chaleur ni soif, ni disposition à l'inflammation ; quelquefois elle calme la toux catarreuse, l'asthme pituiteux, l'oppression par surabondance d'humeur muqueuse ; elle ne retarde point les progrès de la phthisie pulmonaire, elle ne guérit point les fleurs blanches, elle ne convient pas dans la suppression des menstrues, dans l'affection hystérique et l'affection hypocondriaque, dans l'hydropisie et dans les maladies par les vers contenus dans les premieres voies.

PÉPARATION. Comme celle du capillaire.

Ambroisie. *Botrys. Chenopodium botrys.*

Chenopodium foliis oblongis sinuatis, racemis nudis multifidis. (*Linn. Spect. plant.* 320.)

Dans le Languedoc. *Fleurit en Messidor et Thermidor.*

Feuilles d'une odeur aromatique douce, d'une saveur un peu âcre et amere. *Annuelle.*

VERTUS. L'infusion des feuilles passe pour être plus active que celle de la camphrée; elle échauffe, elle irrite, elle semble provoquer avec plus de force l'expectoration des matieres pituiteuses, lorsqu'il n'existe ni spasme, ni disposition à l'inflammation ; malgré cette vertu elle n'est pas si avantageuse que l'hyssope et le pouliot, dans la toux catarreuse, la toux habituelle des vieillards et la difficulté de respirer par surabondance de matiere pituiteuse. Plusieurs, sans être appuyés de l'observation, préferent l'ambroise du Mexique, thé du Mexique, *chenopodium ambrosoïdes foliis lanceolatis dentatis, racemis foliatis simplicibus.* (*Linn. Spec. pl.* 300.) Elles échauffent et irritent davantage, et bien loin de suspendre l'hémoptysie, elles l'accroîtroient : elles ne guérissent ni la vérole ni le scorbut. Feuilles, à administrer comme celles du pouliot.

PRÉPARATION. Comme celles du pouliot.

Cresson de fontaine. *Nasturtium aquaticum. Sisymbrium nasturtium.*

Sisymbrium siliquis declinatis, foliis pinnatis : foliolis subcordatis. (Linn. Spec. plant. 916.)

En Europe , le long des ruisseaux , près des fontaines. *Fleurit en Prairial.*

Feuilles d'une saveur àcre , et d'une odeur piquante lorsqu'on les froisse. *Vivace.*

VERTUS. Le suc exprimé des feuilles de cresson de fontaine , depuis trois onces jusqu'à six onces, imprime à la bouche un sentiment d'àcreté vive et pasagere , sans être suivi d'irritation bien marquée et de sécheresse ; il cause une douce chaleur dans l'estomac, il réveille l'appétit , il ne produit ordinairement ni renvois ni coliques ; il favorise souvent l'expectoration des matieres muqueuses , il augmente quelquefois le cours des urines , il accroît les forces vitales et musculaires ; il peut être considéré comme le spécifique du scorbut s'il est administré dès les premiers temps de la maladie, si le sujet habite un endroit dont l'air soit pur et tempéré , avec l'attention de ne donner pour nourriture que des substances végétales. Le cresson s'oppose aux mauvais effets de l'air humide et froid , de l'air marécageux , et de l'air corrompu par l'assemblage d'un grand nombre d'hommes ; il est d'une grande utilité dans la toux habituelle et la toux pituiteuse des vieillards, dans la phthisie scorbutique, la phthisie par toux catarreuse , la phthisie par blessure et la phthisie par inflammation de poitrine : quelquefois il rend la digestion du lait plus prompte et plus avantageuse. Le suc retiré de la plante en la mâchant , fait communément plus de bien que le suc bu après avoir été exprimé. Lorsque l'estomac digere avec facilité, les feuilles bien mâchées et avalées sont quelquefois plus utiles. Les feuilles infusées à la plus douce chaleur n'ont pas autant de vertus que les feuilles qu'on n'a pas exposées à l'action du feu ; les feuilles desséchées n'en possedent aucune. — Le suc exprimé des feuilles en gargarisme, déterge les ulceres scorbutiques de la bouche et les aphtes, raffermit les gencives et le voile du palais ; les feuilles broyées jusqu'à consistance pulpeuse et mêlées avec les alimens à mesure qu'on les mange comme on fait de la moutarde, produisent communément de bons effets dans les maladies ci-dessus.

Les feuilles de véronique aquatique, *veronica beccabunga*, ont moins d'activité que le cresson de fontaine pour domter le scorbut et faire expectorer les matieres muqueuses : ces feuilles ne méritent pas les louanges qu'on leur donne ; car elles ne guérissent pas toutes les maladies cutanées, l'ictere, les tumeurs dures des visceres du ventre, le rachitis et la goutte. Les feuilles s'administrent comme celles de cresson.

L'herbe aux cuillers, *cochlearia officinalis*, fournit un suc plus âcre que celui de cresson, qui échauffe et ranime davantage les forces ; il combat quelquefois avec plus de succès le scorbut : ce suc très-rarement diminue l'hydropisie scorbutique, le rhumatisme scorbutique, l'hydropisie par cachexie, l'asthme humide, et la difficulté de respirer par matieres pituiteuses. Il est des Médecins qui font tant de cas des feuilles de roquette et de vélar, qu'ils les préferent au cresson : ils n'ont pas écouté l'observation.

Le suc exprimé des feuilles de roquette, *eruca, brassica eruca*, et les feuilles mâchées et avalées, irritent, échauffent, augmentent le cours des urines et leur âcreté ; elles raniment beaucoup les forces vitales et musculaires ; elles réveillent l'appétit, diminué par foiblesse d'estomac ou par surabondance de matieres pituiteuses ; elles rendent quelquefois l'expectoration muqueuse plus facile ; elles attaquent avec plus ou moins de succès la difficulté de respirer par matieres pituiteuses ; elles ne combattent pas l'hydropisie par cachexie, l'apoplexie séreuse et la paralysie séreuse. Elles peuvent être avantageuses aux phleg-

matiques ; elles sont nuisibles aux bilieux et aux sanguins.—
Les semences de roquette mâchées donnent lieu à une
sécrétion plus abondante de salive ; en conséquence , on
les a recommandées dans les maladies où les salivaires
produisent de bons effets. Feuilles , à administrer comme
celles du cresson.

Le suc exprimé des feuilles de vélar, (*erysimum officinale*), échauffe , irrite beaucoup moins que celui de roquette ;
il provoque davantage l'expectoration pituiteuse ; il accroît
peu le cours des urines ; il ne convient pas lorsqu'il y a
chaleur et irritation dans la poitrine ; il combat quelquefois avec plus d'avantages que le cresson, la toux catarreuse , la toux habituelle et pituiteuse, la toux pituiteuse
des vieillards , et l'enrouement pituiteux , particuliérement
lorsqu'il y a disposition à l'inflammation ; quelquefois utile
dans le scorbut. Feuilles, à administrer comme celle du
cresson.

PRÉPARATION. Suc exprimé des feuilles de cresson ,
depuis une once jusqu'à quatre, à édulcorer avec du
sucre ou du miel , et à répéter plusieurs fois le jour ;
on peut mêler ce suc avec plus ou moins d'eau ou de
lait suivant l'indication : ne faites point chauffer le cresson ;
plus il éprouve de chaleur , plus il perd de ses vertus.

Ammoniac. *Ammoniacum.*

Ammoniacum. (*Linn. Mat. Med.* 516.)

Plante , soupçonnée ombellifere : dans la
Lybie.

Par incision et naturellement, il en découle
une substance appelée gomme ammoniac ,
gummi ammoniacum , d'une odeur aromatique médiocrement forte, d'une saveur amere

légérement âcre et nauséabonde ; jaune et blanchâtre par intervalle , soluble en plus grande quantité dans l'eau que dans l'esprit de vin , entiérement soluble dans les jaunes d'œufs et la bile.

VERTUS. La gomme ammoniac pulvérisée , depuis quinze grains jusqu'à trente , mélée avec plus ou moins de miel et prise le matin à jeun , donne des nausées , un peu de soif , et une légere chaleur dans la région de l'estomac ; quelquefois elle y procure un sentiment désagréable et passager ; provoque plus ou moins l'expectoration des matieres pituiteuses et tient le ventre libre ; elle diminue souvent , 1.º l'accès d'asthme humide , elle en éloigne quelquefois les accès , particuliérement si on mêle cette gomme résine avec l'oximel scillitique ; 2.º la difficulté de respirer par surabondance de pituite ; 3.º la toux catarreuse longue et opiniâtre , dès que la disposition inflammatoire est disparue ; elle attaque rarement avec succès les duretés du foie , de la rate , ou du mésentere par suppression de transpiration ; les tumeurs dures du cou , des aisselles , des aines essentielles , ou tenant du virus scrophuleux : la gomme ammoniac alors mêlée avec plus ou moins de savon , agit quelquefois plus efficacement ; mêlée avec du vinaigre , et appliquée sur les tumeurs indolentes des testicules , sur les loupes et autres duretés peu sensibles , elle contribue quelquefois à les résoudre ; pulvérisée et mêlée avec du miel ou du levain , et appliquée sur des tumeurs inflammatoires lentes à se changer en abcès , elle accélere leur suppuration. On trouve des Médecins qui aiment mieux se servir de l'encens dans les maladies de poitrine , séreuses ou pituiteuses , que de la gomme ammoniac.

L'encens, (*thus olibanum*), substance découlant naturellement et par incision des branches et du tronc du genevrier de Lycie, en larmes plus ou moins grosses et rondes, concretes, fragiles, transparentes et d'un blanc jaunâtre, d'une odeur aromatique douce, et plus forte lorsqu'on l'expose sur des charbons ardens ; d'une saveur médiocrement âcre et amere ; inflammable, soluble ; presqu'en aussi grande quantité dans l'eau que dans l'esprit de vin ; se dissolvant dans les jaunes d'œufs, la bile et la salive. — L'encens pulvérisé, délayé dans un jaune d'œufs, ou incorporé avec du miel et pris à la même dose que la gomme ammoniac, échauffe beaucoup, irrite les voies urinaires et provoque l'expectoration des matieres muqueuses : tenez-vous en garde contre ce remede, dans la plupart des maladies séreuses ou pituiteuses de la poitrine, à cause des qualités échauffantes et irritantes, et ne l'employez jamais contre l'inflammation de poitrine et la phthisie catarreuse. En parfums cette substance calme quelquefois la toux spontanée, la toux catarrale sans inflammation, la toux par suppression de transpiration, la toux habituelle pituiteuse lorsque la grande irritation est calmée : ce parfum provoque quelquefois l'expectoration ; mais éloignez-le dès qu'il y a sécheresse, chaleur et irritation dans la poitrine. Plusieurs assurent que ce parfum gâte les dents : ils nous paroissent fondés. Encens, à administrer comme la gomme ammoniac.

PRÉPARATION. Gomme ammoniac, pulvérisée depuis cinq grains jusqu'à dix, à mêler avec miel demi-drachme, à prendre le matin à jeun, et à répéter plus ou moins fréquemment si l'indication l'exige.

Térébinthe. Térébinthe vulgaire. *Terebinthus vulgaris. Pistacia terebinthus.*

Pistacia foliis impari-pinnatis : foliolis ovato lanceolatis. (Linn. Hort. Cliff. 456. Spec. plant. 1455.)

Arbre, dans l'Inde, en Afrique, en Assyrie, en Chine, en Chypre, en Italie, en Espagne.

Il découle des branches et du tronc, naturellement et par incision, un suc liquide, transparent, un peu jaunâtre, dit térébenthine : celle de Chypre plus pure, plus odorante que la térébenthine de Venise ; inflammable, soluble dans l'esprit de vin, la bile et les jaunes d'œufs ; insoluble dans l'eau.

VERTUS. La térébenthine, depuis dix grains jusqu'à vingt, mêlée avec sucre pulvérisé, une drachme, et prise le matin à jeun, porte une légere chaleur dans la région de l'estomac ; rarement le fatigue, accroît le cours des urines, les rend âcres, leur donne une odeur de violettes, cause quelquefois de l'ardeur dans l'uretre, un sentiment de douleur et de constriction vers le sphincter de la vessie, augmente la force et la vélocité du pouls, irrite, échauffe les poumons, et facilite l'expectoration. Cette résine l'emporte sur tous les autres baumes pour remédier à la toux catarreuse ancienne sans disposition inflammatoire, à la phthisie par inflammation de poitrine, à la phthisie catarreuse, et à la phthisie par blessure : quelquefois elle déterge l'ulcere qui reste après la gonorrhée, dont l'inflammation et le virus sont éteints : elle irrite et enflamme les ulceres des reins, de la vessie, des intestins et du foie : elle accroît l'asthme spasmodique, la colique néphrétique et la goutte : mêlée avec un jaune d'œuf, et appliquée sur un ulcere, elle le déterge, et dispose à une bonne cicatrice ; en ajoutant de l'eau de vie à ce mélange, il mondifie l'ulcere putride et sanieux, l'ulcere où les parties tendineuses, ligamenteuses et le périoste sont affectés : mêlée avec plusieurs jaunes d'œufs, et une forte infusion de racine de guimauve, et donnée en lavement, elle favorise quelquefois la détersion des ulceres qui attaquent la surface du *rectum.* — La teinture de térébenthine, appliquée sur les blessures des tendons, des ligamens, du périoste, et sur la carie, contribue souvent à leur guérison.

L'huile essentielle de térébenthine, esprit de térébenthine, *oleum essentiale, spiritus terebenthinæ,* versée tiede sur le

I

nerf, le tendon, le ligament, l'aponévrose, et le périoste, piqués ou dilacérés, calme la douleur et favorise leur guérison : mise très-chaude sur l'ouverture d'une artere ou d'une veine, elle arrête l'hémorragie, et quelquefois facilite leur consolidation ; elle arrête aussi l'hémorragie produite par la sangsue : en friction sur les endroits affectés depuis long-temps de rhumatisme chronique, elle y cause une légere inflammation, et calme souvent la douleur. Intérieurement, depuis six gouttes jusqu'à quinze, et prise le matin à jeun, mêlée avec sucre, une drachme, elle échauffe, irrite beaucoup l'estomac et les voies urinaires, et rarement diminue les douleurs de rhumatisme chronique.

La colofone, *colophonia*, pulvérisée, et mise sur l'ouverture d'un vaisseau sanguin, arrête aussi souvent l'hémorragie que la térébenthine : l'une et l'autre sont employées avec succès pour supprimer le sang qui s'écoule de la morsure d'une sangsue : extérieurement, sous forme de poudre, elle tend à dessécher les chairs molles et peu sensibles, qui s'élevent des ulceres de bonne qualité.

Le baume de copahu, *balsamum copaivum* ; le baume du Pérou, *balsamum Peruvianum* ; le baume du Canada, *balsamum Canadense* ; le baume de la Mecque, *balsamum de Mechâ* ; le baume de Tolu, *balsamum Tolutanum* ; le storax calamite, *storax calamita* ; le styrax liquide, *styrax liquida* ; et la gomme lacque, *gummi lacca* ; toutes ces substances, quoique d'une odeur plus agréable, et d'une saveur moins rebutante que la térébenthine, ne l'emportent point sur cette résine, soit intérieurement, soit extérieurement. Les parfums dont la plus grande partie est composée de ces baumes, flattent l'odorat, et souvent ne fatiguent pas autant la poitrine que la térébenthine ; les onguens où ils entrent passent pour plus actifs, plus détersifs, et plus antiputrides, sur-tout l'onguent de storax.

Le·goudron. L'eau de goudron, *aqua pixæ*, faite en agitant long-temps une partie de goudron avec vingt-quatre parties d'eau pure, depuis demi-livre jusqu'à deux livres par jour, procure des nausées, échauffe, irrite, altere, augmente l'expectoration et le cours des urines; elle ne guérit point les tumeurs cancéreuses et les squirres ; rarement elle diminue les ulceres du foie, des poumons , des reins , de la vessie , de l'uretre et de la matrice. La poix appliquée sur les ulceres cancéreux, en accélere les progrès.

Les *bourgeons de sapin* , en infusion , échauffent, alterent, irritent, rendent le cours des urines et l'expectoration plus abondans ; ils ont quelquefois retardé les progrès de la phthisie par inflammation de poitrine , de la phthisie par blessure , et des ulceres internes par inflammation ; ils ont contribué quelquefois à la suppression de la gonorrhée simple, et de la gonorrhée vénérienne, dont le virus est corrigé.

Le pétrole, *petroleum* , depuis six gouttes jusqu'à vingt , mêlé avec du sucre , une drachme , échauffe beaucoup , fait mourir les vers lombricaux , rarement attaque le ver solitaire , calme souvent les maladies par les vers lombricaux ; mais ne dissipe pas la colique des peintres et les effets pernicieux du napel. Mis sur les tempes il ne calme pas les douleurs de dents ; sur le ventre , il contribue à appaiser les coliques par les vers ; sur les membres gelés , il peut leur rendre le sentiment et le mouvement ; et sous le nez de l'asphixié , quelquefois il le ranime.

L'asphalte , *bitumen asphaltum* , quelque célébré qu'il soit pour domter la phthisie et la colique des peintres , il augmente toujours ces deux maladies.

La myrrhe , *myrrha* , envoyée de l'Afrique , sous la forme de petits morceaux transparens , jaunâtres , de saveur amere et âcre , d'une odeur aromatique , douce , soluble en plus grande quantité dans l'eau que dans l'esprit de vin ; soluble dans le jaune d'œuf, la bile et le miel. Pulvérisée et mêlée avec un jaune d'œuf ou du miel , depuis cinq grains jusqu'à quinze. Elle ne mérite pas les louanges qu'on lui a données ; elle cause de la chaleur dans l'estomac , elle rend les urines ardentes , elle ne rétablit point l'appétit perdu par foiblesse d'estomac , ni l'expectoration diminuée par l'abondance des matieres muqueuses ; elle ne déterge pas les ulceres internes , et les ulceres externes sanieux et putrides. En fumigation elle cause un peu de chaleur et d'irritation dans les poumons ; elle contribue quelquefois à l'expectoration des matieres muqueuses.

La teinture de myrrhe , *tinctura myrrhæ* , déterge quel-

quefois les ulceres qui intéressent les tendons, les aponévroses, les ligamens, le périoste et les os ; mais la teinture de térébenthine lui est souvent préférable. Mirrhe
à administrer comme la térébenthine.

Le benjoin, *benzoin*. En Virginie. Arbre. Il en découle
le benjoin, résine d'un jaune rougeâtre, parsemée de
larmes blanchâtres, d'une odeur aromatique douce, d'une
saveur âcre : en parfum il fortifie, irrite, et échauffe les
poumons : il fait expectorer plus facilement que la mirrhe, et répand une odeur suave qui ne corrige pas les
mauvaises qualités de l'air marécageux. — Les fleurs de
benjoin retirées par la distillation, depuis deux grains
jusqu'à six, mêlées avec sucre, une drachme, échauffent beaucoup, irritent les poumons, et n'excitent pas
l'expectoration, lorsqu'il y a irritation ou disposition inflammatoire ; très-rarement elles calment l'asthme pituiteux,
et la difficulté de respirer par abondance de matieres
muqueuses, lorsque même il y a relâchement et surabondance de matiere pituiteuse. Résine à administrer
comme la térébenthine.

La gomme élémi, *gummi elemi*. Résine d'une odeur aromatique douce, d'une saveur âcre, un peu amere,
échauffe, accroît sensiblement la force et la vélocité du
pouls, et augmente le cours des urines : en parfum elle
favorise quelquefois l'expectoration des humeurs séreuses
ou pituiteuses ; on prétend qu'elle est indiquée sous cette
forme dans l'asthme humide, l'enchifrenement catarral,
et la toux catarrale sans disposition inflammatoire : extérieurement en solution dans un jaune d'œuf, elle passe pour
contribuer à la détersion et à la cicatrice des ulceres simples, particuliérement des ulceres de la tête ; et en solution
dans l'eau de vie, pour favoriser la cicatrice des plaies,
des nerfs et des tendons. L'observation n'a pas confirmé
toutes ces vertus. — Le *baume d'Arcæus*, composé de
gomme élemi et de térébenthine, de chacune une livre
et demie, unies avec du suif de mouton, deux livres, et
de l'axonge de porc, une livre, fondus au bain-marie,
est souvent employé avec succès, lorsqu'il s'agit de déterger les ulceres dont les chairs sont sensibles, trop
molles, et le pus séreux et fétide, et les ulceres à la suite
des plaies. Gomme élemi à administrer comme la térébenthine.

PRÉPARATION. Térébenthine, depuis deux grains jusqu'à dix, mêlée avec sucre, une drachme ; et miel, quantité suffisante pour former des pilules de trois grains chacune, à prendre le matin à jeun, et à répéter dans le jour si la maladie l'exige. En onction seule.

═ Prenez térébenthine, une livre ; eau, trois livres ; distillez à un feu doux et gradué ; après la distillation, séparez de l'eau *l'huile essentielle de térébenthine* qui surnage ; administrez depuis cinq gouttes jusqu'à dix ; à mêler avec sucre, deux drachmes. En onction seule, ou intimément mêlée avec l'alkali fixe, pour former le savon de Starckey, ou unie avec le savon.

═ Prenez térébenthine, deux onces ; un jaune d'œuf ; mêlez exactement, vous aurez l'onguent digestif, *unguentum digestivum*, qu'on peut animer avec plus ou moins d'esprit de vin, suivant l'indication.

═ Prenez poix noire, résine de pin, cire jaune, de chacun six onces ; huile d'olives, une livre et demie ; faites fondre à un feu doux, dans une terrine de faïance ; agitez continuellement toutes ces matieres ; aussitôt qu'elles seront liquéfiées, passez au travers d'un linge, vous aurez l'onguent suppuratif, l'onguent basilic, l'onguent trétrapharmaque, *unguentum suppurativum, basilicum, seu tretrapharmacum*, de couleur brune, d'une odeur de poix noire. Cet onguent accélere quelquefois le changement des tumeurs inflammatoires en abcès ; il augmente souvent la suppuration des ulceres, et rarement il favorise leur détersion.

═ Prenez térébenthine, demi-livre, esprit de vin rectifié, deux livres ; faites digérer au soleil, vous aurez la teinture de térébenthine, *tinctura terebenthinœ*.

═ Prenez le résidu de la distillation de la térébenthine, exposez-le à une douce chaleur jusqu'à consistance solide, vous aurez la colofone, *colophonia*.

Succin. *Succinum. Succinum Electrinum.*

Electrum diaphanum solidum. (*Linn.*
Syst. Nat. Reg. Min. 108.)

Sur la mer Baltique , et dans les terreins
sablonneux proche de la mer.

Substance de couleur jaune plus ou moins
foncée ; douée d'une odeur aromatique douce
lorsqu'on la frotte, d'une odeur aromatique
forte lorsqu'on la jette sur des charbons ardens. Inflammable , électrique par le frotte-
ment , transparente, fragile , concrete, d'une
saveur âcre et un peu nauséabonde , donnant par la distillation un sel neutre formé
d'acide marin et d'une matiere peu connue ,
soluble dans les huiles , en petite quantité
dans l'esprit de vin , nullement dans l'eau ,
et miscible avec les jaunes d'œufs.

VERTUS. Le succin réduit en poudre impalpable , depuis demi-drachme jusqu'à une drachme , mêlé avec partie égale de sucre, et délayé dans un jaune d'œuf,
échauffe un peu la région de l'estomac , s'y décompose,
et augmente légérement la force du pouls ; très-rarement
il favorise l'expectoration ; il est très-douteux qu'il combatte avec succès les maladies de foiblesse par sérosité ,
la toux catarreuse, et la perte blanche : il ne calme
point les accès de passion hystérique et d'affection hypocondriaque ; en fumigation il est quelquefois utile
sur la fin de la toux essentielle , et du rhumatisme aigu,
dans la toux catarrale et dans le rhumatisme chronique :

il ne convient point aux asthmatiques, aux bilieux , et aux sanguins : il ne diminue pas la paralysie : il est incapable de corriger l'insalubrité de l'air des hopitaux, des prisons et des vaisseaux.

L'observation ne démontre pas que l'*huile de succin* repousse à l'extérieur la matière goutteuse , rhumatismale ou variolique répercutée ; cette huile cause une chaleur violente, provoque la sueur lorsque le corps y est disposé , et irrite beaucoup : elle ne calme que pour un instant l'accès hystérique , qui bientôt reparoît avec plus de force et dure plus long-temps : elle est plus avantageuse dans les affections soporeuses et paralytiques par sérosité.

Le *sel de succin* d'une saveur âcre et piquante , d'une odeur aromatique forte , soluble dans l'eau , est vanté pour combattre les maladies convulsives : il est plus certain qu'il nuit aux hystériques et aux hypocondriaques ; qu'il modere l'accès hystérique seul pour un instant , mais l'accès suivant est plus fort : il échauffe et irrite moins à la vérité que l'huile de succin : il excite médiocrement le cours des urines. — Ce sel produit très-rarement de bons effets dans les maladies soporeuses et la paralysie par sérosité.

Tous les médicamens tirés du succin , en général sont pernicieux lorsqu'il y a pléthore , fievre , et disposition inflammatoire. — L'*huile de succin* en onction sur les parties paralysées , ou affectées de douleurs rhumatismales chroniques, a rarement réussi. L'odeur forte et désagréable de l'*huile de succin* , a quelquefois dissipé la défaillance et l'asphixie hystérique ou par vive passion ; et en onction sur les tempes , la douleur de tête hystérique : mais l'usage répété de ce topique dans cette maladie , devient très-nuisible. Si le succin et ses préparations n'eussent pas été aussi usitées qu'elles le sont , nous n'aurions pas fait mention de ce remede.

PRÉPARATION. Succin porphyrisé , depuis quinze grains jusqu'à une drachme , mêlé avec parties égales de sucre , et délayé dans un jaune d'œuf.

══ Prenez succin concassé , sable pur, de chacun trois livres ; mettez le mélange dans une grande retorte munie d'un vaste récipient; distillez à un feu gradué ; la distillation finie , versez dans le récipient de l'eau bouillante ; filtrez à travers le papier gris ; faites évaporer à un feu doux l'eau filtrée , et sublimer ensuite le résidu , vous aurez le sel volatil de succin , *sal volatile succini* , depuis deux grains jusqu'à quinze , à mêler avec sucre, une drachme.

══ Melez l'huile qui sera restée sur le filtre , avec cendres de bois , deux parties ; distillez à un feu doux et gradué ; continuez la distillation tant que l'huile sort blanche et limpide , vous aurez l'huile de succin rectifiée , *oleum succini rectificatum* , depuis un grain jusqu'à dix , melée exactement avec sucre, une drachme; ou bien seule délayée dans un jaune d'œuf.

Soufre. *Sulphur. Pyrites nativus.*

Pyrites nudus diaphanus. (*Linn. Syst. Nat. Reg. Min.* 113.)

Dans tous les pays où il se trouve des substances métalliques , particuliérement des pyrites : dans plusieurs fontaines d'eaux minérales , et proche des Volcans.

Substance minérale , composée d'acide vitriolique et de phlogistique ; inflammable , volatile , même dans les vaisseaux clos où elle ne souffre pas une décomposition sensible ; fusible à une chaleur très - modérée , de couleur jaune , inodore , d'une saveur tenant de l'acide et un peu austere ; insoluble dans l'eau et dans l'esprit de vin ; miscible avec les matieres alkalines ; susceptible , par le refroidissement, de se cristalliser en longues aiguilles ; soluble dans l'acide vitriolique, mais en très-petite quantité ; dans les huiles essentielles, et dans les huiles par expression ; répandant, en brûlant, une vapeur subtile, d'une odeur très-piquante et provoquant une toux vive avec une espece de suffocation.

VERTUS. Fleurs de soufre, depuis quinze grains jusqu'à une drachme, incorporées avec du miel, ou un syrop, et prises le matin à jeun, impriment quelquefois dans la région de l'estomac, une sensation désagréable ; elles procurent souvent des rapposts nidoreux, et dérangent fréquemment la digestion ; elles font rendre par l'anus beaucoup de vents d'une odeur très-fétide, approchant de celle du foie de soufre ; elles donnent une odeur d'œuf pourri aux excrémens, et une odeur d'acide sulphureux volatil à la transpiration insensible ; elles augmentent quelquefois l'expectoration des matieres muqueuses ; elles attaquent l'humeur de la gale, et semblent la faire reporter sur les tégumens ; au moins lorsque la gale a été répercutée, les boutons reparoissent, et la gale est promptement guérie : aussi est-il essentiel de prescrire intérieurement les fleurs de soufre, avant et pendant leur administration extérieure, lorsqu'on veut entiérement détruire la gale récente : elles peuvent contribuer à la guérison de la toux catarreuse ancienne, de la toux pituiteuse, et des maladies par répercussion de la gale : unies avec l'alkali marin, elles passent pour attaquer les écrouelles ; elles en retardent quelquefois les progrès, principalement si vous appliquez en même-temps sur les tumeurs scrophuleuses des lessives alkalines, tenant en solution plus ou moins de foie de soufre, ou des feuilles fraîches de ciguë, et si vous faites prendre pour boisson une forte décoction des feuilles et de l'écorce fraîches de frêne, ou des feuilles et tiges de douce amere, ou des feuilles de trefle d'eau. On attribue sans fondement aux fleurs de soufre les qualités de dissiper la goutte, le rhumatisme, la leucophlegmatie qui vient après la fievre scarlatine, les coliques venteuses, et la plupart des maladies qui surviennent aux mineurs ; de diminuer et de suspendre la salivation par le mercure ; de provoquer les évacuations sanguines, telles que les menstrues et le flux hémorroïdal ; de favoriser la sortie des éruptions cutanées trop lentes à paroître ou déjà répercutées, et de détruire les vers lombricaux et ascarides.

Le soufre en fumigation répercute ordinairement la gale, et ne contribue point à sa guérison.

Le *foie de soufre* échauffe, altere, irrite, absorbe les acides, et augmente le cours des urines ; intérieurement et extérieurement il tend à retarder les progrès des écrouelles.

Le *baume de soufre* est quelquefois employé avec succès dans la phthisie par répercussion d'humeur galeuse, la phthisie par toux catarreuse, et la phthisie par inflammation de poitrine : appliqué sur les ulceres galeux il favorise leur détersion : mais il ne résout pas les tumeurs enkystées, et autres tumeurs dures et peu sensibles.

Le *baume de soufre de Ruland*, composé de soufre et d'huile essentielle de térébenthine, est trop actif pour combattre avec succès les mêmes maladies où le baume simple de soufre est recommandé ; il échauffe et irrite beaucoup la poitrine et les voies urinaires : l'observation n'a point décidé s'il déterge les ulceres qui intéressent les tendons, les ligamens, les aponévroses et le périoste, ainsi que les ulceres sanieux et putrides ; s'il résout les tumeurs dures et indolentes, et s'il guérit les engelures.

Le *baume de soufre* avec le *pétrole*, est encore moins avantageux.

PRÉPARATION. Fleurs de soufre, depuis quinze grains jusqu'à une drachme, incorporées avec du miel ou un sirop, à prendre le matin à jeun, et à réitérer dans le jour, s'il y a indication.

Les fleurs de soufre ne different du soufre pur et solide, que par leur extrême division : celles du commerce sont aussi pures, et à meilleur marché que celles préparées dans les pharmacies. — Les fleurs de soufre lavées ressemblent absolument aux fleurs de soufre ordinaires.

══Prenez fleurs de soufre, trois onces ; huile vierge de noix, ou huile d'olives, une livre ; exposez le tout à un feu très-doux, dans une terrine de grès ; dès que le soufre est intimément uni avec l'huile, et que le mélange donne une odeur d'œuf pourri, retirez du feu, et conservez, vous aurez le baume de soufre de Ruland, *balsamum sulphuris Rulandi*, depuis quinze grains jusqu'à une drachme, à mêler avec sucre, quantité suffisante pour former des pilules de trois grains chacune, dose qu'on peut répéter plusieurs fois dans le jour, lorsque l'indication le demande.

Si vous substituez à l'huile de noix ou d'olives, *l'huile essentielle de térébenthine*, vous aurez le baume de soufre térébenthiné, très-actif et peu usité ; depuis la quatrième partie d'un grain jusqu'à un grain, à mêler avec une drachme de sucre.

══ Prenez fleur de soufre, demi-livre ; graisse récente de porc, ou beurre frais, quatre onces ; mêlez exactement pour former l'onguent de soufre, *unguentum sulphuris*, dont le galeux se frottera lui-même chaque soir une des extrémités, depuis deux drachmes jusqu'à demi - once ; et il en continuera l'usage jusqu'à ce qu'il soit parfaitement guéri. Pendant ce temps il ne changera point de linge ; il prendra tous les matins fleurs de soufre à la dose ci-dessus, et boira de la décoction de racine de patience.

══ Prenez *fleurs de soufre*, demi-livre, alkali fixe de soude, demi-livre ; faites fondre dans un creuset, à un feu vif ; ce mélange étant fondu, coulez - le sur une pierre graissée d'huile, vous aurez le foie de soufre, *hepar sulphuris.* Sel solide, de couleur brune fragile, d'une odeur d'œuf pourri, d'une saveur âcre, à rompre en petits morceaux, et à conserver dans un vase bien bouché ; depuis deux grains jusqu'à huit, avec sucre, une drachme ; et sirop de capillaire, quantité suffisante pour former des pilules à prendre le matin à jeun. En solution dans l'eau, pour fomentation, douche, bain, et lavement.

SIXIEME CLASSE.

URINAIRES.

PRINCIPES GÉNÉRAUX.

1. L'EXPÉRIENCE et l'observation n'adoptent pas tous les médicamens qui passent pour accroître le cours et la quantité des urines : un très-petit nombre produit cet effet ; encore faut-il que les voies urinaires y soient disposées.

2. L'ignorance des vertus et des effets de chaque médicament urinaire , fait tous les jours commettre des erreurs dangereuses.

3. Il est peu de maladies où les urinaires doux ne conviennent : ils nuisent très-rarement au travail de la nature pour la crise.

4. Les médicamens urinaires qui temperent, adoucissent et rafraîchissent , ordinairement facilitent le cours des urines sans les rendre beaucoup plus abondantes que le liquide pris ; au contraire , les urinaires qui échauffent .

irritent et alterent, rarement fovorisent le cours des urines sans en augmenter la quantité.

5. Dans la crainte qu'un médicament urinaire ne soit accompagné d'aucun succès, il ne faut pas en ordonner plusieurs ensemble; leurs effets souvent se contrarient, et le mal empire.

6. Lorsque la nature opere une crise du côté des urines, il est important de s'attacher plutôt à l'usage des remedes qui en favorisent seulement le cours, qu'à ceux qui les rendent plus abondantes.

7. Dans les crises par les urines et les sueurs, les médicamens propres à favoriser le cours des urines doivent être préférés aux sudorifiques.

8. Les urinaires agissent plus promptement et avec plus de force sur les enfans et les jeunes gens, que sur les adultes et les vieillards.

9. Les urinaires âcres qui augmentent la quantité des urines, ne sauroient être prescrits aux vieillards avec trop de circonspection : la quantité des urines une fois accrue, il est souvent très-difficile de la borner.

10. Dans les maladies où il y a prostration des forces vitales et mulculaires, certains puissans urinaires, bien loin de les ranimer,

augmentent l'accablement, dérangent les fonctions des reins, et souvent diminuent la quantité des urines.

11. La disposition inflammatoire , la pléthore et le spasme , s'opposent plus à l'action des urinaires âcres, que l'atonie.

12. Les urinaires doux l'emportent dans les maladies aiguës, dans les fievres continues et les fievres intermittentes , sur les purgatifs et les sudorifiques ; ils ne dérangent point les fonctions des premieres voies , ils ne causent pas de l'irritation , et ne troublent jamais les efforts de la nature.

13. Les urinaires doux produisent souvent de bons effets pendant le cours de plusieurs especes de maladies inflammatoires ; il n'en est pas ainsi des urinaires âcres ; les plus légers doivent être prescrits avec sagesse , lorsque même la nature veut établir la crise du côté des urines.

14. Les urinaires doux n'augmentent ni ne calment les maladies convulsives ; les urinaires âcres les accroissent , et troublent alors la crise par les urines.

15. Les urinaires âcres agissent avec plus de force sur certaines especes de maladies douloureuses que les urinaires doux ; mais ces derniers, s'ils ne guérissent pas, n'exposent pas le

malade à un accroissement sensible des douleurs, car souvent ils les calment.

16. Les urinaires doux fréquemment adoucissent plusieurs especes de maladies de poitrine ; les urinaires âcres quelquefois les guérissent, lorsqu'elles n'offrent ni inflammation,
ni état convulsif violent.

17. Les urinaires favorisent la guérison d'un
grand nombre de maladies évacuatoires : il
est essentiel de préférer dans la plupart de
ces évacuations, les urinaires doux aux âcres ;
mais dans l'évacuation abondante d'urines,
les uns et les autres sont dangereux.

18. Les urinaires âcres si utiles dans les
maladies de foiblesse sans épuisement, portent toujours préjudice dans les maladies de
foiblesse, avec exténuation.

19. Dans l'hydropisie, et autres maladies
cachectiques, où les urinaires âcres sont indiqués, employez dès le début, les plus actifs,
et ceux en même temps qui abattent le moins
les forces ; autrement ce seroit empêcher les
bons effets des urinaires actifs, que de commencer par les plus légers.

20. La meilleure des boissons est celle qui
maintient les urines ou les excite sans déranger aucune fonction. *Celse.*

21. Si l'hydropique rend plus d'urines qu'il
ne boit, espérez la guérison. *Celse.*

SIXIEME CLASSE.

URINAIRES.

Scorsonere. *Scorzonera.* *Scorzonera His-panica.*

S *CORZONERA caule ramoso; foliis am-plexicaulibus integris serrulatis. (Linn. Spec. plant.* 11

Cultivée dans les jardins. *Fleurit en Ger-minal et Floréal.*

Racine inodore, d'une saveur un peu fade, légérement douceàtre. *Vivace.*

VERTUS. Racine de scorsonere fraîche, mondée et divisée, depuis une once jusqu'à quatre, en décoction pendant une heure, dans une livre et demie d'eau, tempere la soif, nourrit à peine, ne fatigue point l'estomac, adoucit la poitrine, facilite l'expectoration et sur-tout le cours des urines ; elle tempere l'àcreté des urines, elle favorise la transpiration insensible, elle ne constipe pas.

C'est une excellente boisson dans la plupart des fievres, des maladies inflammatoires, des maladies douloureuses et des maladies convulsives : la racine cuite dans l'eau et assaisonnée avec du bouillon ou avec du beurre très-frais, forme une nourriture agréable et avantageuse pendant la convalescence du plus grand nombre des maladies

aiguës

aiguës et des fievres. Elle convient moins aux cachectiques et aux pituiteux qu'aux sanguins et aux bilieux : elle est utile aux hystériques, aux hypocondriaques et à tous ceux dont le genre nerveux est très-irritable : elle ne guérit point la blessure des animaux venimeux, la peste et l'épilepsie : elle ne rétablit pas le cours du flux menstruel par l'impression des corps froids.

Préparation. Racine fraîche, coupée, mondée et divisée, depuis deux onces jusqu'à six, dans deux livres d'eau en ébullition jusqu'à réduction d'une livre et demie, à adoucir avec du sucre et à prendre par verrées : racine cuite dans l'eau et apprêtée avec du jus, ou du bouillon, ou du beurre, pour nourriture.

Pariétaire. *Parietaria. Parietaria officinalis.*

Parietaria foliis lanceolato-ovatis alternis. (*Linn. Hort. Cliff.* 496. *Spec. plant.* 1490.)

En Europe, dans les haies, contre les murailles. *Fleurit en Prairial et Messidor.*

Feuilles inodores, presque insipides. *Vi-* race.

Vertus. Le suc exprimé dès feuilles de pariétaire, depuis quatre onces jusqu'à huit, procure à un adulte un sentiment passager de pesanteur dans la région de l'estomac, nourrit très-peu, tempere légérement la soif, augmente médiocrement le cours et la quantité des urines, sans causer ni chaleur ni ardeur dans les voies urinaires ; au contraire il calme souvent l'un et l'autre symptôme, de même que la décoction des feuilles : quelquefois il favorise l'expulsion des petits graviers des reins et de la vessie, mais il ne les dissout pas ; il n'attaque point les maladies de la peau, ni la goutte, et il n'est d'aucune utilité dans les maladies de poitrine. — Extérieurement les feuilles relachent et temperent, soit en fomentation, soit en cataplasme, soit en lavement, soit en bain. C'est dans les maladies inflammatoires et douloureuses du ventre, qu'on en éprouve sur-tout de bons effets.

PRÉPARATION. Suc exprimé et dépuré des feuilles de pariétaire, depuis deux onces jusqu'à quatre, à répéter plusieurs fois dans le jour : feuilles fraîches depuis deux onces jusqu'à huit, en décoction un quart-d'heure, dans eau, deux livres : exprimez et conservez la colature pour boisson dans le jour.

Chiendent. *Gramen caninum. Triticum repens.*

Triticum calycibus subulatis quadrifloris acuminatis. (Linn. Spec. plant. 128.)

En Europe. *Fleurit en Floréal et Prairial.*

Racine récente, inodore, d'une saveur douce. Racine seche, inodore, d'une saveur insipide. *Vivace.*

VERTUS. Le suc exprimé des racines et des tiges de *chiendent*, depuis quatre onces jusqu'à huit, augmente sensiblement le cours des urines et souvent leur quantité ; il pese peu sur l'estomac, il n'altere pas, il calme ordinairement l'ardeur des urines ; quelquefois il combat les duretés récentes et spontanées du foie, les duretés du foie par diminution ou suppression de transpiration, et l'ictere par suppression de transpiration. — La décoction des racines et des tiges fraîches de chiendent, adoucie avec du sucre ou de la réglisse, est une boisson qui convient dans le traitement du plus grand nombre des maladies aiguës, principalement lorsqu'il faut maintenir le cours des urines libre, sans irriter, échauffer, ni nourrir.

PRÉPARATION. Suc exprimé des racines et tiges de *chiendent*, et clarifié, depuis deux onces jusqu'à quatre, à réitérer plusieurs fois le jour : racines et tiges fraîches en décoction depuis deux onces jusqu'à quatre, dans eau, deux livres et demie, pendant une heure ; exprimez ensuite, ajoutez réglisse, demi-drachme, et passez, pour boisson dans le jour : préférez autant qu'il est possible, les racines et tiges fraîches, aux seches qui ont peu de vertus.

Dent de lion. *Dens leonis. Leontodon taraxacum.*

Leontodon calyce infernè reflexo, foliis runcinatis denticulatis lævibus. (Linn. Hort. Cliff. 386. Spec. plant. 1122.)

En Europe. Dans les prés et sur les bords des chemins. *Fleurit en Germinal et Floreal.*

Feuilles inodores, d'une saveur un peu amere. *Vivace.*

VERTUS. Le suc exprimé des feuilles de dent de lion, depuis quatre onces jusqu'à huit, le matin à jeun, à un adulte, ne fatigue point l'estomac, excite l'appétit, augmente le cours et la quantité des urines, ranime un peu les forces, n'échauffe pas, nourrit légèrement, ne tient pas le ventre libre, et souvent constipe ; la décoction des feuilles produit les mêmes effets.

Le suc ou la décoction des feuilles sont avantageux dans la plupart des maladies du foie, de la rate, du mésentere, des reins et de la vessie, où il n'existe ni inflammation, ni douleur aiguë, ni état convulsif ; dans les douleurs d'estomac et des intestins, par mauvaise qualité de la bile ou du suc gastrique, mais sans inflammation ; dans les indigestions et le manque d'appétit par foiblesse ou par surabondance de matiere pituiteuses ou séreuses ; dans le plus grand nombre des fievres, avec abattement des forces ; dans plusieurs maladies de foiblesse, dans les pâles couleurs et la cachexie des enfans, avec tuméfaction et dureté du ventre : la décoction et le suc exprimé de la racine sont beaucoup plus actifs ; ils provoquent davantage le cours des urines et ne temperent de même ni la soif ni les ardeurs d'urine.

Préparation. Suc exprimé des feuilles ou des racines de *dent de lion*, depuis trois onces jusqu'à six, à répéter plusieurs fois le jour : feuilles fraîches depuis une once jusqu'à quatre, en décoction un quart-d'heure, dans eau, une livre, et exprimées pour boisson. Racines fraîches divisées depuis demi-once jusqu'à trois, en décoction pendant demi-heure, dans eau, une livre et demie, pour boisson.

Patience. *Lapathum. Rumex acutus.*

Rumex floribus hermaphroditis : valvulis dentatis graniferis, foliis cordato-oblongis acuminatis. (Linn. Hort. Cliff. 138. Spec. plant. 478.)

En Europe. Dans les prés humides, etc. *Fleurit en Prairial.*

Racine inodore, d'une saveur fade un peu amere. *Vivace.*

VERTUS. Décoction de racine fraîche, depuis demi-once jusqu'à quatre onces, imprime quelquefois dans la région de l'estomac un sentiment désagréable et passager ; très-rarement elle altère ; elle tient le ventre libre et quelquefois purge ; elle augmente un peu le cours des urines sans accroître sensiblement leur âcreté ; elle sert aussi à combattre le scorbut : desséchée, cette racine est moins active. — Extérieurement et intérieurement elle n'attaque pas avec beaucoup de force la gale ; elle favorise souvent l'action du soufre contre cette maladie ; elle tend à domter les dépôts formés par la gale répercutée et les maladies internes par répercussion d'humeur galeuse ; elle ne contribue pas avec autant d'efficacité à la guérison de la teigne, des écrouelles, du rachitis, du rhumatisme, de la goutte, des duretés du foie : elle diminue quelquefois par degrés presqu'insensibles la perte blanche, sans fatiguer l'estomac, les intestins et la matrice.

PRÉPARATION. Racine fraîche de patience, mondée et divisée, depuis demi-once jusqu'à quatre onces, en décoction dans eau, deux livres, pendant demi-heure, à adoucir avec racine de réglisse, pour boisson : la même décoction pour bain, fomentation et lavement.

Racine de patience fraîche, une livre, broyez jusqu'à consistance pulpeuse, passez à travers un tamis de crin, vous aurez la *pulpe de racine de patience*, dont il faut mêler quatre onces avec beurre frais, une once, pour un onguent avec lequel on frotte les parties récemment affectées de gale : appliquez la pulpe de racine de patience sur les croûtes teigneuses de la tête, elle en accélère la chute sans crainte de répercussion.

Frêne. *Fraxinus. Fraxinus excelsior.*

Fraxinus foliolis serratis, floribus apetalis.
(*Linn. Spec. plant.* 1509.)

Arbre. En Europe , dans les endroits humides. Sur les confins des prés et les bords des ruisseaux. *Fleurit en Floréal et Prairial.*

Feuilles inodores, d'une saveur amere et âcre. Semences mûres en automne , d'une odeur aromatique légere , d'une saveur un peu acerbe. Ecorce des branches inodores , d'une saveur amere très-acerbe.

VERTUS. Le suc exprimé des feuilles de frêne , depuis trois onces jusqu'à six , procure dans la région de l'estomac un sentiment désagréable de peu de durée , quelquefois avec rapports nauséabondes ; il augmente un peu le cours des urines et tient le ventre libre : le suc de l'écorce des jeunes branches, d'une saveur plus âcre , agit avec plus de force sur l'estomac et les intestins ; souvent il cause une diarrhée passagere. Le suc ou la décoction des feuilles et de l'écorce, passent pour combattre avec plus ou moins de succès les écrouelles ; il semble que souvent ils en retardent les progrès : ils ne détruisent pas les vers ascarides et lombricaux ; ils ne s'opposent pas aux mauvais effets de la morsure de vipere : on les propose pour dissiper les fievres intermittentes printanieres , la dureté récente et légere du foie , et l'ischurie par des matieres pituiteuses : s'il ne produisent pas ces effets , du moins il n'augmentent pas le mal. On ne doit jamais substituer au frêne.

== Les feuilles de raisin d'ours, (*uva ursi*). Les feuilles desséchées et pulvérisées , depuis demi-drachme jusqu'à deux drachmes, délayées dans cinq onces d'eau, ou incorporées avec un sirop, dose répétée trois fois par jour, excitent plus fortement le cours des urines que les feuilles de frêne. On assure sans être appuyé de l'observation, que les feuilles de raisin d'ours dissolvent et expulsent les calculs des reins et de la vessie; néanmoins elles en chassent quelquefois les petits graviers; elles ne détergent point les ulceres de ces parties. Les fruits de *raisin d'ours* nourrissent légérement et constipent sans augmenter le cours des urines.

Les feuilles sont employées avec succès pour tanner les cuirs.

Il en est des baies d'alkekenge comme des feuilles de raisin d'ours; elles n'ont ni l'une ni l'autre les vertus du frêne.

— Les baies d'alkekenge, *baccæ alkekengi*, d'une saveur aigrelette, un peu amere, depuis une once jusqu'à deux, broyées et en décoction pendant un quart-d'heure, dans eau, une livre, provoquent plus ou moins le cours des urines; elles irritent et échauffent moins que la feuille de *raisin d'ours;* elles ne dissolvent point les calculs des reins et de la vessie, et elles contribuent très-rarement à dissiper l'hydropisie essentielle récente, quelque vantée qu'elle soit pour combattre toutes les especes d'hydropisie.

PRÉPARATION. Suc exprimé des feuilles de frêne, depuis deux onces jusqu'à six, seul ou avec partie égale d'eau sucrée, à répéter plusieurs fois le jour, sur-tout pour les scrophuleux. — Suc exprimé de l'écorce, à la même dose. Lorsqu'on ne peut se procurer des feuilles et de l'écorce fraîches pour en tirer le suc, prenez feuilles et écorces desséchées, depuis deux onces jusqu'à demi-livre, en décoction pendant demi-heure dans eau, une livre et demie, pour boisson dans le jour; même décoction en lavemens, bains et fomentations.

Persil. *Petroselinum. Apium Petroselinum.*

Apium foliolis caulinis linearibus, involucellis minutis. (Linn. Hort. Cliff. 108. Spec. plant. 379.)

En Europe , au bord des fontaines : se cultive dans nos jardins. *Fleurit en Messidor et Thermidor.*

Feuilles d'une odeur aromatique douce lorsqu'elles sont froissées ; d'une saveur médiocrement acre. Semences d'une odeur aromatique douce , d'une saveur âcre. Racine d'une odeur aromatique douce, d'une saveur fade légèrement âcre. *Bisannuelle.*

VERTUS. Une forte infusion de racine de persil altere un peu , irrite légèrement , augmente quelquefois la toux , porte souvent dans la région de l'estomac un sentiment désagréable et passager , accroît le cours des urines , et attaque avec plus d'activité et de succès qu'aucun autre remede les différentes especes de dépôt de lait : avant d'administrer cette infusion , il faut toujours attendre que la soif , la grande chaleur et la vive inflammation soient calmées. Extérieurement les feuilles broyées jusqu'à consistance pulpeuse , et le suc exprimé des feuilles , favorisent quelquefois la résolution des tumeurs par dépôts de lait à peine enflammées , des contusions récentes et de l'inflammation par piqûre d'abeilles ou de cousins : ce suc passe encore pour détruire la vermine ; très-rarement il produit cet effet.

L'infusion de racine fraîche de persil , plutôt que celle de racine sèche , nuit rarement aux hystériques et aux personnes disposées aux mouvemens convulsifs. Plusieurs

Praticiens prétendent que cette infusion combat l'hydropisie et les obstructions des visceres du ventre ; ils préconisent de même les racines d'*arrête-bœuf*, d'*âche*, d'*asperge*, de *houx*, de *garence*, de *saxifrage*, de *pareira-brava*, et de *panicaut*. Les uns préferent à la racine de persil, la racine d'arrête-bœuf, mais ils n'ont point pris l'observation pour guide.

═ La racine d'arrête-bœuf, *ononis*, *ononis spinosa*, fraîche et divisée, depuis deux onces jusqu'à quatre, en décoction, dans eau, une livre et demie, augmente médiocrement le cours des urines, ne détruit point les calculs, et très-rarement favorise la guérison de l'hydropisie spontanée et récente. Les autres célebrent avec quelques fondement l'âche.

═ La racine et les tiges fraîches d'âche, *apium palustre*, depuis trois onces jusqu'à six, en décoction, dans eau, deux livres, et exprimées pour boisson, accroissent plus le cours et la quantité des urines que la racine précédente : l'observation n'a point prouvé qu'elles fussent nuisibles au cerveau, et dangereuses aux apoplectiques et aux épileptiques ; d'ailleurs comme elles sont peu utiles dans ces deux maladies, on peut se dispenser de les administrer. Le suc exprimé des feuilles et de la racine, édulcoré avec du miel, favorise quelquefois l'expectoration des matieres muqueuses, et l'expulsion par la vessie de semblables matieres ainsi que des graviers contenus dans les voies urinaires. Ceux-ci font grand cas de la tige jeune et récente et de la racine d'asperge : elles sont avec raison peu usitées en médecine.

═ La jeune tige et la racine d'asperge, *asparagus*, donnent aux urines une odeur fétide, les rendent plus âcres, et en augmentent médiocrement le cours : la tige nourrit peu, quelquefois elle fatigue l'estomac et sur-tout les voies urinaires.

La tige et la racine ne guérissent aucune espece d'hydropisie.

Parmi les Praticiens, peu contens des plantes ci-dessus pour accroître le cours et la quantité des urines, il s'en trouve qui emploient de préférence la racine de fenouil.

Fenouil, *fœniculum*. L'infusion de racine de fenouil échauffe, fortifie médiocrement l'estomac relâché par des humeurs séreuses ou pituiteuses ; excite plus ou moins le cours des urines, à moins qu'il n'y ait ardeur. Les feuilles de fenouil jouissent d'une plus grande réputation pour fortifier l'estomac et accroître le cours des urines ; elles n'augmentent point la quantité du lait ; très-rarement elles sont utiles dans l'asthme humide ; extérieurement elles ne résolvent pas l'inflammation ancienne des yeux quel qu'en soit le principe. Les semences plus échauffantes que les feuilles, quelquefois aident à la digestion, provoquent les urines lorsqu'il n'y a ni irritation ni inflammation ; elles altèrent ; elles échauffent et raniment les forces vitales, sans augmenter la quantité du lait ni rendre la vue plus distincte.

Ceux-là estiment davantage la racine de petit houx dans tous les cas où il faut augmenter le cours des urines, mais ils ne sont point fondés sur l'observation.

=== La décoction de racine de petit houx, *ruscus aculeatus*, depuis deux drachmes jusqu'à une once, dans eau, douze onces, accroît à peine le cours des urines ; elle est incapabale de dissiper l'hydropisie, de chasser les graviers, de calmer l'asthme pituiteux, de combattre l'ictère, de rétablir le flux menstruel et de guérir la goutte.

Quelques-uns vantent beaucoup la racine de garance : l'observation lui fait perdre chaque jour de ses vertus imaginaires.

===La racine de garance, *rubia tinctorum*, pulvérisée, depuis une drachme jusqu'à demi-once par jour, ou en décoction, depuis demi-once jusqu'à deux onces, dans eau, une livre, n'a jamais guéri ni diminué le rachitis, malgré la propriété qu'elle a de donner aux os une couleur rouge lorsqu'on en fait un long usage ; elle n'accroît pas sensiblement le cours des urines, et ne sert à combattre aucune espece d'hydropisie.

La mode a beaucoup préconisé la racine de pareirabrava, mais elle est maintenant peu usitée.

=== La racine de pareira - brava, *pareira - brava*, en décoction, depuis demi-once jusqu'à un once, dans eau, une livre et demie, jusqu'à réduction de moitié, augmente quelquefois le cours et la quantité des urines, sans beaucoup échauffer ni fatiguer l'estomac ; mais elle ne dissout pas les graviers, elle ne détruit point les duretés et les calculs du foie, elle contribue à peine à l'évacuation du mucus surabondant de la vessie : elle ne combat point la gonorrhée, l'asthme humide et la goutte. Un petit nombre de Praticiens a donné des éloges à la racine de saxifrage.

══ La racine de saxifrage, *pimpinella saxifraga*, en poudre, ou en décoction, excite plus rarement le cours des urines, que la racine de *pareira-brava* : il est certain qu'elle ne préserve pas du calcul, et encore plus certain qu'elle ne guérit pas la gonorrhée vénérienne, la gonorrhée simple, l'ulcère des prostates, l'inflammation des voies urinaires, la fievre quarte, l'hydropisie invétérée et les tumeurs dures du foie.

Enfin, peu de Praticiens ont proposé le bois néphretique : en Angleterre il a encore des partisans.

══ Bois néphretique, *lignum nephreticum*, en macération au bain-marie, depuis demi-once jusqu'à deux onces, dans eau, une livre, provoque médiocrement le cours des urines, n'attaque point les calculs, chasse quelquefois les petits graviers, et ne combat nullement la gale. L'huile exprimée de son fruit, nommée *huile de Ben*, n'est pas usitée en médecine.

Le *sirop des cinq racines*, employé et recommandé par les empiriques dans toutes les maladies où les urinaires sont indiqués, ne mérite point les éloges qu'on lui a prodigués.

PRÉPARATION. Racine fraîche de persil, depuis demi-once jusqu'à trois onces ; racine seche, depuis deux drachmes jusqu'à deux onces\ en infusion pendant deux heures, dans eau, une livre et demie ; passez, adoucissez la colature avec du sucre ou de la réglisse, pour boisson dans la matinée, à répéter l'après midi si la maladie l'exige. Pour diminuer l'àcreté de la racine, substituez à l'eau pure, égale quantité de bouillon de poulet, ou de décoction légere de racine de guimauve.

Prenez racine d'àche, de fenouil, de persil, de petit houx, d'asperge ; de chacune deux onces ; divisez les racines ; faites les macérer au bain-marie pendant six heures, dans six livres d'eau, filtrez, faites fondre au bain-marie, dans cinq livres de colature, neuf livres et trois quart de sucre , vous aurez le sirop des cinq racines , *synupus quinque radicum* , depuis deux onces jusqu'à quatre, à meler avec eau , depuis demi-livre jusqu'à une livre et demie.

Raifort. *Raphanus. Raphanus sativus.*

Raphanus siliquis teretibus torosis bilocularibus. (*Linn. Hort. Cliff.* 340. *Spec. plant.* 935.)

En Europe. Se cultive dans nos jardins. *Fleurit en Prairial.*

Racine inodore, d'une saveur âcre. *Annuelle.*

VERTUS. Le suc exprimé de la racine de raifort, depuis trois onces jusqu'à huit , procure des renvois, une sensation désagréable et très-passagere dans la région de l'estomac ; il échauffe légérement, altere un peu, il nourrit à peine, il ne tient pas le ventre libre , il augmente les forces vitales et musculaires, il favorise quelquefois l'expectoration et il accroît médiocrement le cours des urines. Il est quelquefois employé avec succès contre le scorbut, la toux catarreuse invétérée, l'enrouement catarreux, la toux pituiteuse et habituelle ; il est quelquefois utile dans le défaut d'appétit par foiblesse d'estomac, ou par surabondance d'humeur muqueuse , ou par alimens trop huileux ou trop visqueux ; il est rare qu'il contribue à combattre les diverses especes d'hydropisie par foiblesse, même l'hydropisie par scorbut.

La racine prise comme aliment, réveille l'appétit et cause souvent des renvois : elle est utile aux cachectiques, à ceux qui habitent des endroits humides et froids ou marécageux, aux scorbutiques et quelquefois aux asthmatiques.

== La racine de raifort sauvage, *cochlearia armoracia, seu raphanus rusticanus*, plus âcre et plus échauffante que le raifort ordinaire, broyée et assaisonnée avec un peu de vinaigre et mêlée aussitôt avec les alimens, facilite la digestion, excite l'appétit et ranime les forces ; il ne paroît pas qu'elle provoque avec plus de force l'expectoration et le cours des urines, que le raifort ordinaire, et qu'elle combatte plus efficacement le scorbut, l'hydropisie spontanée, l'hydropisie par atonie et l'hydropisie scorbutique. — Racine fraîche et divisée, depuis une once jusqu'à quatre, en infusion, dans eau, une livre et demie. — Racine seche peu utile, à moins que les forces ne soient abattues.

Il ne faut point préférer au raifort, le porreau ; il est moins urinaire et n'attaque point le scorbut.

== Le suc exprimé de la racine de porreau, *porrum, allium porrum*, depuis quatre onces jusqu'à huit, répété plusieurs fois le jour, excite quelquefois le cours des urines ; il échauffe peu, il fatigue rarement l'estomac, il tient le ventre libre, il ne dissout point les graviers ; quelquefois il empêche les progrès de l'hydropisie spontanée, et de l'hydropisie sans affoiblissement considérable. La décoction de la racine est beaucoup moins efficace que son suc : desséchée elle n'a point de vertus.

== La décoction de racine de bardane, *bardana, arctium lappa*, fatigue rarement l'estomac ; elle est quelquefois plus active que le raifort pour exciter le cours des urines ; elle réveille un peu l'appétit diminué par foiblesse d'estomac, ou par sérosité ; et remédie quelquefois à l'ictere par suppression de transpiration ; elle ne guérit point les écrouelles, la vérole, la gale, le scorbut, la goutte, les fievres intermittentes, soit printanieres soit automnales, le rhumatisme, et ne garantit pas des mauvais effets du mercure ; elle ne soulage pas dans l'asthme pituiteux. Les feuilles récentes, broyées et appliquées sur les ulceres nouveaux et de bonne qualité, passent pour les déterger. La nature sans le secours de l'art, ordinairement produit cet effet.

PRÉPARATION. Suc exprimé de raifort, depuis trois onces jusqu'à huit, à répéter plusieurs fois dans le jour si l'indication l'exige. Lorsque l'indication oblige de ra-

nimer puissamment les forces vitales et musculaires par
des spiritueux, et en meme-temps de rendre le suc de
raifort plus urinaire, on propose de le mêler avec partie
égale de vin blanc : quelquefois cela réussit.

Ne faites subir aucun degré de chaleur au suc de
raifort et à celui de *raifort sauvage ;* l'action du feu la
plus légere, fait perdre à l'un et à l'autre une grande
partie de leurs vertus.

Saponaire. *Saponaria. Saponaria offici-nalis.*

Saponaria calycibus cylindricis, foliis ovato-lanceolatis. (*Linn. Hort. Cliff.* 165. *Spec. plant.* 584.)

En France. Sur les bords des haies et des
ruisseaux. *Fleurit en Thermidor.*

Feuilles inodores , d'une saveur amere.
Racine inodore , d'une saveur moins amere.
Vivace.

Vertus. Une forte décoction de feuilles de saponaire,
prise le matin à jeun en plusieurs verrées , produit dans
la région épigastrique une sensation désagréable et passagere , diminue souvent les forces de l'estomac, et plus
souvent l'irrite au point de le rendre moins propre à une
bonne digestion. Cette décoction augmente le cours et la
quantité des urines , et constipe un peu. Je suis peut-être
le premier à qui l'observation a démontré qu'elle com-
battoit avantageusement le rhumatisme chronique , la
sciatique , et qu'administrée à petite dose au commencement de la seconde décade du rhumatisme aigu, elle
étoit accompagnée d'un heureux succès. Elle contribue à
la résolution des duretés du foie spontanées , ou produites
par suppression de transpiration, ou par répercussion
d'humeur rhumatismale.

Lorsque l'estomac est foible ou fatigué par l'usage de la saponaire, ou qu'il y a disposition à une maladie convulsive, alors ajoutez à l'infusion des fleurs de camomille romaine. — La décoction des feuilles ou de la racine de saponaire, ne guérit point la vérole, le rachitis, les écrouelles ; elle ne facilite pas l'action du mercure contre la vérole, quelquefois elle calme et retarde les accès de la goutte.

== Une forte infusion des feuilles d'aigremoine , *agrimonia* , *agrimonia eupatoria* , ne sauroit remplacer une pareille infusion des feuilles de saponaire. Qu'on se garde bien de croire à toutes les vertus qu'on a attribuées à l'aigremoine: elle ne combat pas les maladies du foie, les maladies cutanées, les ulceres internes ; elle n'augmente pas sensiblement le cours des urines : en gargarisme, elle favorise légèrement la détersion des ulceres de l'arriere-bouche : intérieurement, elle ne déterge point les ulceres du poumon et du foie ; elle ne combat aucune espece d'hydropisie , même l'hydropisie par fievre intermittente. Feuilles à administrer comme celles de saponaire.

== L'infusion des feuilles de verge-d'or, *solidago virga aurea* , si estimée pour déterger les ulceres internes, particuliérement ceux des reins, de la vessie et de l'uretre , ne sert qu'à les irriter ; elle ne l'emporte sur l'infusion des feuilles de saponaire dans aucun cas. Elle ne dissout point les calculs des reins et de la vessie ; elle accroît un peu le cours des urines ; et en gargarisme, quelquefois elle tend à déterger les ulceres simples de la gorge : feuilles à administrer comme celles de saponaire.

PRÉPARATION. Feuilles fraîches de saponaire , depuis demi-livre jusqu'à une livre , hachées, et en décoction pendant un quart-d'heure , dans eau, deux livres , pour boisson à prendre principalement le matin : feuilles seches, depuis deux onces jusqu'à demi-livre, en décoction comme les feuilles fraîches , à édulcorer avec de la réglisse. — Ayez attention dans le rhumatisme chronique de prescrire les feuilles de saponaire à haute dose ; de ne pas les administrer lorsqu'il y a inflammation , pléthore , et disposition aux mouvemens convulsifs ; de les associer avec les fleurs de camomille romaine quand il y a foiblesse d'estomac ; de les mêler avec plus ou moins de lait de vache , ou d'anesse , lorsqu'il y a exténuation ; et de favoriser leur action par une chaleur tempérée , et par les vésicatoires.

Oignon. *Cepa. Allium Cepa.*

Allium scapo nudo infernè ventricoso longiore foliis teretibus. (*Linn. Hort. Ups.* 77. *Spec. plant.* 431.)

Se cultive dans nos jardins. *Fleurit en Prairial.*

Racine d'une odeur forte et piquante, d'une saveur douceatre , puis âcre ; et lorsqu'on la coupe , sa vapeur irrite l'œil et provoque les larmes. *Bisannuelle*

VERTUS. Suc exprimé de la racine d'oignon , depuis quatre onces jusqu'à huit , fait naître dans la région de l'estomac , un sentiment désagréable et passager ; il échauffe , et altere un peu ; il accroît le cours des urines , et les rend plus abondantes , sur-tout s'il est uni avec parties égales de vin blanc , et s'il n'existe ni ardeur d'urine , ni disposition inflammatoire , ni disposition convulsive ; très-rarement il combat avec avantage l'hydropisie essentielle , l'hydropisie par foiblesse, par cachexie , ou par scorbut.

Le suc exprimé de l'oignon cuit , ne possede point les mêmes vertus ; il adoucit , nourrit , tient le ventre libre , réveille un peu l'appétit , et accroît légérement le cours des urines.

L'oignon cuit , réduit en pulpe , et appliqué sur des tumeurs inflammatoires , et disposées à la suppuration , les convertit assez promptement en abcès.

PRÉPARATION.

PRÉPARATION. Le suc exprimé de la racine d'oignon, depuis quatre onces jusqu'à huit, à prendre plusieurs fois par jour, seul ou mêlé avec parties égales de vin blanc, ou d'une forte infusion de baies de genievre.

Ail. *Allium. Allium sativum.*

Allium caule planifolio bulbifero, bulbo composito, flaminibus tricuspidalis. (*Linn. Hort. Ups.* 76. *Spec. plant.* 425.)

En Espagne, en Sicile, se cultive dans nos jardins. *Fleurit en Prairial et Messidor.*

Racine, d'une odeur aromatique forte et piquante, d'une saveur âcre. *Vivace.*

VERTUS. La gousse d'ail, depuis une drachme jusqu'à deux, prise le matin à jeun, donne de la chaleur dans la bouche et dans la région de l'estomac ; cause quelquefois des rapports âcres ; excite l'appétit ; nourrit peu ; accroît les forces vitales et musculaires ; constipe ; augmente la transpiration insensible , le cours et la quantité des urines ; préserve souvent des mauvais effets de l'air humide, ou chaud et humide, ou marécageux ; tend à combattre le scorbut, et quelquefois les fievres intermittentes ; ranime l'appétit diminué par foiblesse d'estomac, par surabondance de mucus, ou par alimens trop visqueux ou huileux ; et attaque quelquefois l'hydropisie essentielle, celle par foiblesse, par cachexie, ou par scorbut. L'ail ne chasse pas les graviers contenus dans les reins, ou dans la vessie.

Le suc d'ail, depuis deux drachmes jusqu'à une once, mêlé avec l'infusion de pouliot, a quelquefois dissipé la toux pituiteuse ou séreuse ancienne ; mais il ne fait point mourir le ver solitaire : il attaque rarement les vers lombricaux. Le suc exprimé de la gousse d'ail, depuis demi-once jusqu'à deux onces, mêlé avec cinq onces de vin blanc, et réitéré plus ou moins souvent dans le jour, a quelquefois retardé les progrès de l'hydropisie par cachexie, et de l'hydropisie scorbutique, etc. — Les gousses d'ail broyées et appliquées sur les tégumens, y causent souvent de la douleur, et une très-légere inflammation : cette espece de cataplasme mis sous les pieds dès les premiers jours des maladies éruptives, telles que la petite vérole, la rougeole, fait naître dans cette partie, douleur, chaleur, gonflement, et rougeur plus ou moins considérables : il dégage aussi la tête et la poitrine ; il favorise l'éruption, et rend la fievre moins violente. — Le suc d'ail appliqué à plusieurs reprises sur une dartre simple et sans inflammation, la dissipe quelquefois : le même suc introduit dans l'oreille à l'aide du coton qui en est imbibé, calme rarement la surdité rhumatismale et catarrale, encore faut-il qu'elle soit sans disposition inflammatoire.

PRÉPARATION. Gousse d'ail, depuis une drachme jusqu'à deux, à manger dans la matinée. Suc exprimé de gousse d'ail, depuis deux drachmes jusqu'à deux onces, à mêler avec parties égales d'eau sucrée, ou avec vin blanc, cinq onces, suivant l'indication. Gousses d'ail broyées jusqu'à consistance pulpeuse, ou de cataplasme, à appliquer sur les tégumens.

Chicorée. *Chicorium. Chicorium Intybus.*

Chicorium floribus geminis sessilibus, foliis runcinatis. (*Linn. Flor. Suec.* 650. *Spec. plant.* 1142.)

En Europe. Dans les terres incultes, le long des chemins, *Fleurit en Thermidor et Fructidor.*

Feuilles inodores, d'une saveur amere.
Racine inodore, d'une saveur plus amere.
Vivace.

VERTUS. Suc exprimé et clarifié des feuilles de chicorée, depuis quatre onces jusqu'à huit, le matin à jeun, ne produit point de chaleur, ni de sentiment désagréable dans la région de l'estomac, et dans les voies urinaires ; il réveille l'appétit, constipe un peu, augmente le cours et la quantité des urines, favorise la guérison des fievres intermittentes printanieres ; aide à la résolution des duretés du foie et de la rate par fievre intermittente ; dissipe la jaunisse essentielle, et celle produite par suppression de la transpiration insensible, ou par vive affection de l'ame ; ranime l'appétit aboli par foiblesse d'estomac, ou par l'abus d'alimens visqueux ou trop acides ; calme la diarrhée par humeurs tournées vers l'acide, la diarrhée bilieuse, et la diarrhée par foiblesse d'estomac et des intestins. —— Les jeunes feuilles de chicorée, fraîches, et assaisonnées avec de l'huile, un peu de vinaigre et de sel, conviennent aux personnes dont l'estomac, quoique foible, digere encore avec assez de facilité, aux cachectiques, au chlorotiques, aux hypocondriaques, et aux enfans dont le ventre est dur et tuméfié, ainsi que les glandes du mésentere. — La décoction de la racine est beaucoup plus active que le suc exprimé des feuilles : elle rend les urines plus abondantes, et doit être préférée pour combattre l'hydropisie essentielle, celle par cachexie, par fievre intermittente, ou par suppression de transpiration, et la difficulté d'uriner par de petits graviers, ou par des matieres pituiteuses.

PRÉPARATION. Suc exprimé des feuilles de chicorée, et clarifié, depuis quatre onces jusqu'à huit, répété plus ou moins de fois dans le jour, administré seul, ou avec deux ou trois parties de petit lait, ou de bouillon de poulet, ou de bouillon de grenouilles, ou de bouillon de tortue, suivant l'indication. — Feuilles fraîches et divisées , depuis quatre onces jusqu'à demi-livre , en décoction pendant un quart-d'heure , dans eau , deux livres ; passez , exprimez , pour boisson à adoucir avec du sucre et de la réglisse. — Racine fraîche et divisée , depuis deux onces jusqu'à quatre , en décoction dans eau , deux livres , comme les feuilles ci-dessus : lorsque les voies urinaires sont disposées à l'inflammation , ajoutez à ces décoctions nitre , douze ou vingt grains. Plusieurs ajoutent à ces décoctions , pour les rendre plus urinaires , tartre vitriolé , ou sel de tartre soluble , depuis demi-drachme jusqu'à deux drachmes. — L'observation nous apprend que l'addition de ces sels ne donne pas à la chicorée plus d'activité pour augmenter la quantité des urines.

Aunée. *Enula campana. Inula Helenium.*

Inula foliis amplexicaulibus ovatis rugosis: subtus tomentosis , calycum squamis ovatis. (Linn. Amœn. Acad. I. 410. Spec. plant. 1236.)

Dans l'Europe méridionale ; en France , dans les endroits gras et ombragés , sur les montagnes. Se cultive dans nos jardins. *Fleurit en Messidor et Thermidor.*

Racine d'une odeur aromatique forte , d'une saveur amere , désagréable , médiocrement âcre. *Vivace.*

Vertus. La racine d'aunée , depuis deux drachmes jusqu'à une once , en infusion dans eau , une livre , échauffe un peu la région de l'estomac , ranime les forces , réveille l'eppétit , et dispose l'estomac à digérer avec promptitude et facilité ; elle constipe , augmente le cours et la quantité des urines , et un peu la transpiration insensible ; elle porte quelquefois à la peau l'humeur de la gale répercutée, très-rarement elle en favorise la guérison ; elle aide à l'expectoration pituiteuse ; calme quelquefois la violence des accès de l'asthme humide ; diminue rarement la perte blanche, le tremblement des fondeurs, et celui produit par le mercure ; dissipe souvent la difficulté d'uriner par graviers, ou par surabondance de mucosité, et sans inflammation ; enfin, contribue à la cure d'un grand nombre de maladies de foiblesse, et de maladies d'estomac où il n'y a ni irritation vive, ni inflammation, ni disposition à ces deux états. — Elle ne guérit point le rhumatisme, ni la goutte ; mais elle y porte quelquefois du soulagement. — La pulpe de la racine, en friction sur les parties affectées de gale, rarement la dissipe. — La conserve d'aunée approche beaucoup des vertus de l'infusion de la racine.

PRÉPARATION. Racine d'aunée divisée depuis deux drachmes jusqu'à une once, en infusion pendant une heure dans eau, une livre et demie, pour boisson. — Prenez racine d'aunée fraîche, mondée et divisée, que vous ferez macérer au bain-marie dans une très-petite quantité d'eau ; broyez ensuite jusqu'à consistance pulpeuse ; passez à travers un tamis de crin ; mêlez la pulpe qui en résulte, peu à peu, long-temps et exactement, avec le double de son poids de sucre ; enfin, faites évaporer à une très-douce chaleur l'humidité superflue, vous aurez la conserve d'aunée, *conserva enulæ campanæ*, depuis une drachme jusqu'à une once, à prendre le matin à jeun, et à répéter dans le jour une heure avant les repas, suivant l'indication. — Prenez pulpe de racine d'aunée deux onces, beurre frais demi-once ; mêlez exactement pour onguent dont on frottera les parties affectées de gale, depuis deux drachmes jusqu'à demi-once par friction.

Genevrier. *Juniperus. Juniperus communis.*

Juniperus foliis ternis patentibus mucronatis bacca longioribus. (*Linn. Spec. plant.* 1470.)

Arbuste, dans les forêts, en Europe. *Fleurit au printemps.*

Baies d'une saveur âcre, un peu amere ; d'une odeur aromatique douce, forte lorsqu'on les jette sur des charbons allumés. Bois d'une odeur aromatique douce, et d'une saveur médiocrement âcre.

VERTUS. Les baies de genievre concassées, depuis deux drachmes jusqu'à demi-once, en infusion dans eau, huit onces, prises le matin à jeun, alterent, excitent de la chaleur dans la région de l'estomac, lui donnent de la force, ainsi qu'aux intestins, lorsqu'ils sont affoiblis par des humeurs séreuses, pituiteuses, ou tendantes à l'acide ; dissipent les vents qui y sont contenus, constipent, raniment les forces vitales et musculaires, augmentent le cours et la quantité des urines, les rendent plus âcres, et accroissent la transpiration insensible. — *L'extrait de genievre*, depuis une drachme jusqu'à deux, produit à peu près les mêmes effets que l'infusion ; il provoque moins le cours des urines.

L'infusion et l'extrait sont employés utilement pour combattre la plupart des maladies de foiblesse, particuliérement les maladies d'estomac et des intestins sans disposition à l'inflammation, aux vives douleurs et aux convulsions, l'hydropisie essentielle et l'hydropisie par ca-

chexie, ou par foiblesse. — Les baies de genievre, mêlées aux alimens, échauffent, fortifient beaucoup et accélerent la digestion; jetées sur des charbons allumés,
elles répandent une odeur agréable qui réveille les sens
et corrige à peine les mauvaises qualités de l'air humide
et infecté de vapeurs putrides : quelquefois leur parfum
favorise l'expectoration des humeurs pituiteuses sur la fin
de la toux catarrale; mais il ne remédie pas au rhumatisme chronique, au déplacement de l'anus et du vagin
par foiblesse.

PRÉPARATION. Baies de genievre pulvérisées, depuis
six grains jusqu'à deux drachmes, délayées dans eau ou
vin blanc, huit onces : — Baies concassées, depuis une
drachme jusqu'à une once, en infusion pendant une
heure dans eau, une livre et demie pour boisson. —
Prenez baies récentes de genievre, broyez-les avec une
petite quantité d'eau bouillante; exprimez fortement, et
faites évaporer à un feu doux dans une terrine de grès,
jusqu'à consistance de miel, vous aurez l'extrait de genievre, *extractum juniperi*, à renfermer dans un vase bien
bouché et à l'abri de la chaleur; depuis six grains jusqu'à deux drachmes, seul, ou délayé dans eau sucrée, ou
vin généreux, deux onces.

Cerfeuil. *Cerefolium. Scandix Cere-folium.*

*Scandix seminibus nitidis ovato-subulatis,
umbellis sessilibus lateralibus.* (*Linn. Hort.
Cliff.* 110. *Spect. plant.* 368.)

En France, dans les champs et dans les
prés; se cultive dans nos jardins. *Fleurit en
Prairial.*

L 4

Feuilles d'une odeur aromatique douce, d'une saveur légérement àcre. *Annuelle.*

VERTUS. Le suc exprimé des feuilles de cerfeuil, et clarifié, depuis quatre onces jusqu'à huit, porte dans la région de l'estomac une douce chaleur, plus souvent accompagnée de soif que d'un sentiment désagréable ; fortifie l'estomac languissant, constipe, accroît le cours des urines, augmente souvent l'expectoration sur la fin de la toux catarrheuse, et dans la toux pituiteuse ; contribue quelquefois à guérir l'hydropisie essentielle, l'hydropisie par cachexie, et à détruire la difficulté de respirer par surabondance d'humeurs muqueuses ; résout rarement les duretés du foie par suppression de transpiration, les duretés du mésentere par cachexie ; favorise rarement la détersion des ulceres internes et externes ; ne combat point le cancer, ni les maladies de la peau, telles que les dartres, la gale et la teigne, ni les tumeurs dures des ovaires et de la matrice ; ne calme pas l'affection hystérique et hypocondriaque ; enfin, ne provoque pas le flux menstruel ; mais souvent il favorise la résolution des dépôts de lait, et c'est après la racine de persil le remede le plus avantageux. — Les feuilles de cerfeuil, broyées et appliquées sur des contusions récentes, et sur des dépôts de lait légérement enflammés, quelquefois en facilitent la résolution.

PRÉPARATION. Suc exprimé des feuilles de cerfeuil, et clarifié, depuis deux onces jusqu'à huit, seul ou mêlé avec petit lait ou vin blanc, parties égales, suivant l'espece de maladie ; dose qu'on peut réitérer plusieurs fois dans le jour. — Feuilles broyées jusqu'à consistance pulpeuse, où l'on ajoute seulement pour les contusions un peu d'eau de vie — Feuilles fraîches et hachées, depuis quatre onces jusqu'à huit, en infusion dans une livre et demie d'eau pour boisson.

Scille. Oignon marin. *Scilla. Scilla maritima.*

Scilla nudiflora, bracteis refractis. (*Linn. Spect. plant.* 442.)

Sur les rivages sablonneux de la Syrie, de la Sicile, de l'Espagne. *Fleurit en Thermidor et Fructidor.*

Racine inodore, d'une saveur amere, nauséabonde et très-àcre. *Vivace.*

VERTUS. La racine de scille, desséchée et pulvérisée, depuis cinq grains jusqu'à dix, cause de l'anxiété, un mal-aise presque général, une sensation très-désagréable dans la région de l'estomac, souvent des nausées et envies de vomir, quelquefois le vomissement, et fréquemment la diarrhée avec colique ; elle détruit l'appétit, abat les forces, principalement celles de l'estomac, et augmente le cours et la quantité des urines, sur-tout étant mêlée ou infusée avec du vin. — A haute dose, elle fait vomir, purge, et cause même des accidens mortels. Infusée dans du vinaigre et adoucie avec du miel, elle irrite la poitrine, fait abondamment expectorer, et calme quelquefois l'espece de suffocation qui arrive dans la toux catarrale, la toux pituiteuse, et l'asthme humide ; à haute dose, elle fait aussi vomir ; après son action, elle abat plus ou moins les forces vitales et musculaires, et laisse souvent dans l'estomac une impression fâcheuse qui dure plus ou moins de temps. — Elle combat rarement avec succès l'hydropisie ; ou, si elle la dissipe, ce n'est guere que momentanément, et bientôt l'hydropisie reparoit plus grave qu'elle n'étoit. On peut cependant tenter la scille toutes les fois que les autres urinaires ne produisent aucun effet, qu'il ne reste plus d'autre ressource pour éviter une mort prochaine, et qu'il n'y a ni disposition inflammatoire des visceres du ventre, ni obstruction du foie, de la rate, ou du mésentere, ni dureté, vélocité et plénitude du pouls. — Plusieurs Praticiens ont observé que la racine fraîche de scille, macérée dans du vin, étoit beaucoup plus efficace que desséchée : je suis de leur avis. Les Praticiens inquiets de ne pas trouver la scille assez forte, ont eu recours au colchique.

— La racine de colchique, *colchicum*, est une espece de poison que le vinaigre corrige un peu, mais qui ne l'emporte point sur l'oxymel scillitique : on ne doit jamais administrer l'oxymel colchique, *oxymel colchicum*, préparé comme celui de scille, même lorsque ce dernier est inefficace, et que le malade est près de perdre la vie : si on veut, à quelque prix que ce soit, administrer l'oxymel colchique, prescrivez - le depuis demi-drachme jusqu'à deux, dans une verrée de décoction de racine de guimauve. Préférez la racine desséchée de colchique, à la fraîche.

PRÉPARATION. Oignons de scille, divisés par écailles, desséchés au soleil ou dans une étuve, et pulvérisés, depuis cinq grains jusqu'à dix. — Prenez oignon de scille, divisé et desséché, deux onces, ou la même racine fraîche, une once ; vin blanc généreux, une livre et demie ; faites macérer pendant quarante-huit heures à la chaleur d'une étuve ou au soleil dans une bouteille bien bouchée, passez ensuite, vous aurez le vin de scille, *vinum scilliticum*, depuis deux drachmes jusqu'à deux onces. Le vin de scille avec racine fraîche, depuis deux drachmes jusqu'à une once : s'il excite une légere nausée, il produira une évacuation abondante d'urines ; mais s'il ne provoque ni nausée ni vomissement, les urines s'écouleront en moindre quantité.

Prenez oignon de scille, desséché, quatre onces, ou scille fraîche, deux onces ; vinaigre, une livre ; faites macérer comme le vin de scille, vous aurez le vinaigre de scille, *acetum scilliticum*, depuis une drachme jusqu'à trois, à adoucir avec du sucre ou du miel. — Si vous faites cuire à un feu très-doux dans un vase de grès, vinaigre scillitique, une livre, miel, demi-livre, jusqu'à consistance de miel, vous aurez l'oximel scillitique, *oximel scilliticum*, depuis une drachme jusqu'à trois; et depuis demi-once jusqu'à une once, l'orsqu'on veut exciter le vomissement: en gargarisme, la même dose mêlée, avec décoction d'orge, six onces.

Sel marin. *Sal marinum.*

Sel neutre, composé d'acide marin, et d'alkali fixe minéral; se cristallisant en cubes; déliquescent à l'air libre; décrépitant sur les charbons ardens; fusible au feu, lorsqu'il est bien rougi; se figeant au sortir de là en une masse blanche et opaque, qui ne diffère du sel marin que par la perte de son eau de cristallisation; inodore, d'une saveur médiocrement âcre, exigeant pour sa dissolution quatre parties d'eau pour une partie de sel.

VERTUS. Sel marin, depuis demi-drachme jusqu'à demi-once, altere beaucoup, porte un sentiment désa-- gréable et de la chaleur dans la région de l'estomac, excite quelquefois des nausées et le vomissement; il constipe et augmente un peu le cours des urines, en les rendant plus âcres: à petite dose il accélere la digestion; à plus haute dose il ne nuit pas aux écrouelles, mais il ne les guérit pas: il en est ainsi de l'eau de la mer que plusieurs préferent au sel marin pour domter les écrouelles; ils la prescrivent non-seulement en boisson, mais encore en bains, en lavement et fomentation. — L'eau tenant en dissolution du sel et employée en fomentation, dissipe quelquefois les échimoses et les contusions récentes.

Le tartre vitriolé, le tartre soluble, le sel de Glauber, que nous avons rangés parmi les purgatifs, parce qu'à haute dose ils purgent, méritent peut-être plus d'être placés dans la classe des urinaires que le sel marin. — A petite dose, ils provoquent avec plus de force et d'utilité le cours des urines, et ils échauffent beaucoup moins.

PRÉPARATION. Sel marin, depuis dix grains jusqu'à demi-once, dans eau, huit onces. Le sel gemme ne diffère point du sel marin.

Nitre. Salpetre. *Nitrum.*

Sel neutre composé d'acide nitreux et d'alkali fixe végétal, se cristallisant en prismes hexaëdres, souvent strié dans sa longueur et terminé par deux pyramides hexaëdres très-courtes; détonnant à l'air libre, lorsqu'il est mêlé à des matieres inflammables et jeté dans un creuset rougi au feu; n'y laissant que son alkali fixe; ne tombant pas en efflorescence à l'air libre; n'y devenant pas humide; se liquéfiant au feu long-temps avant que d'y rougir; soluble en plus grande quantité dans l'eau bouillante que dans l'eau froide; inodore, d'une saveur fraîche, ensuite fade et légèrement àcre.

VERTUS. Nitre, depuis demi-drachme jusqu'à deux drachmes, en solution, dans eau, huit onces, produit dans la région de l'estomac un sentiment un peu désagréable; il ne calme pas la soif, ne réveille point l'appétit; il n'échauffe pas, il ne procure point de la fraîcheur, il ne constipe point ; il accroît le cours des urines ; il augmente un peu l'irritation du genre nerveux: le pouls subsiste le même. — A plus petite dose il paroît calmer l'inflammation et l'ardeur des voies urinaires, et tempérer légérement la soif.—Les panégyristes de ce *sel* lui attribuent les qualités d'adoucir et de dissiper les mouvemens convulsifs, de chasser les vents, et de s'opposer à l'inflammation des humeurs ou à leur disposition vers la putridité. Malgré ces éloges, le nitre ne combat point les maladies convulsives, les maladies de foiblesse, les maladies venteuses, et la plupart des maladies évacuatoires avec foiblesse et irritation : il est moins désavantageux dans les fievres dites bilieuses, les fievres inflammatoires, et les maladies inflammatoires de la tête, du ventre et particuliérement des voies urinaires ; en gargarisme, dans les maladies inflammatoires de la gorge ; en lavement en fomentation, et en bain, dans les maladies inflammatoires de la tété et du ventre.

La poudre tempérante, *pulvis temperans,* composée de nitre et de tartre vitriolé, de chacun une once, et de gomme arabique, deux drachmes, pulvérisés et mêlés, depuis demi-drachme jusqu'à deux drachmes, ne calme pas plus que le nitre seul ; elle accroît davantage le cours des urines, mais son long usage fatigue l'estomac.

PRÉPARATION. Nitre purifié, cristallisé et pulvérisé, depuis dix grains jusqu'à demi-drachme, en solution dans eau, une livre et demie, pour boisson : nitre depuis une drachme jusqu'à demi-once, en solution dans eau, une livre et demie, pour lavement.

Savon. Savon blanc. *Sapo. Sapo albus.*

Substance composée d'alkali minéral, de chaux, d'eau et d'huile ; soluble dans l'eau et l'esprit de vin ; solide, blanche ; se durcissant à l'air libre et sec ; inodore, d'une saveur rance et âcre.

VERTUS. Savon, depuis dix grains jusqu'à une drachme, pris le matin à jeun, procure de la chaleur et un sentiment de mal-aise dans la région de l'estomac, souvent des renvois âcres ; il tient·le ventre libre, donne quelquefois des coliques, accroît le cours des urines et la sensibilité, augmente la soif, irrite la trachée-artere, et avec le temps fatigue l'estomac, les intestins et la poitrine. Il combat quelquefois les duretés essentielles du foie, ou par suppression de transpiration, ou par fievre intermittente, les tumeurs du mésentere des enfans et des adultes par cachexie, les douleurs d'estomac et des intestins par humeur tendant vers l'acide, les coliques par des acides végétaux ou minéraux, ou par des sels métalliques vénéneux, la colique néphrétique par graviers, les duretés des mamelles et d'autres parties du corps par dépôt de lait avec peu d'inflammation, la corpulence excessive ; intérieurement et extérieurement le rhumatisme chronique ; extérieurement les tumeurs indolentes, les duretés et les ulceres fistuleux des mamelles par dépôt de lait : en solution dans l'esprit de vin, il passe pour dissiper les contusions récentes, l'œdeme des pieds et des jambes par une marche forcée, les engelures récentes, la paralysie par sérosité, l'ankylose récente et sans virus : ce topique n'est ordinairement d'aucune utilité dans ces maladies. Le savon ne dissipe pas les écrouelles ni la goutte, il ne dissout point les calculs des reins et de la vessie ; mais quelquefois il accélere la suppuration des tumeurs inflammatoires trop lentes à se changer en abcès ; en lavement ou sous forme de suppositoire, il rémédie à la constipation et provoque les urines. *Savon de Starckei,* composé d'alkali fixe de tartre, et d'huile essentielle de térebenthine, irrite beaucoup les voies urinaires, provoque les urines lorsqu'il n'y a disposition ni à l'inflammation ni au spasme ; il ne convient pas dans les maladies du foie, les maladies de la rate, le rhumatisme même par principe catarreux.

Préparation. Savon blanc, du commerce ou des pharmacies : préférez le plus blanc, le moins âcre et le plus inodore, depuis dix grains jusqu'à demi-drachme, seul, ou en solution dans eau sucrée, ou dans un jaune d'œuf, ou dans décoction de feuilles de chicorée, quatre onces, ou dans la même dose de petit lait, ou mêlé avec parties égales de conserve d'aunée, suivant l'indication de la maladie ; à réitérer s'il est nécessaire plusieurs fois dans le jour. Prenez savon blanc, quatre onces, racine de réglisse pulvérisée, farine de lin, de chacune demi-once ; miel, quantité suffisante pour former les pilules de savon, *pilulæ saponaceæ*, propre dit-on, à chasser les graviers et à empêcher la formation de la pierre ; pilules de trois grains chacune, depuis quatre pilules jusqu'à vingt chaque matin, par-dessus une verrée de décoction de feuilles de chicorée : prenez savon blanc, deux livres et un quart, miel de Narbone, demi-livre, charbon fait avec parties égales de semences de carotte, de bardane, de fruits de frêne, de chinarrodon, d'aubépine, pulvérisé, quatre onces, mêlez, formez des pilules du poids de neuf grains chacune, vous aurez les *pilules de mademoiselle Stephens :* le malade en prendra six le matin à jeun, six trois heures après dîner, et six après un léger souper ; il boira par-dessus chaque dose de pilules, une verrée d'infusion de feuilles de pariétaire et de fleurs de camomille romaine. Ici le savon seul agit : cette préparation si vantée, n'a jamais détruit le calcul le plus friable ; les pilules de savon sont cependant à préférer au savon de Starckei, à quelque dose et de quelque manière qu'on le prescrive, lorsqu'on veut débarrasser les voies urinaires des matieres pituiteuses. Savon de Starckei, depuis un grain jusqu'à dix, mêlé avec double de son poids de sucre ou de miel, par-dessus une verrée de décoction de racine de guimauve. — Prenez savon blanc, une once, camphre, deux drachmes, esprit de vin, quatre onces, vous aurez le liniment spiritueux de savon, *linimentum saponis.* L'effet de ces remedes est beaucoup favorisé par l'exercice à pied ou à cheval.

Soude. *Kali. Salsola Soda.*

Salsola herbacea patula , foliis inermibus.
(*Linn. Spec. plant.* 323.)

Dans l'Europe méridionale , sur les bords
de la mer.

Feuilles inodores , d'une saveur âcre, tenant de la saveur du sel marin. *Annuelle.*

VERTUS. Les feuilles de soude qui passent pour
provoquer avec force le cours des urines , chasser les
graviers des reins et de la vessie, résoudre les tumeurs
scrophuleuses , les duretés du foie, de la rate et du mésentere , ne sont point usitées.
Les feuilles et les tiges brûlées fournissent des cendres en masse, nommées soude en pierre, *soda lapidea ,*
abondantes en alkali marin, dont elles ont la propriété
et les vertus : en lessivant cette soude pulvérisée , en faisant filtrer, évaporer jusqu'à pellicule , puis refroidir ,
on obtient les *cristaux* ou *sel de soude,* l'*alkali minéral ,*
depuis cinq grains jusqu'à vingt, en solution dans eau
pure , une livre. A cette dose, l'alkali minéral imprime
à la bouche et à l'œsophage un sentiment de feu , et
dans la région de l'estomac de la chaleur , une sensation
désagréable et brûlante. — A plus petite dose, quelquefois il attaque avec assez de succès, 1.° seul, ou dissout
dans une infusion de racine de persil , les dépôts de lait ,
lorsque l'irritation et l'inflammation sont peu considérables ; 2.ᵉ intérieurement et extérieurement, seul, ou
intimement uni avec le soufre, les écrouelles; 3.° les
coliques par poisons acides, par sels métalliques, ou
par alimens et par humeurs tendans vers l'acide ; 4.° en
solution dans du vin blanc, l'hydropisie essentielle et
l'hydropisie par cachexie ; 5.° mêlé avec le quinquina ,
les

les duretés du foie et de la rate par fievre intermittente ;
6.º en solution dans la décoction des feuilles de chardon
étoilé, l'hydropisie par fievre intermittente ; 7.º la corpulence ; 8.º intérieurement et extérieurement, seul ou
avec la saponaire, ce qui est préférable, le rhumatisme
chronique ; 9.º les douleurs légeres par les graviers dans
les reins et dans la vessie, graviers qu'il expulse souvent
avec facilité, lorsqu'il n'y a point d'inflammation ni de
spasme ; 10.º extérieurement, en bain, fomentation et
cataplasmes, les tumeurs indolentes, les tumeurs par
dépôt de lait ou par virus scrophuleux ; 11.º mêlé avec
la gomme ammoniac, les tumeurs enkystées et peu
disposées à s'enflammer ; 12.º en solution dans l'eau ,
sous forme de demi-bain de jambes, la suppression du
flux menstruel ou de la perte blanche par impression des
corps froids. Il ne guérit point la goutte, le rachitis ,
ni le cancer. L'eau saturée de sel de soude, appliquée
sur les tégumens, les enflamme.

== L'alkali végétal, *alkali vegetabile*, qui passe pour
avoir des vertus supérieures à celles de l'alkali minéral,
est souvent moins actif et moins utile que le sel de
soude. On l'emploie de la même maniere que le sel de
soude.

PRÉPARATION. Prenez soude d'Espagne, trois livres ;
pulvérisez, faites bouillir dans eau , six livres, pendant
une heùre ; filtrez à travers le papier gris ; faites évaporer la colature jusqu'à pellicule, et laissez refroidir dans
un endroit frais, vous aurez le sel de soude à dessécher
sur du papier gris , et à conserver dans un flacon de
verre. Depuis cinq grains jusqu'à dix , et vingt grains
dans eau, une livre.

M

Eponge. *Spongia. Spongia officinalis.*

Spongia foraminulata subramosa difformis tenax tomentosa. (*Linn. Syst. nat.* 1298.)

Substance animale, formée par des especes d'animalcules nommés zoophytes, attachée aux rochers de la mer. Dans la Méditerranée.

VERTUS. L'éponge torréfiée et pulvérisée, depuis dix grains jusqu'à deux drachmes, mêlée avec miel quantité suffisante pour donner de la consistance, et prise le matin à jeun, pese un peu sur l'estomac, cause une soif passagere, constipe, n'accroît pas d'une maniere sensible le cours des urines, et à la longue fatigue la poitrine et dérange la digestion ; incorporée avec l'onguent scillitique, elle diminue et quelquefois dissipe le goître commençant ; elle ne détruit point le virus scrophuleux, comme on l'a prétendu ; mais unie avec le sel de soude, elle paroît, suivant quelques Praticiens, le combattre et agir avec plus d'efficacité que le sel de soude seul. L'éponge torréfiée n'est point une substance charbonneuse, insoluble dans les premieres voies. — L'éponge trempée dans la cire fondue, et exprimée, étant introduite dans les ulceres fistuleux, les dilate.

PRÉPARATION. Prenez éponges lavées et séchées ; renfermez dans un creuset que vous boucherez exactement ; exposez-les à un feu gradué, jusqu'à ce qu'elles puissent se réduire en poudre noirâtre ; vous aurez l'éponge torréfiée, *spongia usta,* qu'il faut conserver dans un vase bien bouché. Depuis six grains jusqu'à deux drachmes, à incorporer avec du miel.

Cloporte. *Asellus. Oniscus Asellus. Millepedes.*

Oniscus caudâ obtusâ, stylis simplicibus. (*Linn. Faun. Suec.* 2058. *Syst. nat. regn. anim.* 1061.)

Insectes, dans les fentes des vieilles murailles un peu humides, proche des amas de fumier, et dans les anciennes caves humides.

VERTUS. Les cloportes, depuis cinquante jusqu'à cent, broyés avec un peu de sucre, et pris le matin à jeun, causent quelquefois du dégoût; ils ne réveillent point l'appétit; ils augmentent le cours des urines; souvent ils les rendent âcres, au point de causer une légere cuisson; ils attaquent le virus teigneux, sur-tout si on favorise leur action par une nourriture végétale, par un exercice modéré et fréquent au milieu d'un air pur et tempéré; enfin, par une extrême propreté; ils facilitent quelquefois l'expectoration pituiteuse, lorsqu'il n'y a point de disposition inflammatoire; ils contribuent très-rarement à la guérison de l'hydropisie spontanée, de l'hydropisie par cachexie ou par suppression de transpiration, et calment foiblement l'asthme pituiteux. — Le suc de cloportes, mêlé avec le vin blanc, paroît avoir plus d'activité pour attaquer l'hydropisie.

Les cloportes administrés à petite dose ne produisent aucun effet avantageux.

PRÉPARATION. Cloportes vivans et lavés, depuis cinquante jusqu'à cent, broyés avec sucre, une drachme, à

prendre seuls, ou à délayer dans lait de vache, quatre
onces, pour les teigneux. Cloportes, depuis cent jusqu'à deux cents; exprimez-en le suc, que vous mêlerez
avec vin blanc, quatre onces, pour les hydropiques;
dose à répéter plusieurs fois le jour. N'exposez point
les cloportes à l'action du feu, ils y perdroient toutes
leurs vertus.

SEPTIEME CLASSE.

SUDORIFIQUES. DIAPHORÉTIQUES.

PRINCIPES GÉNÉRAUX.

1. LES remedes donnés pour accroître la sueur sont innombrables ; un petit nombre produit cet effet , encore les tégumens doivent y être disposés autant par le repos et par une chaleur extérieure , que par la nature.

2. En administrant à la fois plusieurs sudorifiques , il ne faut pas croire être plus certain de provoquer la sueur : on ne peut prévoir l'effet du mélange ; ou ils s'entre-détruisent et produisent un autre effet que d'exciter la sueur , ou ils perdent chacun de leur force , ou ils provoquent abondamment la sueur , et en même-temps produisent d'autres effets nuisibles.

3. Les sudorifiques ne peuvent agir sans accroître la chaleur de tout le corps : s'ils n'augmentent pas cette chaleur , ils restent

sans effets : s'ils la rendent trop forte, la sueur est souvent retardée, au lieu d'être établie.

4. Les sudorifiques actifs que le vulgaire est en usage d'employer dans les indisposi-tions par transpiration insensible supprimée, les changent plus souvent en maladies graves, qu'ils ne combattent l'indisposition.

5. Les maladies par diminution ou suppres-sion de transpiration insensible, se terminent communément sans le secours de l'art, par les sueurs, souvent par les sueurs et les uri-nes, quelquefois par les urines seules : atten-dez que la nature indique la route que vous devez suivre avant d'employer les sudorifiques au hasard.

6. Les sudorifiques administrés dès le pre-mier ou le second jour d'une maladie aiguë par suppression ou diminution de transpira-tion, jettent le plus grand trouble, et rendent toujours la maladie fâcheuse : ne favorisez les sueurs que lorsque la nature commence à les provoquer.

7. La crise la plus fréquente et la plus salutaire, est par les sueurs, ou par les sueurs et les urines : mais l'art n'imite jamais la nature en voulant guérir par les sueurs la plupart des maladies avant leur coction.

8. Pour favoriser et augmenter la crise par

les sueurs, il suffit du repos, de la chaleur extérieure, des boissons douces et chaudes, tandis que les sudorifiques la troubleroient et accroîtroient la maladie.

9. Lorsque les sudorifiques sont indiqués, gardez-vous d'exciter des sueurs trop abondantes ; elles abattent les forces vitales et musculaires, diminuent l'embonpoint, épuisent, altèrent, rendent les urines âcres, irritent, disposent à l'inflammation, et n'operent pas une guérison plus prompte.

10. La sueur qui se montre pendant l'accroissement des fievres continues, et à la fin de chaque accès de fievre intermittente, n'est point une vraie crise : augmenter cette sueur par des sudorifiques, ou par une chaleur extérieure, c'est aggraver sensiblement le mal.

11. Les sudorifiques prescrits dans les maladies inflammatoires, même vers leur fin, et à l'instant où la sueur critique s'annonce, s'opposent souvent à la résolution, ou déterminent la suppuration.

12. La nature ne termine pas souvent les maladies convulsives par les sueurs : les sudorifiques les accroissent toutes.

13. Plusieurs especes de maladies douloureuses se terminent par des sueurs critiques : l'art réussit quelquefois à imiter la nature.

14. Les sudorifiques ne conviennent pas dans les maladies de poitrine , soit inflammatoires , soit séreuses , soit purulentes ; ordinairement ils rendent la respiration plus difficile , causent de la chaleur et de la sécheresse dans les poumons , et augmentent la toux.

15. Plusieurs especes de maladies évacuatoires sont terminées par des sueurs critiques , ou par les sueurs et les urines : les sudorifiques ne peuvent remplacer les évacuations critiques ; ils rendent la maladie plus opiniâtre ou plus dangereuse.

16. Dans les maladies de foiblesse avec diminution de transpiration insensible , les sudorifiques ont produit quelquefois de bons effets ; mais plus en irritant et en échauffant , qu'en provoquant la sueur.

17. Les maladies de rétention présentent beaucoup d'especes où les sudorifiques sont avantageux ; mais s'ils ne sont pas appliqués à propos , et prescrits à une dose convenable , la maladie s'accroît et devient plus rebelle.

18. Il est quelquefois utile de beaucoup marcher et courir pour exciter la sueur , et souvent de bien frotter les parties supérieures pour favoriser le cours des esprits vitaux et la transpiration : aussi dans plusieurs circonstances convient-il non-seulement de rappeler

la sueur par l'exercice, mais encore de la provoquer par des bains d'eau tiede, par les bains de vapeurs , par les bains de sable chaud, etc. *Celse.*

19. Lorsque l'été est semblable au printemps, il faut s'attendre à beaucoup de sueurs dans les fievres. *Hip. sect. III, aph.* 6.

20. Les sueurs qui paroissent dans les fievres , sont avantageuses le trois , le sept , le neuf, le onze, le quatorze, le dix-sept , le vingt-un , le vingt-sept ; le trente-un et le trente-quatrieme jour ; car ces sueurs jugent les maladies : celles qui ne paroissent pas l'un de ces jours-là , présagent un état laborieux , une longue maladie et des récidives. *Hip. aph.* 36 , *sect. IV.*

21. Les sueurs froides dans une fievre aiguë présagent la mort ; mais dans une fievre plus modérée, une longue maladie. *Hip. aph.* 37 , *sect. IV.*

22. La partie du corps où paroît la sueur, est celle où la maladie a son siége. (*Ce signe est souvent trompeur.*) *Hip. aph.* 38 , *sect. IV.*

23. Les premiers jours d'une maladie , une sueur abondante et continuelle , froide ou chaude , indique , savoir , la premiere , une plus grande maladie , la seconde , une moindre. *Hip. aph.* 42 , *sect. IV.*

24. Les sueurs qui surviennent à un fébricitant, sans faire cesser la fievre, sont mauvaises, ou la maladie se prolonge; mais alors elles ne sont qu'un signe de beaucoup d'humidité dans le sujet. (*L'observation n'admet pas que dans ces circonstances les sueurs soient un signe de beaucoup d'humidité, et qu'il faille en conséquence faire usage des sudorifiques.*) *Hip. aph.* 56, sect. *IV*.

25. Ceux qui ont la peau tendue, seche, et dure, finissent sans sueur; ceux qui ont la peau lâche et raréfiée, finissent avec des sueurs. *Hip. aph.* 72, sect. *V*.

SEPTIEME CLASSE.

SUDORIFIQUES. DIAPHORÉTIQUES.

Scabieuse. *Scabiosa. Scabiosa arvensis.*

SCABIOSA corollulis quadrifidis radiantibus , caule hispido , foliis pinnatifidis , lobis distantibus. (Linn. Hort. Cliff. 31. Spec. plant. 143.)

En Europe. Dans les prés et sur les bords des champs. *Fleurit en Floréal , Prairial et Messidor.*

Feuilles inodores , d'une saveur douce , légérement amere. *Vivace.*

VERTUS. Le suc exprimé des feuilles de scabieuse , depuis quatre onces jusqu'à huit , pris le matin, cause quelquefois une légere chaleur dans la région de l'estomac , altere un peu , réveille l'appétit et médiocrement les forces vitales, augmente le cours des urines , quelquefois l'expectoration et l'insensible transpiration très - rarement jusqu'à la sueur, à moins que le corps n'y soit disposé par la chaleur extérieure , le repos et la nature. Il passe pour combattre l'ictere par suppression de transpiration , les mal-aises, les frissons et les douleurs légeres provenant de diminution de transpiration : on lui attribue sur-tout la vertu de domter l'humeur dartreuse, mais cette vertu est encore bien douteuse : il ne déterge point les ulceres vénériens et scrophuleux.

— Le suc exprimé est plus utile que la décoction des feuilles fraîches : les feuilles desséchées ont très − peu d'efficacité. Il est des Médecins qui estiment davantage le suc exprimé des feuilles de véronique, *veronica officinalis :* il ne jouit pas des mêmes vertus; il excite plus l'appétit ; il accélere davantage la digestion ; il accroît médiocrement le cours des urines ; il n'attaque point l'humeur dartreuse. L'infusion des feuilles peut quelquefois remplacer celle du thé, lorsque cette derniere échauffe, altere et irrite trop. Le suc et l'infusion de véronique ne provoquent la sueur que chez les personnes dont le corps y est disposé par le repos et par une grande chaleur extérieure. Ils peuvent être utiles dans l'asthme pituiteux, la toux catarrale, les pâles couleurs, la phthisie par inflammation ou par blessure, les ulceres internes et la gale. Mais ils ne guérissent point la goutte et le rhumatisme.

═ Suc et infusion des feuilles de véronique, à administrer comme ceux de scabieuse. Plusieurs autres Médecins ont voulu substituer à la scabieuse la *pensée.*

═ Les feuilles de pensée, *viola tricolor,* inodores, d'une saveur glutineuse, un peu âcre, depuis demi-once jusqu'à deux onces, broyées et infusées dans eau, huit onces, souvent purgent très − légérement, quelquefois font vomir : elles passent pour augmenter la transpiration insensible. On assure que fraîches, broyées et infusées dans lait de vache, aux mêmes doses que ci-dessus, ou seches et pulvérisées, depuis demi-drachme jusqu'à une drachme, délayées dans lait de vache, deux onces, et prises le matin à jeun, puis répétées le soir, elles guérissent la teigne et souvent les dartres. Ce médicament est rarement accompagné de quelques succès.

PRÉPARATION. Suc exprimé des feuilles de scabieuse, et clarifié, depuis trois onces jusqu'à huit, seul ou mêlé avec le double de petit lait, ou de bouillon de grenouilles ou de tortue, pris le matin à jeun et réitéré deux ou trois fois dans le jour. — Feuilles fraîches et hachées en infusion, depuis une poignée jusqu'à trois, dans eau, une livre. — Feuilles seches, depuis deux drachmes jusqu'à une once, en infusion dans eau, quatre onces.

Sureau. *Sambucus. Sambucus nigra.*

Sambucus cymis quinque partitis, caule arboreo. (*Linn. Spec. plant.* 385.)

En Europe. Sur les bords des fossés et des chemins, etc. *Fleurit en Prairial.*

Fleurs d'une odeur aromatique forte, désagréable, un peu nauséabonde ; d'une saveur légérement âcre et amere. — Feuilles d'une odeur nauséabonde, médiocrement virulente, d'une saveur herbacée un peu âcre et nauséabonde. — Fruits inodores, d'une saveur acidule et foiblement âcre. — Ecorce moyenne, inodore ; d'une saveur premiérement douceâtre, ensuite amere, âcre et nauséabonde. *Vivace.*

VERTUS. Fleurs de sureau, depuis deux drachmes jusqu'à une once, seches, infusées dans eau, douze onces, et prises le matin à jeun, échauffent un peu, ne tiennent pas le ventre libre comme l'infusion des fleurs fraîches, mais provoquent la transpiration insensible, souvent même la sueur, lorsque le corps y est disposé par le repos, par la chaleur des vêtemens et de l'air extérieur. On est en usage d'employer cette infusion, souvent sans succès, contre toutes les mala-

dies par suppression de transpiration, exemptes d'inflammation et de vive irritation : elle ne combat pas le
rhumatisme , l'érysipele , la petite vérole ; elle n'appaise
point le cancer, et ne soulage pas les goutteux. ——
Les fleurs extérieurement, en fomentation et en cataplasme , contribuent peu à résoudre les tumeurs inflammatoires ou érysipélateuses : elles ne calment pas sensiblement les douleurs rhumatismales, goutteuses, hémorroïdales et cancéreuses. —— Les feuilles fraîches réduites
en cataplasme, et célébrées pour les mèmes maladies ,
sont moins efficaces que les fleurs. —— Le suc de l'é-
corce moyenne de sureau, qu'on donne depuis demi-
once jusqu'à deux onces, excite des nausées, fait quelquefois vomir, purge , et très-rarement contribue à
diminuer l'hydropisie spontanée, ou par cachexie, au
point d'en faire espérer la guérison.

== Le rob de sureau, *rob sambuci*, composé avec le
suc exprimé des baies de sureau , depuis demi-once
jusqu'a deux onces, est un peu douceâtre , nourrit
légèrement et pese peu sur l'estomac ; il tient souvent
le ventre libre ; il ne fatigue point la poitrine ; il provoque plus les urines que la transpiration ; quelquefois
il favorise la crise qui termine les fievres par suppression
de transpiration, mais il ne guérit ni la goutte, ni le
rhumatisme. —— En général , c'est un remede capable
de produire de bons effets , dans les cas où il faut un peu
rafraîchir, exciter les urines, accroître la transpiration
et tenir le ventre libre. Il tempere légèrement la soif
des fébricitans, sans adoucir la poitrine d'une maniere
sensible , ni diminuer l'irritation du genre nerveux. Il
est beaucoup de Médecins qui ont cru que l'yeble pos-
sédoit toutes les vertus du sureau, mais à un plus haut
degré : ils se sont trompés.

== Yeble , *ebulus*, *sambucus ebulus*. Les fleurs, les
feuilles , les baies , et le rob d'*yeble* sont beaucoup
plus actifs que les fleurs, feuilles, baies, écorces et
rob de *sureau :* la racine récente d'yeble purge aussi
plus fortement et plus promptement : elle cause des
renvois, des coliques et le ténesme : elle ne contribue
pas à la guérison de l'hydropisie spontanée ou par cachexie ; elle n'a jamais dissipé le rhumatisme chronique.

ni les obstructions des visceres du ventre. Racine d'yeble récente, depuis deux drachmes jusqu'à deux onces, en macération dans cinq onces d'eau ou de vin. Heureusement l'usage de l'yeble est peu fréquent.

Préparation. Fleurs de sureau desséchées, depuis deux drachmes jusqu'à une once, en infusion dans eau, une livre et demie, à prendre par verrées. La même infusion pour fomentation, en bain et lavement : les fleurs seches, pulvérisées et renfermées dans une toile fine, d'un tissu lâche, pour sachets à appliquer sur les parties douloureuses. — Fleurs seches, depuis deux poignées jusqu'à quatre, cuites dans un peu d'eau, avec mie de pain quantité suffisante pour un cataplasme de la grandeur de deux mains. — Feuilles fraîches broyées jusqu'à consistance de cataplasme, à appliquer sur les tumeurs, ou parties affectées de douleur.

Prenez suc exprimé de baies de sureau en maturité, noires et d'une saveur douceâtre acidule, six livres ; sucre blanc, une livre ; faites cuire à un feu doux dans une terrine de grès, et agitez continuellement jusqu'à consistance beaucoup plus épaisse que celle du sirop, vous aurez le rob de sureau, *rob sambuci*, depuis demi-once jusqu'à deux onces, en solution dans eau, demi-livre.

Scordium. *Scordium. Teucrium Scordium.*

Teucrium foliis oblongis sessilibus dentato-serratis, floribus geminis lateralibus pedun-culatis, caule diffuso. (*Linn. Spec. plant.* 790.)

En Europe, dans les endroits humides et marécageux. *Fleurit en Prairial, Messidor et Thermidor.*

Feuilles d'une odeur aromatique, approchant de celle de l'ail, d'une saveur amere et âcre. *Vivace.*

VERTUS. Une forte infusion de feuilles de scordium excite dans la région de l'estomac un sentiment de chaleur; elle favorise la digestion devenue difficile par foiblesse d'estomac, par surabondance de bile ou de sérosités : elle altere, augmente la force et souvent la vélocité du pouls, ranime les forces musculaires, et accroît évidemment la transpiration insensible jusqu'à la sueur, pour peu que les tégumens y soient disposés par la nature, le repos et la chaleur extérieure. Souvent encore elle provoque le cours des urines; quelquefois elle favorise la guérison de plusieurs especes de maladies par suppression de transpiration, où il faut promptement réveiller les forces vitales et musculaires, et où il n'existe ni inflammation, ni spasme : elle calme aussi le rhumatisme chronique chez les tempéramens pituiteux et chez les vieillards; très-rarement elle combat la paralysie séreuse; mais elle est utile dans le rachitis, les pâles couleurs, l'asthme humide, et sur la fin des toux catarreuses; elle s'oppose quelquefois aux mauvais effets de l'air marécageux; et en conséquence elle peut prévenir chez certains sujets les fievres intermittentes printanieres et automnales. On l'emploie extérieurement et intérieurement pour borner la gangrene humide. Il est des remedes plus efficaces, tels que le quinquina, etc.

PRÉPARATION. Feuilles seches de scordium, depuis deux drachmes jusqu'à une once, en infusion dans eau, une livre; et depuis deux onces jusqu'à huit, dans la même quantité d'eau, pour fomentation.

Gayac.

Gayac. *Guajacum. Guajacum officinale.*

Guajacum foliolis bijugis obtusis. (Linn. Spec. plant. 546.)

Arbre. En Virginie, à la Jamaïque, dans la nouvelle Espagne.

Bois, *lignum Guajaci, lignum sanctum;* d'une odeur aromatique douce lorsqu'il est frolé; d'une saveur âcre, piquante et un peu amère ; de couleur grise.

Il en découle naturellement et par incision, un suc nommé résine de gayac, *resina guajaci.*

VERTUS. Le bois de gayac râpé, depuis demi-once jusqu'à deux onces, en décoction dans eau, deux livres, jusqu'à réduction de moitié, pris le matin à jeun et par verrées, imprime un sentiment d'âcreté et de sécheresse dans la bouche; altère, produit de la chaleur dans la région de l'estomac et dans le reste du corps ; augmente la force et la vélocité du pouls; constipe, rend les urines âcres; fatigue l'estomac foible et irritable ; maigrit, accroît la transpiration, et fait suer abondamment, dès que les tégumens y sont disposés par le repos du corps, la chaleur des vêtemens et de l'air, et par la nature. Cette décoction si vantée, dans les premiers temps où le gayac fut apporté d'Amérique, pour détruire le virus vénérien, parvient rarement à le pallier; il sert rarement à favoriser l'action du mercure, lorsqu'il s'agit de combattre une maladie vénérienne, ancienne, rebelle, et dans laquelle les os, particuliérement ceux du palais et du nez, sont affectés. Si le vérolé ne peut supporter l'effet du mercure, quelle que soit sa préparation, et de quelque manière qu'il soit administré, ayez recours à la décoction du bois de gayac, mais à très-haute dose, en grande quantité, long-temps, et avec une diete sévère. Cette même décoction n'attaque point avec succès le rhumatisme chronique, l'asthme pituiteux, la rage, les écrouelles, la goutte, la teigne, les dartres, le scorbut, les tumeurs indolentes et celles par suppression de transpiration. Elle nuit aux personnes qui ont la poitrine délicate et le genre nerveux très-irritable.

La *teinture de gayac* en gargarisme, échauffe, irrite, et fortifie les gencives molles et laches, sans inflammation ni vice scorbutique : l'eau de vie seule est souvent préférable.

La teinture de résine de gayac, si vantée pour dompter la goutte, ou en éloigner les accès et en diminuer la violence, n'a pas répondu aux espérances des goutteux.

== La racine de la squine, *china*, depuis demi - once jusqu'à deux onces, en décoction dans eau, deux livres, jusqu'à réduction d'une livre, altere et échauffe peu. Cette décoction presqu'insipide excite à peine la sueur, et n'aide point à la guérison de la vérole, du rhumatisme chronique, des écrouelles, de la goutte et de la teigne ; et dans quelque circonstance que ce soit, elle ne peut remplacer le gayac.

== La racine de salsepareille, qui nous vient d'Amérique, *salsaparilla*, très-divisée, depuis deux onces jusqu'à quatre, dans eau, trois livres, jusqu'à réduction d'une livre, irrite, altere, échauffe un peu, maigrit plus ou moins, et augmente médiocrement la transpiration insensible : quelquefois elle diminue des symptômes vénériens ; en conséquence elle passe pour favoriser l'action du mercure dans les maladies vénériennes anciennes et rebelles : elle n'appaise pas les douleurs qui proviennent de l'usage du mercure. Le malade peut boire par jour de cette décoction, depuis une livre jusqu'à six ; elle mérite la préférence sur la décoction de bois de gayac pendant l'usage du mercure.

Le *rob antisiphilitique de Laffecteur* n'est qu'une espece d'extrait aqueux de cette racine, tenant en solution une petite portion de *sublimé corrosif* ; rob dont on facilite l'effet par une abondante boisson de la décoction ci-dessus. Ce remede pallie souvent les symptômes vénériens, mais il guérit rarement la vérole. Le mercure en friction est toujours préférable.

= La racine ou bois de sassafras, *sassafras*, *laurus sassafras*, râpée, depuis demi-once jusqu'à deux onces, infusée pendant vingt-quatre heures sur les cendres chaudes, dans eau, trois livres, ensuite soumise à l'ébullition jusqu'à réduction de moitié, et prise par verrées dans la matinée, procure une grande chaleur, altere, irrite, et accroît quelquefois la transpiration insensible jusqu'à la sueur, quand le corps y est disposé. Cette infusion a très-rarement calmé les maladies par suppression de transpiration sans fievre, et sans inflammation ni vive irritation. Elle ne guérit point la vérole, la goutte, le rhumatisme, l'hydropisie, les ulceres internes, les fleurs blanches, la colique des peintres, la paralysie par colique des peintres, et le scorbut ; au contraire, elle rend ces maladies plus graves. Les Médecins qui doutent des bons effets du gayac, de la squine, de la salsepareille et du sassafras pris en particulier, les réunissent pour former une seule décoction, à laquelle ils attribuent de plus grandes vertus. L'observation n'est pas pour eux.

PRÉPARATION. Gayac râpé, depuis demi-once jusqu'à deux onces, en décoction dans eau, deux livres, jusqu'à réduction de moitié, à prendre par verrées le matin à jeun, et réitérer à midi et même le soir, si l'espece de maladie l'exige. — Prenez *gayac* râpé, deux onces, eau de vie, une livre ; renfermez dans une bouteille bien bouchée ; exposez-la dans une étuve pendant huit jours ; filtrez, vous aurez la teinture de gayac, *tinctura guaiaci*, depuis demi-once jusqu'à deux onces, en gargarisme seul, ou avec parties égales d'eau fraîche.

Sel ammoniac. *Sal ammoniacum. Sal armoniacum.*

Sel neutre, composé d'alkali volatil et d'acide marin, se cristallisant en forme de barbe de plume, blanc, demi-transparent, volatil à un certain degré de chaleur dans les vaisseaux clos, se dissipant à l'air libre par l'action du feu, très-soluble dans l'eau dont il augmente le froid pendant sa dissolution ; déliquescent dans les endroits humides ; inodore, d'une saveur âcre, légérement nauséabonde ; vient en grande partie d'Egypte, sous forme de pains.

VERTUS. Le sel ammoniac, depuis dix grains jusqu'à une drachme, en solution dans eau, demi-livre, cause dans l'arriere-bouche un sentiment très-passager de fraîcheur, ensuite d'âcreté ; il altere, porte une légere chaleur dans la région de l'estomac ; accroît peu la transpiration et le cours des urines ; tient le ventre libre ; ranime foiblement les forces vitales et musculaires ; n'attaque pas le principe de la fievre intermittente ; ne favorise point la guérison des fievres qui tendent vers la putridité, et où les forces sont anéanties ; ne dissipe pas les maladies soporeuses par sérosités, ni la paralysie séreuse, et ne guérit point les obstructions du mésentere, la gangrene, le rachitis, la suppression des menstrues avec foiblesse ; enfin n'augmente pas l'activité du quinquina. La dissolution aqueuse est quelquefois utile en gargarisme pour résoudre l'angine pituiteuse, les tumeurs indolentes des glandes salivaires, pour dissiper le relâchement du voile du palais et de la luette ; elle ne combat pas la paralysie de la langue. En solution dans l'eau de vie, il fait souvent disparoître les ecchymoses et les contusions récentes. Cet effet n'est dû qu'à l'eau de vie.

== Alkali volatil de sel ammoniac, *alkali volatile salis ammoniaci*, sel volatil faisant effervescence avec les acides, formant avec eux des sels neutres, d'une odeur très-piquante et fœtide, d'une saveur acre et brulante ; fluide, ou sous forme solide, mais d'une odeur et d'une saveur plus pénétrante, lorsqu'il est fluide. Ce sel, depuis cinq gouttes jusqu'à trente, mêlé avec eau, quatre onces, produit une grande chaleur dans la région de l'estomac et le reste du corps ; il ranime puissamment les forces vitales et musculaires, altere, provoque la transpiration insensible, quelquefois jusqu'à la sueur, si on l'aide par une douce chaleur et le repos ; excite un peu le cours des urines, constipe, et irrite le genre nerveux et la poitrine, jusqu'à exciter une toux plus ou moins vive chez les personnes délicates. — Appliqué sur les tégumens, il les enflamme : prescrit intérieurement et extérieurement, il combat la morsure de la vipere, les défaillances, l'asphixie par vapeur du vin en fermentation, l'asphixie des noyés et celle des nouveaux nés ; rarement les maladies soporeuses par cachexie ou par sérosité, la paralysie séreuse ou pituiteuse.

Ne l'employez jamais contre la goutte, le rhumatisme, le scorbut, les maladies de poitrine, les écrouelles, la gangrene, les maladies vénériennes, les fievres intermittentes, les maladies inflammatoires et convulsives : extérieurement il a quelquefois facilité la résolution des dépôts de lait accompagnés d'une légere douleur et de peu d'inflammation. Appliqué sur l'hypocondre droit et la région épigastrique, il contribue quelquefois à résoudre l'inflammation du foie ; sur le ventre, l'inflammation des intestins ; sur le cou, l'angine inflammatoire, et sur l'endroit douloureux de la poitrine, l'inflammation de poitrine. Il est rare qu'appliqué sur les loupes, il les fasse terminer par résolution, et que mis sur le ventre, il dissipe la colique venteuse même avec relâchement d'intestins. — Mêlé avec beaucoup d'eau et en gargarisme, il rétablit quelquefois le relâchement et l'insensibilité du

voile du palais et de la luette. En bain, il est quelquefois
utile dans les engorgemens du foie, de la rate, du
mésentere, par suppression de transpiration, ou par cachexie.

L'esprit de Mindérer, est un vrai sel neutre qui n'a aucune des qualités et des vertus de l'alkali volatil et du
vinaigre qui le composent ; il provoque le cours des urines,
échauffe peu, tient le ventre libre, n'excite point la
sueur, ne s'oppose point à la gangrene humide, à la
disposition des humeurs vers la putridité, ne favorise pas
les éruptions dans les fievres éruptives, et ranime à peine
les forces vitales et musculaires.

Il ne convient ni dans les maladies convulsives, ni
dans les fievres dites putrides, les fievres des prisons et
des hôpitaux, où il a été si fort recommandé.

PRÉPARATION. Sel ammoniac, depuis dix grains jusqu'à une drachme, en solution dans eau, cinq onces,
dose qu'on peut réiterer plusieurs fois dans le jour.

═ Prenez sel ammoniac pulvérisé, quatre onces,
chaux éteinte à l'air libre, douze onces, mêlez, distillez
sur le champ à un feu doux ; vous retirerez l'alkali volatil fluide de sel ammoniac, *alkali volatile salis ammoniaci*, *spiritus salis ammoniaci volatilis*, depuis cinq gouttes
jusqu'à trente, mêlé avec eau pure, quatre onces.
Extérieurement en friction, en fomentation et en bain. ──
Prenez *alkali volatil fluide*, une drachme, camphre,
demi-drachme, huile récente d'amandes, une once ; mêlez
pour un liniment, à appliquer sur les parties où l'on ne
veut exciter que de la chaleur avec légere rougeur. ──
Prenez sel ammoniac pulvérisé, une once, alkali fixe
végétal, desséché et pulvérisé, deux onces, mettez aussitôt le mélange dans une cucurbite garnie de son chapiteau,
distillez au bain de sable à un feu très-doux, vous obtiendrez l'alkali volatil solide de sel ammoniac, sel
volatil d'Angleterre, *sal volatile ammoniacum siccum*, *sal
volatile Anglicanum ;* d'une saveur plus brûlante que l'alkali volatil fluide, et pour l'ordinaire d'une odeur moins
pénétrante, depuis demi-grain jusqu'à trois grains, en
solution dans eau, quatre onces.

Le sel alkali volatil de corne de cerf, *sal cornu cervi*

volatile, ne diffère point de *l'alkali volatil solide de sel ammoniac.*

L'eau de luce, esprit volatil succiné, *aqua lucii ; spiritus volatilis succinatus*, composée d'alkali volatil fluide, d'huile de succin, d'esprit de vin et de savon : ce mélange tient ses principales vertus de l'alkali volatil, et peut être employé de la même manière.

⸻ Prenez vinaigre rectifié, deux onces, versez dessus peu à peu, *alkali volatil fluide*, jusqu'a ce qu'il ne se fasse plus d'effervescence, ou plutôt jusqu'à parfaite saturation, vous aurez l'esprit de Minderer, *spiritus Mindereri*, depuis deux drachmes jusqu'à demi-once, dans eau, quatre onces.

HUITIEME CLASSE.

EMMÉNAGOGUES.

PRINCIPES GÉNÉRAUX.

1. Les médicamens qui jouissent de la qualité de provoquer le flux menstruel, augmentent la force du pouls et la chaleur; ils causent souvent dans la région hypogastrique et dans la région lombaire, une espece de sentiment désagréable : ces symptômes deviennent d'autant plus sensibles que le temps où les menstrues doivent couler, approche.

2. Les emménagogues tendent plus à rétablir le flux menstruel que les fleurs blanches.

3. Les emménagogues les plus légers contribuent très-rarement à rétablir les lochies supprimées, supposé qu'ils les rétablissent : le mal qu'ils font n'est point compensé par le bien qu'ils semblent opérer.

4. Les emménagogues accroissent plus facilement la quantité du flux menstruel, qu'ils ne le rétablissent.

5. Les forts emménagogues, donnés pour accroître ou pour rétablir le flux menstruel, quelquefois déterminent des pertes de sang considérables.

6. Commencez par les légers emménagogues avant d'administrer les plus forts ; ceux-là causent toujours beaucoup de chaleur et d'irritation, quand même ils procureroient un flux menstruel abondant.

7. Préparez la malade à l'action des emménagogues, à moins que le danger ne soit pressant, par des demi-bains, des bains de jambes, des insessions, des fumigations et des frictions; par un exercice à pied, modéré et souvent répété ; et par un régime approprié à l'espece de suppression des menstrues : alors, ou vous serez dispensé d'avoir recours aux forts emménagogues, ou si vous y êtes forcé, ils agiront plus sûrement et avec moins d'inconvéniens.

8. Lorsqu'il y a pléthore, les emménagogues ne sont pour l'ordinaire accompagnés de succès qu'autant qu'on les a fait précéder de l'application des sangsues aux cuisses.

9. Les especes de suppression ou de diminution du flux menstruel, exigent chacune

un traitement particulier. Dans un grand nombre de ces differentes especes, les emménagogues proprement dits sont contr'indiqués : les unes demandent les relâchans ; les autres, les rafraîchissans ; celles-ci, les ferrugineux ; celles-là, la saignée aux pieds, ou les ventouses scarifiées aux cuisses, ou les sangsues aux cuisses : très-peu les narcotiques ; toutes repoussent les émétiques, les purgatifs, les sudorifiques.

10. La qualité et les vertus particulieres des emménagogues ne seront pas connues tant qu'on ne les administrera pas seuls, qu'on les emploiera indifféremment dans toutes les especes de suppressions ; qu'on ne les prescrira pas au moment où il convient, et qu'on n'aura pas préparé la malade à leur action.

11. Les emménagogues nuisent aux filles et aux femmes, lorsqu'elles ne ressentent aucune incommodité de la diminution ou de la suppression du flux menstruel : ils sont encore plus nuisibles après la cessation naturelle de cet écoulement, quelques symptômes qu'elles éprouvent.

12. Dès que le Praticien a tenté sans succès de rétablir le flux menstruel, il ne doit pas s'opiniâtrer à continuer l'usage des emménagogues, sur-tout des forts ; ils augmenteroient certainement les maux produits par la suppression du flux menstruel. Il faut qu'il

attende tout des efforts de la nature, qu'il se contente de favoriser et d'étudier le moment où il peut administrer à propos le remede convenable.

13. Les violens emménagogues, donnés dans le dessein de faire avorter, produisent rarement cet effet; mais, que l'avortement ait lieu ou non, ils exposent toujours la malade à une mort prochaine.

HUITIEME CLASSE.

EMMÉNAGOGUES.

Safran. *Crocus. Crocus sativus.*

CROCUS *spatha univalvi radicali, corollæ tubo longissimo.* (*Linn. Spec. plant.* 5o.)

En Portugal, aux Pyrénées. Se cultive en France dans le Gâtinois. *Fleurit en Prairial et Fructidor.*

Stigmates d'une odeur aromatique forte, d'une saveur douce, ensuite légérement âcre. *Vivace.*

VERTUS. Les stigmates de safran, depuis une drachme jusqu'à deux, en infusion dans eau, huit onces, causent une sensation particuliere dans la région de l'estomac, échauffent, alterent, rendent la tête plus ou moins pesante, et semblent disposer au sommeil ; mais on n'observe ni convulsion, ni rire sardonique. Une forte odeur de safran fatigue la tête et dispose au sommeil. — Depuis six grains jusqu'à quinze, infusés dans eau, cinq onces, ils produisent une douce chaleur dans la région de l'estomac, raniment les forces vitales et musculaires, alterent un peu et ne sont pas nuisibles à la digestion :

ris calment souvent les coliques d'estomac et des intestins par humeur pituiteuse, augmentent quelquefois le flux menstruel, et combattent avec plus ou moins de succès la suppression des regles, des lochies et de la perte blanche par l'impression des corps froids et par les passions, lorsque l'état convulsif est comme dissipé, et que la malade n'est pas d'un tempérament sanguin : ils accroissent les symptômes de la mélancolie et de l'affection hystérique, ainsi que les maladies douloureuses et les fievres éruptives. En fomentation sur le ventre, ils calment très-rarement le vomissement par spasme ; en bain ou fomentation sur les yeux, ils ne diminuent pas sensiblement l'ophtalmie catarrale, et l'inflammation de l'œil par petite vérole. — Une forte infusion de stigmates de safran, mêlée avec le cataplasme de mie de pain et de lait, contribue plus à résoudre la tumeur inflammatoire qu'à en appaiser la douleur. — La teinture de safran ranime beaucoup les forces, mais elle n'excite pas autant le flux menstruel que l'infusion aqueuse.

Le souci, que plusieurs Praticiens ont préféré au safran, n'en a ni les qualités ni les vertus.

═Les fleurs de souci, *calendula*, depuis une drachme jusqu'à deux, en infusion dans eau, cinq onces, échauffent médiocrement ; elles ne provoquent point la sueur, elles accroissent rarement le flux menstruel, elles ne contribuent pas à la résolution des tumeurs scrophuleuses, elles ne combattent ni la gangrene ni la paralysie.

PRÉPARATION. Stigmates de safran, depuis cinq grains jusqu'à demi-drachme, en infusion dans eau, cinq onces, à réitérer plusieurs fois par jour, et après chaque bain de jambes dans l'eau duquel on aura fait bouillir cendres de bois neuf, depuis une livre jusqu'à deux, ou fait infuser une forte dose de feuilles de rue.

═ Prenez stigmates de safran, deux onces, esprit de vin, huit onces, faites digérer long-temps dans un vase bien bouché, vous aurez la teinture de safran, *tinctura croci* ; depuis vingt gouttes jusqu'à soixante : plus le safran est récent meilleur il est.

Armoise. *Artemisia. Artemisia vulgaris.*

Artemisia foliis pinnatifidis planis incisis : subtus tomentosis, racemis simplicibus, floribus ovatis : radio quinquefloro. (*Linn. Spec. plant.* 1188.)

En Europe, dans les champs et le long des chemins. *Fleurit en Thermidor et Fructidor.*

Feuilles d'une odeur aromatique médiocrement forte ; d'une saveur légérement amere. *Vivace.*

VERTUS. Une forte infusion de *feuilles d'armoise*, produit une douce chaleur dans la région de l'estomac, donne de la force au pouls, altere, fait couler plus abondamment le flux menstruel, les lochies et la perte blanche ; quelquefois elle les rappelle lorsqu'ils ont été suspendus par l'impression des corps froids ; alors la fumigation qui s'éleve d'une grande quantité des feuilles en infusion, et l'insession dans semblable infusion, favorisent l'action de l'infusion prise intérieurement : rarement utile dans l'épilepsie par suppression des menstrues et dans la cachexie ; elle ne guérit point la fievre tierce automnale, la jaunisse et la passion hystérique. — Les feuilles fraîches broyées et appliquées sur les blessures et les contusions par armes à feu, ne sont d'aucun avantage : elles nuisent beaucoup aux parties affectées de la goutte. Intérieurement et extérieurement elles contribuent rarement à empécher les progrès de la gangrene humide.

PRÉPARATION. Suc exprimé des feuilles d'armoise, depuis une once jusqu'à six, mêlé avec eau, six onces, et adouci avec du sucre : feuilles fraîches d'armoise,

depuis une once jusqu'à quatre, en infusion dans eau,
une livre, à adoucir avec du sucre : feuilles seches, depuis deux drachmes jusqu'à deux onces, en infusion dans
eau, une livre, pour boisson et lavement : feuilles seches,
depuis deux onces jusqu'à demi-livre, en infusion dans
eau, quatre livres, pour fomentation, insession et fumigation : dans les mêmes proportions pour en former l'eau
du demi-bain : feuilles fraîches broyées jusqu'à consistance
pulpeuse, pour cataplasme, ou feuilles seches cuites
avec suffisante quantité d'eau pour cataplasme.

Matricaire. *Matricaria. Matricaria par-*
thenium.

Matricaria foliis compositis planis : foliolis
ovatis incisis, pedunculis ramosis. (*Linn.*
Hort. Cliff. 416. Spec. plant. 1255.)

Dans l'Europe méridionale, aux endroits
escarpés. *Fleurit en Prairial, Messidor et*
Thermidor.

Feuilles d'une odeur aromatique forte,
d'une saveur amere médiocrement àcre. *Vi-*
vace.

VERTUS. L'infusion faite avec les feuilles fraîches et divisées, depuis demi-once jusqu'à quatre onces,
et eau, une livre, ou avec les feuilles seches, depuis
deux drachmes jusqu'à deux onces, et eau une livre, ne
mérite point l'oubli où, de nos jours, on semble l'avoir
plongée ; elle augmente la vélocité du pouls, porte de la
chaleur dans l'estomac, souvent rappelle le flux menstruel
suspendu par l'impression des corps froids ou par la cachexie ; quelquefois elle dissipe les anxiétés d'estomac
par humeurs pituiteuses, et accélere la digestion devenue

longue et laborieuse par foiblesse d'estomac ou par surabondance d'humeur pituiteuse. Il est assez ordinaire de
la voir réussir dans les maladies cachectiques, par diminution ou suppression des menstrues ou des fleurs blanches
et dans les pâles couleurs. Les femmes attaquées de fievre
intermittente et dont les regles ont été supprimées par
l'impression des corps froids ou par cachexie, en éprouvent
souvent de bons effets. Plus les feuilles sont récentes,
plus elles ont d'efficacité.

Préparation. Semblable à celle des feuilles d'armoise.

Marrube blanc. *Marrubium album. Marrubium vulgare.*

Marrubium dentibus calycinis setaceis uncinatis. (*Linn. Hort. Cliff.* 342. *Spec. plant.* 816.)

Dans toute l'Europe, aux endroits pierreux. *Fleurit en Messidor et Thermidor.*

Feuilles d'une odeur aromatique médiocrement forte et nauséabonde, d'une saveur âcre et amere. *Vivace.*

Vertus. Feuilles fraîches et divisées, depuis demi-
once jusqu'à quatre onces, en infusion dans une livre
d'eau, échauffent, raniment les forces vitales et musculaires, fortifient l'estomac affoibli par des matieres
muqueuses surabondantes, rétablissent souvent le flux
menstruel et la perte blanche supprimée par impression des corps froids ou par cachexie ; procurent de
très-bons effets dans les pâles couleurs, diminuent quelquefois la difficulté de respirer par pituite, l'asthme
pituiteux, et la toux catarreuse lorsqu'il n'y a ni douleur,

ni chaleur, ni disposition à l'inflammation. Le suc exprimé des feuilles, adouci avec du miel, passe pour favoriser la résolution des duretés du foie par suppression de transpiration ou de flux menstruel : il procure souvent de bons effets dans plusieurs especes de maladies cachectiques.

Les feuilles de marrube blanc méritent d'être plus employées qu'elles ne le sont.

PÉPARATION. Comme les feuilles d'armoise.

Rue. *Ruta. Ruta graveolens.*

Ruta foliis decompositis, petalis laceris, floribus lateralibus quadrifidis. (Linn. Hort. Cliff. 145. Spec. plant. 548.)

Arbrisseau. Dans les terres stériles de l'Europe méridionale. *Fleurit en Prairial.*

Feuilles d'une odeur aromatique forte et désagréable, d'une saveur amere et àcre.

VERTUS. Le suc exprimé des feuilles de rue, depuis demi-once jusqu'à quatre onces, mêlé avec eau sucrée, quatre onces, procure de la chaleur et quelquefois un sentiment désagréable dans la région de l'estomac ; il ranime les forces vitales, il accroît la vélocité du pouls et la chaleur du corps, et cause de la soif : une infusion aqueuse des feuilles, assez forte, produit à peu de chose près les mêmes effets ; elle est beaucoup plus active qu'aucune infusion des emménagogues ci-dessus ; elle rétablit souvent le flux menstruel, et les fleurs blanches supprimées par l'impression des corps froids ou par cachexie ; mais il faut avoir dissipé toute espece de pléthore sanguine et de disposition inflammatoire, par les sangsues aux cuisses, et avoir calmé l'espece de spame par des bains de jambes, composés d'une forte infusion de feuilles de rue. On aide souvent chez les filles ou femmes pituiteuses, l'action de l'infusion prise intérieurement, par les fumigations, les inscessions, les bains et les lavemens d'infusion de feuilles de rue.

L'infusion des feuilles est employée quelquefois avec succès dans les maladies soporeuses par sérosité, ou par cachexie dans la paralysie séreuse et dans l'abattement des forces des vieillards et des sujets cachectiques.

Elle soulage souvent les rachitiques, les écrouelleux et les pituiteux affectés de rhumatisme chronique; rarement elle favorise l'action du quinquina dans les fievres intermittentes et dans la gangrene humide : en lavement elle fait quelquefois mourir les vers ascarides. Elle porte préjudice aux hystériques, aux hypocondriaques, aux mélancoliques, aux bilieux, aux goutteux, aux personnes qui ont la poitrine délicate et à celles qui sont disposées à l'inflammation.

Les feuilles récentes broyées jusqu'à consistance de pulpe et appliquées sur les tégumens, y causent souvent une légere inflammation; mises sur les bras, elles paroissent quelquefois favoriser l'action du quinquina contre les fievres intermittentes ; et sur les pieds, aider la nature pour l'éruption de la petite vérole, de la rougeole etc. On prétend que broyées avec du vinaigre et appliquées sur les parties affectées de gangrene humide, elles la bornent. (Le quinquina est préférable). Leur application si vantée pour résoudre les violentes contusions, l'engorgement des mamelles par le lait et sans inflammation, et les tumeurs scrophuleuses, n'est pas ordinairement accompagnée de succès.

L'introduction du suc dans l'œil pour en détruire les taches, est toujours nuisible.

Le vinaigre de rue, intérieurement et extérieurement, ranime les forces, échauffe, irrite, et souvent préserve, 1°. des mauvais effets de l'air des prisons, des hôpitaux, des vaisseaux et des marais; 2.° de la morsure des insectes.

PRÉPARATION. Suc exprimé de feuilles de rue, depuis demi-once jusqu'à quatre onces, à mêler avec eau, quatre onces, ou avec autant de vin, suivant l'espece de maladie et l'indication qu'elle présente. Feuilles fraîches, depuis demi-once jusqu'à trois onces, à infuser dans eau, une livre ; passez, exprimez, adoucissez la colature avec du sucre, à prendre par petites verrées : infusion plus forte pour bain, demi-bain, insession, fomentation, fumigation, infusion médiocre pour lavement. N'introduisez jamais les feuilles dans le vagin, crainte de l'enflammer. Prenez feuilles fraîches de rue, une livre ; vinaigre rectifié, six livres ; faites macérer dans une grande bouteille de verre bien bouchée, pendant huit jours ; filtrez, vous aurez le vinaigre de rue, depuis demi-drachme jusqu'à deux, mêlé avec eau sucrée, quatre onces, en friction sur les mains, le visage et le cou, proche du nez.

Sabine. *Sabina. Juniperus Sabina.*

Juniperus foliis infernè adnatis :. appositionibus concatenatis. (Linn. Hort. Cliff. 464. Spec. plant. 1472.)

Arbuste. Dans les Pyrénées.

Feuilles d'une odeur aromatique nauséabonde, d'une saveur amère et très-âcre.

VERTUS. L'infusion des feuilles porte dans la bouche, l'œsophage et la région de l'estomac, une chaleur brûlante et corrosive ; elle donne des coliques plus ou moins vives, produit quelquefois des hémorragies intestinales, le vomissement de sang et l'inflammation de l'estomac ou des intestins ; elle provoque avec force le flux menstruel, et le change souvent en perte de sang funeste. Administrée à une femme grosse, si elle ne la fait pas avorter, elle produit les symptômes ci-dessus ; mais, dans ce cas, la femme éprouve assez d'accidens pour exposer elle et son enfant à une mort certaine :

lorsqu'elle avorte, il est extrêmement rare que l'inflammation n'attaque pas la matrice, et que la mort ne termine pas les jours de la malade. Les feuilles de sabine, réduites en poudre subtile, et appliquées sur les ulceres sanieux, fongueux et chargés de vers, rongent les chairs fongueuses, détruisent les vers, et quelquefois contribuent à rendre la suppuration plus louable ; brisées sur la partie cariée d'un os, elles passent pour attaquer avec succès la carie : l'expérience et l'observation nous font préférer l'eau de vie, la teinture de myrrhe, et sur-tout celle d'asse fœtide à cette poudre. Nous aurions gardé le plus profond silence sur cette plante, si nous n'avions pas le regret de voir souvent des Empiriques s'en servir au grand détriment de la société.

PRÉPARATION. L'usage de la sabine, pour quelque maladie que ce soit, doit être entiérement banni de la pratique.

Sagapenum. *Sagapenum.*

Plante soupçonnée ombellifere. En Perse. A Alexandrie.

Il en découle naturellement et par incision, une substance appelée *sagapenum*, envoyée sous forme de larmes concretes, ou en masses plus ou moins grosses ; d'une couleur roussâtre, d'une odeur aromatique forte, d'une saveur âcre et amere ; soluble en plus grande quantité dans l'eau que dans l'esprit de vin ; soluble dans les jaunes d'œufs, le sirop de capillaire, le miel et la bile, et en grande partie dans les graisses et les huiles.

VERTUS. Le sagapenum, depuis cinq grains jusqu'à vingt, mêlé intimement avec le double de son poids de

sucre , répand dans la bouche et la région de l'estomac
une chaleur qui s'étend par tout le corps ; le pouls en
acquiert de la force , et la soif se fait sentir ; il ranime
les forces musculaires , tient le ventre libre , et souvent
purge ; il rétablit quelquefois le flux menstruel , et la
perte blanche par l'impression des corps froids ou par
cachexie ; il contribue rarement à résoudre les duretés du
foie et de la rate par suppression de transpiration , et
les duretés du mésentere chez les enfans scrophuleux ,
rachitiques , ou cachectiques ; il ne calme point les
maladies convulsives , même l'affection hystérique où
on l'emploie si souvent. — Extérieurement , il fait rougir un peu la peau , si on l'y laisse long-temps adhé-
rer : quelquefois il résout les tumeurs dures et indolentes ,
peu susceptibles d'inflammation , et incapables de prendre
un mauvais caractere par l'action des irritans ; enfin , il
provoque à la suppuration les tumeurs inflammatoires ,
qui , de leur nature , doivent se terminer par suppuration , mais qui marchent vers cet état trop lentement.

Le galbanum, *galbanum* , gomme résine que plusieurs Praticiens regardent comme moins active que le
sagapenum, n'est plus en usage intérieurement , quoiqu'il soit recommandé pour combattre les mêmes especes de maladies que le sagapenum. Il en est ainsi de
plusieurs autres especes de gommes résines , telles que
le *bdellium* , l'*opoponax* , la *gomme de caragne* , le *lab-
danum* , et de diverses especes de résines , telles que la
gomme élémi , le mastic , la gomme animée , la résine
de tacamaque , et du sandarac ; ces gommes résines et
ces résines ne sont plus usitées que dans les emplâtres
dits résolutifs. Le sagapenum peut lui seul les remplacer : alors on sera plus sûr de l'effet de l'emplatre.

PRÉPARATION. Sagapenum depuis trois grains jusqu'à
vingt, exactement mélé avec sucre une drachme , et incorporé avec suffisante quantité de sirop de capillaire ,
pour former des pilules à prendre le matin : extérieurement en parfum , ou en poudre , ou mélé avec un
jaune d'œuf , ou avec l'huile par expression d'œuf , ou
avec la bile , ou avec la graisse récente de porc , ou
avec l'huile d'olives , ou avec l'extrait de ciguë , ou pour

onction, ou sous forme d'onguent, ou de la consistance d'un emplâtre, suivant l'espece de tumeur, d'ulcere, de maladie interne ou externe.

Asse fétide. *Assa fœtida. Ferula Assa fœtida.*

Ferula foliolis alternatim sinuatis obtusis.
(*Linn. Spec. plant.* 356.)

En Perse.

Par incision il découle un suc appelé asse
fétide, envoyé sous forme solide, de Perse;
gomme résine concrete, d'une odeur forte,
nauséabonde et insupportable; d'une saveur
âcre, amere et nauséabonde; soluble en plus
grande quantité dans l'eau que dans l'esprit
de vin; de couleur jaunâtre, rempli de larmes blanches. *Vivace.*

VERTUS. Etant mâchée, elle excite de la chaleur
dans la bouche et l'arriere-bouche, une abondante salivation et de la soif. Mâchée depuis quatre grains jusqu'à
quinze, avec parties égales de sucre et suffisante quantité de sirop pour former des pilules, et prise le matin
à jeun, elle échauffe la région de l'estomac; elle procure souvent des nausées, quelquefois des coliques,
rarement le vomissement; quelquefois elle purge et fait
souvent mourir les vers lombricaux; elle ranime les
forces vitales et musculaires; elle provoque les menstrues et les fleurs blanches suspendues pas l'impression
des corps froids, ou par cachexie.
On l'emploie avec plus ou moins de succès dans la
colique venteuse par humeur pituiteuse, et sans disposi-

tion inflammatoire, dans les maladies soporeuses par sérosité ou par cachexie, dans la paralysie séreuse, dans les duretés ou gonflement du foie par suppression de transpiration, sans spasme ni disposition inflammatoire, dans l'asthme humide : intérieurement et extérieurement, elle calme quelquefois l'accès hystérique ; mais les accès suivans deviennent pour l'ordinaire plus forts et plus fréquens : intérieurement et extérieurement, elle combat souvent avec succès la carie simple des os, l'ulcere des tendons et du périoste, l'exostose vénérienne des os lorsque le virus a été entièrement détruit par le mercure, les tumeurs dures, indolentes, sans kyste, qui ne reconnoissent pour principe ni virus vénérien, ni virus scrophuleux, ni virus cancéreux. Elle ne domte pas les fievres intermittentes, l'hydropisie. Mêlée avec un jaune d'œuf et en onction sur la région lombaire et sur la région hypogastrique, et en parfum reçu dans le vagin, elle favorise l'action de l'asse fétide pris intérieurement pour rappeler le flux menstruel. Intérieurement et extérieurement, on l'emploie quelquefois avec succès pour détruire l'exostose et les ankyloses. La teinture d'asse fétide, depuis demi-drachme jusqu'à une drachme, échauffe beaucoup, ranime puissamment les forces vitales ; elle remédie très-rarement à l'accès hystérique et à la tympanite ; elle est plus avantageuse dans l'asphyxie, la suppression du flux menstruel, la colique venteuse et pituiteuse. En parfum, elle paroît attaquer avec plus de force qu'intérieurement l'exostose, l'ankylose, la carie et les tumeurs dures et insensibles. La teinture appliquée sur la carie, sur l'ulcere du tendon, ou de l'aponévrose, ou des ligamens, ou du périoste, déterge souvent et cicatrise l'un et l'autre avec beaucoup de promptitude. Mêlée avec un jaune d'œuf, et donnée en lavement, elle détruit quelquefois les vers ascarides.

Préparation. Depuis trois grains jusqu'à vingt-quatre, exactement mêlée avec suffisante quantité de sirop de capillaire, ou mêlée avec parties égales de savon pour former des pilules de trois grains chacune, à prendre le matin à jeun, et à réitérer chaque jour. Jetée sur la braise pour parfum à réitérer plusieurs fois dans le jour : mêlée avec un jaune d'œuf, ou avec le mucilage de guimauve, pour onction : en solution dans plusieurs jaunes d'œufs et dans une forte décoction de racine de guimauve, pour bain.

Prenez asse fétide, quatre onces, esprit de vin, une livre ; renfermez le tout dans un vase bien bouché ; faites macérer dans une étuve, ou au soleil pendant huit jours ; filtrez, vous aurez la teinture d'asse fétide, *tinctura asæ fœtidæ ;* intérieurement, depuis trois grains jusqu'à une drachme, a mêler avec trois onces d'eau ; extérieurement, pour la carie et l'ulcere.

Castor. *Castor. Castor fiber.*

Castor caudâ ovatâ planâ. (Linn. Faun. Succ. 27. System. Nat. Regn. Anim. 78.)

Quadrupede. En Asie, au bord des lacs et des rivieres. En Europe, particuliérement en Russie et en Lithuanie. En Amérique, principalement au Canada.

Follicules situés à côté de l'anus et de l'uretre du castor, s'ouvrant dans le prépuce, remplis d'un fluide qui prend une consistance solide, castoreum, *castoreum ;* de couleur brune, d'une odeur aromatique forte ; d'une saveur amere, âcre et nauséabonde ; onctueux, inflammable, soluble en aussi grande quantité dans l'eau que dans l'esprit vin.

VERTUS. Castoreum, depuis cinq grains jusqu'à vingt, mêlé avec le double de son poids de sucre, et pris le matin à jeun, excite une très-douce chaleur dans la région de l'estomac ; cause souvent des nausées ; augmente un peu la force du pouls ; ne fatigue ni l'esto-

mac, ni les intestins, et donne seulement aux excrémens une odeur très-fétide ; il diminue pour l'instant
l'irritabilité du genre nerveux, mais ensuite elle revient
plus forte : ce calme passager en a imposé aux Empiriques ; ils ont administré le *castoreum* en grande quantité, souvent même aux hystériques et aux hypocondriaques : s'ils avoient voulu observer ses effets ulté-
rieurs, ils auroient vu que l'affection hystérique, ap-
paisée momentanément, reparoissoit avec plus de violence : il remédie rarement aux pales couleurs, à la
suppression du flux menstruel, et de la perte blanche
par l'impression des corps froids, ou par spasme, ou
par cachexie : il ne corrige point les mauvais effets de
l'opium : il ne combat pas les maladies soporeuses,
quelle qu'en soit l'espece. — La *teinture de castoreum*
ranime les forces vitales et musculaires, dissipe la défaillance ou asphyxie hystérique, mais rarement la colique hystérique, la colique venteuse et avec foiblesse ;
elle n'excite pas le flux menstruel supprimé par l'impression des corps froids, ou par spasme, ou par cachexie.

PRÉPARATION. Castoreum pulvérisé, depuis cinq grains
jusqu'à vingt, mêlé avec le double de son poids de sucre,
seul, ou délayé dans un jaune d'œuf, ou incorporé avec
sirop de capillaire, suffisante quantité pour former des
pilules : on peut réitérer cette dose plusieurs fois dans
le jour. Quelques Praticiens le mêlent avec *nitre*, parties égales, afin qu'il échauffe moins et tempere davantage les mouvemens convulsifs.

Prenez castoreum, quatre onces, esprit de vin rectifié,
une livre ; faites digérer dans une bouteille bien bouchée,
que vous exposerez pendant vingt jours à la chaleur
d'une étuve ; filtrez ensuite, vous aurez la teinture de
castoreum, *tinctura castorei*, depuis six grains jusqu'à une drachme, à mêler avec eau sucrée, deux
onces.

NEUVIEME CLASSE.

SANGUISUGES.

PRINCIPES GÉNÉRAUX.

1. LES sangsues, par la morsure de la succion d'un vaisseau sanguin, non-seulement évacuent le sang, mais l'attirent en plus grande quantité et avec plus de force dans la partie mordue et les environs : cet effet, qui se soutient quelque temps après la chute des sangsues, en assure les avantages sur la saignée.

2. L'évacuation du sang par les sangsues diminue beaucoup moins les forces, qu'une égale quantité de sang évacuée par la saignée.

3. L'irritation qui accompagne et suit la morsure des sangsues, est beaucoup plus considérable que celle qui arrive pendant et après la saignée; mais la foiblesse produite par la saignée est plus nuisible que l'irritation par les sangsues.

4. La douleur, l'inflammation et l'espece d'ecchymose par la morsure des sangsues, ne sont jamais suivis d'accidens fâcheux ; il ne faut craindre que l'hémorragie qui arrive quelquefois après la chute des sangsues.

5. Toutes les sangsues ne font pas évacuer la même quantité de sang pendant et après leur succion : il est donc plus essentiel, dans les différentes especes de maladies où les sangsues sont indiquées, de fixer la quantité de sang à évacuer, que de déterminer seulement le nombre des sangsues à appliquer.

6. La quantité de sang qui sort des morsures des sangsues, ne peut être déterminée d'une maniere précise ; il se perd beaucoup de sang dans les linges et les bandages : il est souvent très-difficile de le recevoir dans un vase : le pouls est la meilleure boussole pour se diriger ; mais si le Praticien est absent, il vaut mieux laisser évacuer moins de sang que trop, sauf à réitérer une nouvelle application de sangsues.

7. La différence entre les effets des ventouses scarifiées, et ceux des morsures de sangsues, est assez grande pour ne pas les ordonner indistinctement ; les premieres agissent plus rapidement, et leurs effets cessent plutôt ; les secondes détournent plus de sang, et causent une irritation et une tuméfaction

de plus longue durée : aussi les ventouses ne doivent etre préférées aux sangsues que dans les cas extrèmes où il faut promptement irriter et évacuer beaucoup de sang.

8. Les morsures des sangsues, proche, ou sur les parties enflammées, bien loin de diminuer la quantité de sang qui s'y porte, ne servent qu'a engager la nature à l'y faire couler avec plus de force et de rapidité.

9. Dans les maladies inflammatoires de la tête, les sangsues mises aux cuisses soulagent plus qu'appliquées à la tête : si l'inflammation de la tête est entretenue par une humeur dartreuse ou teigneuse, les sangsues appliquées entre les épaules plutôt qu'aux cuisses, calment souvent d'une maniere plus prompte l'inflammation et les autres accidens provenans de l'humeur répercutée ou fixée sur une partie externe ou interne de la tête.

10. Dans l'inflammation violente de poitrine, lorsque les saignées ont été oubliées, ou que le sang a été tiré en trop petite quantité, les sangsues appliquées en grand nombre sur l'endroit douloureux de la poitrine, le cinquieme et même le sixieme jour, ont souvent arraché le malade des bras de la mort.

11. Les sangsues appliquées aux cuisses, ou aux environs du rectum, ou sur les hemorroïdes, ne calment point les maladies

inflammatoires du ventre ; elles n'en favorisent la résolution que lorsque ces maladies sont causées par la suppression ou par la diminution du flux menstruel , des lochies , de la perte blanche , des hémorroïdes ou du flux hémorroïdal ; autrement il faut mettre les sangsues aux bras pour en obtenir l'effet désiré.

12. S'il se présente une espece de fievre continue, ou de fievre intermittente , ou de fievre éruptive , qui exige absolument une évacuation de sang, préférez les sangsues à la saignée, et faites leur application aux cuisses dès que la tête ou la poitrine est attaquée de douleur avec pouls plein ou concentré ; et aux bras , quand le ventre est menacé d'inflammation et qu'il n'existe pas de suppression de flux menstruel , des lochies , de perte blanche , des hémorroïdes ou du flux hémorroïdal.

13. Les sangsues sont aussi nuisibles dans les douleurs spasmodiques , que nécessaires dans les douleurs par pléthore , ou par répercussion d'humeur morfique avec surabondance de sang.

14. Les sangsues qu'on fait mordre sur , ou près de l'endroit où il y a douleur fixe sans inflammation , ni convulsion , ni disposition à l'un ou à l'autre état, produisent souvent de meilleurs effets que mises sur les parties les plus éloignées de la douleur.

15. Dans la plupart des maladies convulsives avec pléthore, les sangsues sont moins avantageuses que la saignée.

16. Dans toutes les maladies soporeuses avec pouls plein ou concentré, les sangsues appliquées aux cuisses sont toujours suivies d'effets plus salutaires et plus prompts, que mises a la tete, entre les épaules, ou aux bras.

17. Les morsures des sangsues aux hémorroïdes tuméfiées et douloureuses, les dégorgent, et quelquefois en diminuent la douleur : mais, souvent ces plaies y attirent l'inflammation, rarement la supuration ; dans ce cas la lancette est préférable aux sangsues.

18. Les sangsues aux cuisses calment les maladies par suppression ou par diminution du flux menstruel, ou des lochies ; et fréquemment elles contribuent à une prompte guérison, en rétablissant l'évacuation diminuée ou supprimée.

NEUVIEME CLASSE.

SANGUISUGES.

Sangsue. *Sanguisuga. Hirudo medicinalis.*

*H*IRUDO *depressa nigricans, supra lineis flavis sex: intermediis nigro arcuatis, subtus cinerea nigro maculata.* (*Linn. Faun. Suec.* 2079. *Syst. Natur. Regn. Anim.* 1079.)

Ver. Dans les eaux douces et stagnantes.

VERTUS. La sangsue mise sur les tégumens s'y attache, mord, produit une douleur plus ou moins vive, ouvre un vaisseau sanguin, en suce le sang, se gonfle, se détache et tombe ; ensuite le sang s'écoule de la plaie. Le temps de la succion, la quantité de sang sucé, l'abondance du sang qui sort de la plaie et la célérité avec laquelle il s'en échappe, varient autant que la grandeur et la force des sangsues et de leurs morsures. Ordinairement chaque sangsue suce depuis deux drachmes jusqu'à une once de sang au plus pendant trois quarts d'heures, une heure et demie au plus ; après sa chute, la plaie donne souvent depuis demi - once jusqu'à quatre onces, rarement demi-livre et au-delà ; c'est alors une hémorragie. A peine le sang est-il arrêté, qu'on apperçoit les bords et les environs de la morsure enflammés, et la plaie bouchée par un caillot de sang ; le lendemain l'inflammation des bords subsiste, une ecchymose plus ou moins étendue l'environne ; il y a démangeaison, et quelquefois douleur tensive lorsque l'inflammation est considérable. Une ou deux semaines s'écoulent avant que l'ecchymose disparoisse entiérement et que la cicatrice soit parfaite. Les traces de cette cicatrice, grosse comme un grain de riz, subsistent toujours.

Les sangsues en irritant, engagent la nature à faire couler le sang en plus grande quantité et avec plus de force vers l'endroit où elles mordent, que dans les autres parties du corps ; elles diminuent lentement la quantité du sang ; elles provoquent la nature à transporter une partie de l'humeur morbifique vers la partie irritée ; elles accroissent l'irritation du genre nerveux, et n'abattent pas autant les forces vitales et musculaires que la saignée et les ventouses.

L'application des sangsues est essentielle dans la plupart des especes de maladies où la saignée est indispensable : elle est nécessaire dans un grand nombre d'especes de maladies où la saignée peut nuire ; enfin elle convient aux sujets qu'il est impossible de saigner.

APPLICATION. Avant d'appliquer les sangsues conservées depuis un certain temps dans un bocal, mettlez-les hors de l'eau dans un verre pendant six ou huit heures ; lavez l'endroit qu'on veut faire mordre avec du lait ou du sang, et faites-y de fortes frictions, appliquez fortement le verre où sont les sangsues contre la peau, ne l'en séparez que lorsqu'elles auront toutes mordu ; laissez sucer le sang jusqu'à ce qu'elles tombent d'elles-mêmes ; après leur chute n'arretez point le sang qui s'écoule des morsures, au contraire si les morsures n'en fournissoient pas assez, lavez-les avec des éponges imbibées d'eau chaude, et ce qui est préférable, exposez-les à la vapeur de l'eau bouillante, ou rapprochez-les d'un corps très-chaud, comme un caillou échauffé, ou grand nombre de bougie allumées ; recevez autant qu'il est possible dans un vase le sang pour en mesurer la quantité, et l'arrêter dès que l'état du pouls, des forces, de la couleur des levres et des joues, de la respiration et des sens, vous démontre que l'évacuation est assez considérable : pour

en suspendre le cours, lavez les plaies avec de l'eau
fraîche, appliquez sur chaque ouverture de la charpie
râpée et imbibée d'esprit de vin très-rectifié, ou du linge
brûlé et sous la forme d'une petite boule, que vous as-
sujettirez à l'aide d'une compresse, d'une piece de monnoie
et d'une bande ; ou bien introduisez dans la plaie une
goutte de térébenthine reçue sur du papier, ou appliquez
sur la plaie de l'agaric de chêne, ou bouchez l'ouverture
soit avec la colophane soit avec du colcothar : s'il y a
crainte d'hémorragie, employez le vitriol verd pulvérisé
et renfermé dans un nouet de charpie sous forme de
petit bouton que vous maintiendrez fortement comprimé
au moyen d'un bandage : il est très-rare de se voir obligé
de dilater la plaie pour appliquer immédiatement le bouton
de vitriol sur l'ouverture du vaisseau. Laissez le bandage
pendant douze heures, et plus, si vous prévoyez le retour
d'une hémorragie ; ensuite lavez les environs des morsures
avec de l'eau, et recouvrez-les d'un linge blanc et usé.

Ne faites jamais mordre des sangsues aux parties la-
térales du cou ni aux jambes ; au cou elles peuvent
ouvrir la veine jugulaire et donner lieu à une hémorragie
dont la suppression est souvent très-difficile ; aux jambes,
particuliérement à celles des adultes dont le sang est
infecté de quelque virus, chez des vieillards, les morsures
attirent quelquefois une vive inflammation aux jambes,
qui se termine par un ulcere souvent long à se cicatriser.
Les sangsues en suçant causent-elles une douleur trop
vive, le malade souffre-t-il de les voir si long-temps
attachées à la peau, saupoudrez-les de sel marin, ou
exposez-les à la fumée du tabac ; elles se détachent et
tombent : évitez de les arracher, la douleur seroit vive
et l'inflammation plus grande, non pas jusqu'à produire
la gangrene comme plusieurs l'ont avancé. Quelques
Praticiens, pour leur faire sucer plus de sang, et en faire
évacuer une plus grande quantité, leur coupent la queue :
cette section ne fournit pas ordinairement plus de sang
que si on les avoit laissé tomber d'elles-mêmes. Voyez
le traité des sangsues par Vitet le pere.

P

DIXIEME CLASSE.

VÉSICATOIRES.

PRINCIPES GÉNÉRAUX.

1. LES médicamens dont l'application sur la peau y produit de la chaleur, de la douleur, du gonflement, de la rougeur, et des vessies remplies de sérosités, n'agissent pas seulement sur les tégumens, mais pénetrent plus ou moins par les vaisseaux absorbans dans l'intérieur du corps, pour y causer des effets propres à chaque médicament.

2. Le vésicatoire, en agissant sur la portion des tégumens où on l'applique, détourne le sang et certaines humeurs des parties éloignées, avec d'autant plus de force et d'abondance, que le médicament enflamme davantage et cause plus de douleur.

3. La moutarde l'emporte de beaucoup sur les mouches cantharides pour enflammer,

détourner beaucoup de sang, causer une vive irritation, une grande douleur, et une suppuration profonde et abondante.

4. Dans les maladies où il faut établir moins de douleur et d'inflammation, mais une suppuration plus prompte et plus superficielle, les cantharides sont à préférer à la moutarde, à moins que vous ne redoutiez leurs mauvais effets sur les voies urinaires.

5. Il est peu de maladies graves ou l'application des mouches cantharides ne soit pas usitée : l'ardeur, la cuisson, la douleur qu'elles portent dans les voies urinaires, et par sympathie dans les viscères voisins, la soif, la chaleur et l'irritation générale qu'elles procurent, doivent souvent faire préférer la moutarde.

6. Dans la plupart des maladies du cerveau, la moutarde appliquée sur les jambes et sur les pieds, ne fatigue jamais cet organe comme les mouches cantharides ; elle le dégage plus rapidement et pour plus de temps.

7. Les mauvais effets de l'humeur dartreuse, teigneuse, scrophuleuse, variolique ou rhumatismale, etc. répercutée sur des viscères internes, sont calmés et souvent dissipés par l'application du vésicatoire sur l'endroit anciennement affecté, ou sur les envi-

rons du mal, ou sur les extrémités inférieures quand il faut éloigner l'humeur de la tête, de la poitrine; ou sur les bras aussitôt qu'il est nécessaire de la détourner du ventre.

8. Dès que la tête ou la poitrine, dans les fievres continues, commencent à s'embarrasser, les sinapismes légers sur les pieds et les jambes, doivent être préférés aux mouches cantharides: s'ils ne produisent pas du soulagement, et si les forces sont très-abattues, il faut appliquer les mouches cantharides sur les gras de jambe, à moins que l'abattement des forces ne se trouve compliqué avec l'irritation des voies urinaires; alors, les sinapismes actifs sont les seuls à employer.

9. Les vésicatoires ont quelquefois dissipé des fievres intermittentes légeres; mais dans les fievres intermittentes automnales, et particuliérement dans les fievres intermittentes pernicieuses, ils favorisent quelquefois l'action du quinquina, encore faut-il que les voies urinaires ne soient pas disposées à une grande irritation.

10. Dans les fievres éruptives, les sinapismes légers, mis les premiers jours de la maladie autour des pieds, facilitent l'éruption, dégagent la tête et la poitrine: s'ils n'operent pas un changement heureux, ayez recours

de suite aux vésicatoires sur les gras de jambe dont on entretiendra la suppuration pendant tout le cours de la maladie.

11. L'assoupissement et la difficulté de respirer qui arrivent dans le cours des fievres inflammatoires et des fievres éruptives , n'indiquent pas toujours les vésicatoires ; s'il y a pouls plein et fort , ils sont nuisibles , excepté qu'ils ne soient précédés de l'application des sangsues aux cuisses : au contraire , le pouls est-il foible et lent , l'éruption tarde-t-elle trop à se faire , ou a-t-elle été répercutée , les vésicatoires sur les gras de jambe sont indispensables.

12. Il ne faut appliquer les vésicatoires aux personnes affectées de fievre continue de vingt-un ou de vingt-sept jours , avec disposition des humeurs vers la putridité , ou avec surabondance et mauvaise qualité de la bile , que lorsque les forces vitales et musculaires sont abattues , et que la matiere morbifique commence à se porter sur un viscere essentiel ; alors , ne redoutez point la gangrene dont ils sont fréquemment accompagnés.

13. Les vésicatoires , en dirigeant de l'intérieur à l'extérieur la matiere morbifique répercutée , calment les spasmes et la plupart des accidens qu'elle produisoit ; et plus vous maintiendrez long-temps la suppuration, moins

vous aurez à craindre de nouvelles répercussions.

14. Les maladies extérieures, dont le principe est facile à se transporter sur des parties essentielles et qui ne sont point accompagnées d'inflammation , sont rarement troublées par les vésicatoires ; ils s'opposent à la répercussion , et souvent ils contribuent à leur guérison.

15. L'application des vésicatoires pour les maladies inflammatoires internes, ne doit pas toujours se faire dans la partie la plus éloignée du siége de l'inflammation ; quelquefois appliqués au-dessous de la nuque , ils soulagent l'inflammation de l'œil ; sur le cou , l'angine inflammatoire ; sur la poitrine , l'inflammation des poumons ; sur le ventre , l'inflammation des visceres du ventre , excepté celle des reins , de la vessie et de la matrice : mais , vous n'obtiendrez point d'effets avantageux des vésicatoires, s'ils ne sont précédés de la saignée ou des morsures des sangsues, tant qu'il existe pléthore ou spasme violent.

16. L'application réitérée du sinapisme sur une portion des tégumens , correspondante à un viscere enflammé , après avoir abattu la violence de l'inflammation par la saignée et les adoucissans , quelquefois calme la douleur interne , rend les fonctions de ce viscere plus libre ; le vésicatoire avec les mouches

cantharides est moins avantageux ; mais , si l'un ou l'autre accroissent les symptômes , craignez pour les jours du malade.

17. Les maladies douloureuses dont le principe est mobile , et qui ne tiennent point à un virus particulier , sont plus fréquemment soulagées ou guéries par les vésicatoires mis sur , ou proche de l'endroit douloureux , que sur une partie éloignée de la douleur.

18. Les vésicatoires nuisent plus aux enfans , aux jeunes gens et aux femmes, qu'aux adultes et aux vieillards ; ils rendent toujours les maladies convulsives plus graves , si elles ne proviennent pas d'une humeur répercutée et facile à déplacer.

19. Les especes de maladies chroniques , diminuées par l'application des vésicatoires sur les tégumens , exigent une suppuration de très-longue durée , souvent pendant toute la vie , et assez modérée pour ne pas abattre les forces : la suppression de cette suppuration faite à contre-temps , expose ou au retour de la maladie , ou à un état plus fâcheux.

20. Le vésicatoire, et sur-tout le sinapisme, réveillent quelquefois dans la paralysie séreuse le sentiment et le mouvement diminués ou abolis ; mais , ordinairement l'ancien état reparoît , et la suppuration abondante ne sert qu'à accroître la foiblesse.

P 4

21. Dans l'hydropisie , les pâles couleurs ,
le scorbut , et autres maladies cachectiques
de ce genre , les vésicatoires sont nuisibles , et
laissent après eux des ulceres de mauvaise
qualité : dans les écrouelles , sur - tout dans
la teigne , ils ne produisent jamais de tels
effets ; souvent ils sont d'un grand secours.

DIXIEME CLASSE.

VÉSICATOIRES.

Moutarde. *Sinapis. Sinapis nigra.*

SINAPIS siliquis glabris apice tetragonis.
(Linn. Hort. Cliff. 338. Spec. plant. 933.)

Dans les endroits montagneux et escarpés
de l'Europe septentrionale. Se cultive dans plusieurs Départemens, au nord de la France.
Fleurit en Prairial, Messidor et Thermidor.

Semences d'une odeur aromatique piquante,
d'une saveur àcre et brûlante. *Annuelle.*

VERTUS. Les graines de moutarde pulvérisées, depuis
cinq grains jusqu'à vingt, délayées dans eau, deux onces,
et prises le matin à jeun, irritent vivement le palais,
l'arriere-bouche et la membrane pituitaire ; échauffent
beaucoup l'estomac; augmentent la force, la vélocité
du pouls et la chaleur de tout le corps; alterent, réveillent l'appétit, et raniment puissamment les forces
vitales et musculaires; elles passent pour combattre avec
plus ou moins de succès les affections soporeuses, la
paralysie par sérosité, et le scorbut qui vient d'un air
corrompu par une multitude de personnes long temps

rassemblées dans les mêmes appartemens. L'observation confirme très-rarement ces vertus. Mêlées avec les alimens, elles en favorisent la digestion, lorsque l'estomac est affoibli par surabondance d'humeurs muqueuses, ou séreuses, ou disposées à l'acidité. — Les graines de moutarde, entières et avalées sans être mâchées, échauffent et irritent beaucoup moins qu'en poudre; mais elles ne rafraîchissent pas, comme certains gourmands l'avancent : prises avant l'accès de la fievre tierce printaniere, elles ne la dissipent pas; au contraire, elles en accroissent les symptômes. — Les semences de moutarde, pulvérisées et délayées avec eau quantité suffisante pour un cataplasme à appliquer chaud sur une portion des tégumens, y causent une douleur aiguë, cuisante et brûlante, une rougeur érysipélateuse, du gonflement, de la tension, de la chaleur, ensuite des vessies remplies de sérosités qui se terminent par une suppuration plus abondante et de plus longue durée que la suppuration établie par les mouches cantharides : mises sur une partie disposée à l'inflammation, elles produisent quelquefois la gangrene par son long séjour. De tous les rubéfians employés pour détourner l'impétuosité du sang, et l'irritation de la partie malade, c'est le plus actif et le plus avantageux ; il l'emporte dans une infinité de maladies sur les mouches cantharides, parce que les parties de la moutarde absorbées ne portent point d'irritation particuliere sur le cerveau et dans les voies urinaires, comme les mouches cantharides.

Préparation. Graines de moutarde pulvérisées, depuis cinq grains jusqu'à vingt, à délayer dans eau, deux onces ; mélange qu'on peut répéter à cette dose plusieurs fois le jour. Graines de moutarde pulvérisées, demi-livre, à délayer avec eau chaude, quantité suffisante pour un cataplasme à appliquer aussitôt sur la partie qu'on veut enflammer.

Lorsqu'il importe d'accroître l'activité de la moutarde, délayez la moutarde en poudre avec du vinaigre, ou du vinaigre de scille, ou de l'alkali volatil fluide. Au contraire, l'indication de la maladie exige-t-elle que l'action de la moutarde soit lente et foible, ajoutez sur chaque livre de riz cuit jusqu'à consistance de cataplasme, moutarde en poudre, depuis deux onces jusqu'à huit.

Prenez moutarde en poudre depuis demi-livre jusqu'à deux livres, à délayer dans l'eau plus ou moins chaude du bain de jambe où le malade restera tant que la cuisson, la chaleur et la douleur seront supportables, à moins que le tempérament et la constitution du malade, ou l'espece de maladie n'exigent un temps plus court.

Garou. *Thymelæa. Daphne Gnidium.*

Daphne panicula terminali, foliis lineari-lanceolatis acuminatis. (*Linn. Spec. plant.* 511.)

Dans les Départemens méridionaux de la France. Arbrisseau.

Ecorce des branches inodore et d'une saveur âcre.

VERTUS. L'écorce moyenne de garou, fraîche, ou macérée dans l'eau ou dans le vinaigre, appliquée sur une portion des tégumens, et renouvelée de douze en douze heures, l'enflamme légérement, y produit une vessie remplie de sérosités et une vive démangeaison ; cette espece de vésicatoire procure souvent plus de bien que le cautere fait avec la pierre à cautere, ou avec la pierre infernale ; le pus que l'ulcération donne, est quelquefois plus abondant, séreux et âcre, la démangeaison plus vive, et la rougeur plus étendue ; cette application ne convient pas aux hystériques et aux personnes douées d'une trop grande irritabilité ; quelquefois elle produit une forte inflammation, accompagnée de beaucoup d'irritation et de chaleur ; mais les lotions avec l'eau fraîche, l'application des feuilles de plantin, ou de poirée, le cataplasme anodin ou le cataplasme de riz appaisent d'abord ces symptômes. Macérée dans du vinaigre, elle est beaucoup plus active que macérée dans l'eau.

PRÉPARATION. Prenez écorce de garou, de la grandeur d'un pouce, macérée dans le vinaigre vingt-quatre heures, à appliquer sur les tégumens, et à renouveler de douze en douze heures, jusqu'à ce qu'il se soit formé des vessies; alors substituez-y écorce de garou macérée dans l'eau : lorsqu'elle enflamme et irrite trop, diminuez la grandeur de l'écorce; au contraire, si elle n'excite pas de suppuration, faites-la macérer dans du vinaigre : appliquez-en des morceaux plus étendus, ou ne les mettez pas sur la même portion des tégumens.

Cantharide. *Cantharis. Cantharis officinarum. Meloë vesicatorius.*

Meloë alatus viridissimus nitens, antennis nigris. (Linn. Faun. Suec. 827. Syst. Nat. Regn. Anim. 679.)

Insecte. En Europe ; sur les troënes et les frênes, particuliérement dans le mois de Messidor ; d'une odeur virulente, d'une saveur très-âcre.

VERTUS. Les mouches cantharides pulvérisées, depuis la huitieme partie d'un grain jusqu'à demi-grain, macérées dans une once d'eau de vie pendant vingt-quatre heures, et filtrées, donnent une teinture, qui étant prise le matin, procure sur-le-champ une chaleur brûlante dans la région de l'estomac, une altération des plus fortes, des coliques, des douleurs plus ou moins aiguës dans les voies urinaires, et une ardeur considérable en urinant, suivies de cuisson dans le col de la vessie, dans l'uretre et son orifice externe ; souvent accompagnées d'érection du membre viril , de tension et de chaleur dans les parties extérieures de la génération de la femme, avec envie presque continuelle d'uriner , et quelquefois urines sanguinolentes : à plus haute dose , le sujet est évidemment exposé à une mort cruelle. C'est pour corriger les mauvais effets des mouches cantharides, que les Modernes proposent de les unir avec le camphre et l'acide nitreux : ni l'un ni l'autre ne corrigent les qualités vénéneuses des cantharides Le camphre calme un peu son action brûlante sur les voies urinaires ; mais il ne la détruit pas : l'acide nitreux détruit leur action sur les voies urinaires , et leur qualité de vésicatoire.

La *teinture de mouches cantharides*, de quelque manière qu'elle ait été préparée , n'a jamais guéri l'hydropisie , la rage, le diabetes par relâchement, la difficulté d'uriner par matieres muqueuses , la difficulté de respirer pituiteuse, la paralysie par sérosités, la suppression du flux menstruel, et la gonorrhée dont le virus seroit corrigé par le mercure. . . . . C'est un poison dont il faut toujours se défier.

L'emplatre de mouches cantharides, appliqué sur une grande portion des tégumens , y fait naître de la chaleur, de la cuisson, de la tension , de la rougeur, un gonflement plus ou moins considérable, une douleur pongitive , quelquefois très-forte , ensuite des vessies remplies de sérosités claires, et bientôt suivies de suppuration : pendant cet effet, le pouls est plus fort et plus accéléré ; le corps est agité ; il y a souvent soif et sécheresse dans la bouche ; la sensibilité générale est accrue, principalement chez les enfans, les jeunes gens et les femmes ; les urines deviennent plus brûlantes , au point de causer la strangurie, et une tension dans le bas-ventre, accompagnée de rétention d'urine, avec envie continuelle et douloureuse d'uriner. Les mouches cantharides, sous forme de cataplasme , d'emplatre ou d'onguent, favorisent la guérison de toutes les maladies où il faut détourner de l'intérieur à l'extérieur une humeur morbifique, diminuer la quantité et la vélocité du sang qui circule dans la partie affectée, ranimer les forces vitales et musculaires : l'emplâtre vésicatoire, mis sur une portion des tégumens éloignée de l'endroit enflammé, n'en accroît pas l'inflammation ; il fait rarement naître des mouvemens convulsifs. L'application des mouches cantharides seconde donc les efforts de la nature pour une crise salutaire par les urines ; rappelle à l'extérieur une humeur répercutée ; facilite la résolution de l'inflammation d'un viscere, en établissant à l'extérieur, dans les parties voisines, ou dans les parties éloignées de ce viscere, une inflammation plus ou moins considérable ; accélere l'éruption d'une fievre éruptive ; quelquefois divise, atténue et détourne les matieres muqueuses et séreuses qui affectent un viscere ; tend à dissiper les vives douleurs, les spasmes, l'assoupissement, la difficulté de respirer, etc. par répercussion d'une humeur morbifique ; enfin, empêche souvent que la matiere morbifique trop mobile ne se transporte sur des visceres essentiels.

PRÉPARATION. Prenez acide nitreux, une once ; esprit de vin rectifié, huit onces ; mouches cantharides pulvérisées, une drachme ; renfermez le tout dans une bouteille de verre capable de tenir le double de ce mélange ; bouchez exactement le vase, que vous laisserez tremper dans l'eau froide pendant huit jours ; ensuite ajoutez camphre, deux drachmes, vous aurez la teinture de mouches cantharides, *tinctura cantharidum ;* depuis six gouttes jusqu'à trente, dans une verrée de décoction de racine de guimauve.

Prenez cire jaune, huit onces, térébenthine, trois onces ; faites fondre à un feu très-doux ; unissez sur-le-champ le mélange suivant : huile d'olives, trois onces, où vous aurez fait dissoudre à la plus douce chaleur, camphre, demi-once ; ajoutez mouches cantharides grossiérement pulvérisées, quatre onces ; mêlez le tout exactement pour un emplâtre qu'il faut laisser refroidir ; formez-le en bâtons, que vous envelopperez d'un papier huilé, vous aurez l'emplatre vésicatoire, *emplastrum vesicatorium ;* depuis demi-once jusqu'à deux onces, et plus, suivant la grandeur qu'on veut lui donner, et celle de la partie où il faut l'appliquer. Avant que de faire l'application de l'emplâtre vésicatoire, il est essentiel de raser les tégumens, et de les frotter avec du vinaigre chaud, jusqu'à rougeur de la peau : tant que l'application durera, veillez sur ses effets, qui doivent être plus ou moins prompts et violens, suivant l'âge, le tempérament, la constitution, les habitudes du sujet, la délicatesse de la peau, le pays, la saison, l'espece et le temps de la maladie, et une multitude d'autres circonstances. Au bout de douze ou vingt-quatre heures au plus, enlevez l'emplâtre vésicatoire : s'il n'a pas assez agi, ce que vous reconnoîtrez par l'inflammation légere de la peau, par le peu d'étendue des vessies, par le peu de sérosité qu'elles contiennent, et par le pouls toujours le meme, au lieu d'être plus fort et plus fréquent, réitérez une nouvelle application d'emplâtre, sans ouvrir les vessies ; autrement les mouches cantharides se porteroient avec trop de force sur les voies urinaires : ce dernier accident arrive lorsqu'on saupoudre les chairs ulcérées par l'emplâtre vésicatoire ; elles s'enflamment vivement ; la cuisson, la strangurie et souvent l'ischurie se font bientôt sentir ; mais peu de temps après l'ulcération des tégumens est très-considérable ; alors elle est quelquefois accompagnée de points gangreneux.

L'emplâtre vésicatoire étant enlevé, fendez et enlevez avec les ciseaux les vessies, sans les arracher; couvrez l'ulcere de feuilles de poirée (*beta*) écrasées, seules, ou enduites de beurre frais ; changez-les de douze en douze heures ; si vous désirez exciter une suppuration plus abondante, enduisez les feuilles de poirée d'une très-légere couche d'*onguent egyptiac*, ou de cérat mêlé avec plus ou moins d'emplatre vésicatoire ; au contraire, s'il faut dessécher l'ulcere, pansez avec le cérat, ou l'onguent rosat, ou celui de céruse.

Dès que les mouches cantharides commencent à porter sur les voies urinaires, faites fomenter le ventre avec une forte infusion de fleurs de mauve, ou avec du lait, ou du petit lait ; faites boire abondamment de la décoction de racine de guimauve, ou du bouillon de poulet, ou du bouillon de poumon de veau, et par intervalles de l'émulsion faite avec les amandes douces et de l'eau aiguisée de quelques grains de nitre, et adoucie avec du sucre : les lavemens composés d'émulsion nitrée soulagent beaucoup. S'il y a pléthore ou vive inflammation, et si la saignée a été négligée avant l'application des vésicatoires, ou si l'inflammation n'a paru que pendant l'effet du vésicatoire, tirez du sang plutôt par les sangsues que par la lancette.

II. CLASSE.

ONZIEME CLASSE.

CAUSTIQUES.

PRINCIPES GÉNÉRAUX.

1. Les médicamens qui rongent les chairs vives, ne doivent pas être indifféremment administrés : les uns arrètent la putridité, les autres l'accroissent ; ceux-ci suspendent les hémorragies, ceux-là les augmentent : il faut donc bien s'attacher à connoître les effets et les vertus de chaque caustique, pour n'exposer le malade à aucuns dangers.

2. Les caustiques, pris intérieurement et à haute dose, causent une mort plus ou moins prompte.

3. L'envie de passer pour inventeur d'un spécifique, a fait administrer intérieurement et à petite dose les substances les plus caustiques, et a fait soutenir à plusieurs Empiriques, que la pierre à cautere détruisoit les obstructions du ventre, le calcul des reins et de la vessie;

Q

que la chaux dissolvoit la pierre, et détergeoit tous les ulceres internes ; que le *verdet* dom-toit le virus cancéreux ; que les acides miné-raux bornoient la gangrene, le venin de la vipere et du chien enragé, et dissipoient le scorbut et les hernies, etc. : mais, combien de malades ont été, et seront encore les tristes victimes de ces expériences !

4. Les caustiques appliqués sur des verrues, particuliérement sur celles du visage et du sein, les font souvent dégénérer en ulcere cancéreux.

5. Les caustiques employés pour détruire le charbon, le venin de la morsure d'une vipere ou d'un chien enragé, ne l'emportent point sur le feu ; particuliérement sur l'ins-trument tranchant.

6. Les caustiques, mis sur une partie d'os carié, accroissent ordinairement la carie. Les spiritueux, le feu et le fer, sont toujours préférables.

7. Les caustiques ne détruisent que pour un instant les tumeurs cancéreuses ; elles re-naissent ensuite avec plus de force, et l'ul-cere cancéreux conduit plus rapidement le malade au tombeau.

8. Les caustiques ne doivent point être préférés à l'instrument tranchant pour ouvrir

les abcès, à moins que l'instrument tranchant ne puisse procurer une issue assez grande et facile au pus, et qu'il ne faille consumer des duretés que la suppuration est incapable de fondre, ou qui s'opposent à la suppuration.

9. L'extirpation des tumeurs enkystées et des tumeurs fongueuses par les caustiques, est toujours accompagnée d'inconvéniens et de dangers : le fer, et sur-tout la ligature, lorsqu'elle peut avoir lieu, méritent la préférence.

10. Les caustiques placés sur les tumeurs qui viennent très-lentement à suppuration, comme parotide critique, bubon critique, bubon vénérien, sont dangereux : il y a plus d'avantages à employer les forts maturatifs, qui, en augmentant par degré l'inflammation et la suppuration, rendent l'ouverture, par l'instrument tranchant, plus utile.

11. L'extirpation de l'hydrocele par les caustiques, est plus longue, incertaine et dangereuse, que par l'instrument tranchant.

12. Dans le cas de suppuration interne et d'hydropisie, si l'on emploie le feu ou instrument tranchant, et qu'on laisse tout-à-coup évacuer beaucoup d'eau ou de pus, la mort peut souvent en être la suite. *Hip. Sect. VI*, *aph.* 7.

ONZIEME CLASSE.

CAUSTIQUES.

Grande chélidoine. *Chelidonium majus.*

Chelidonium pedunculis umbellatis. (*Linn. Spec. plant.* 723.)

En Europe, dans les endroits escarpés, sur les anciennes murailles. *Fleurit en Floréal et Prairial.*

Feuilles récentes, contenant un suc jau-nâtre d'une odeur médiocrement virulente, d'une saveur amere, âcre et légérement caus-tique. Racine récente, d'une odeur un peu virulente, d'une saveur amere et âcre. *Vivace.*

VERTUS. Le suc de chélidoine imprime sur la langue une chaleur brûlante sans cautériser ; mêlé avec du miel et beaucoup d'eau, il cause dans la région de l'estomac de la douleur et de la chaleur, et provoque plus ou moins le cours des urines : sa couleur jaune a fait croire qu'il étoit propre à résoudre les duretés du foie ; il est prudent de ne pas faire usage intérieurement de ce suc : les feuilles fraîches broyées et appliquées sur la peau et plusieurs fois renouvelées, l'enflamment : le suc exprimé seul, ou mêlé avec du miel, déterge souvent les ulceres sanieux dont les chairs ne jouissent pas d'une grande sensibilité, les ulceres scrophuleux, les ulcères teigneux, très-rarement les ulceres fistuleux, quelquefois la fistule lacrymale, pourvu que les premiers jours de l'injection par les points lacrimaux, on le mêle avec beaucoup d'eau et de miel, qu'on baigne l'œil dans l'eau fraîche aussitôt après chaque injection, et qu'il passe par le nez une partie de l'injection.

═ Le suc exprimé de chélidoine appliqué sur les verrues, rarement les détruit. — Les feuilles et la racine desséchées sont beaucoup moins actives que fraîches.

PRÉPARATION. Suc exprimé des feuilles de chélidoine, à appliquer sur les ulceres, rarement seul, mais uni avec plus ou moins de miel, suivant le degré de sensibilité de l'ulcere.

Verd-de-gris. Verdet. *Ærugo. Viride Æris.*

Composé de cuivre et d'acide végétal ; d'une odeur légérement acide et nauséabonde; d'une saveur acerbe, âcre, austere et nauséabonde ; d'un beau verd pâle, fournissant des cristaux parallelipipedes, obliquangles ; d'un verd bleu foncé; d'une saveur plus âcre que le verdet; plus soluble dans l'eau bouillante que dans l'eau froide ; se couvrant à l'air libre et sec d'une légere efflorescence; cédant facilement leur acide à la violence du feu, dans les vaisseaux clos comme dans les vaisseaux ouverts ; enfin, donnant pour résidu une chaux facile à réduire en cuivre par l'addition du phlogistique.

Q 3

VERTUS. Le verdet pris intérieurement à haute dose, donne des douleurs aiguës dans la région de l'estomac et du ventre, fait vomir, enflamme l'estomac et les intestins, et cause la mort la plus cruelle. Cependant des Empiriques l'administrent tous les jours sans succès, en solution dans peu d'eau, depuis la huitieme partie d'un grain jusqu'à demi-grain, qu'ils incorporent avec beaucoup de sucre et une grande quantité de conserve d'aunée, ou d'extrait de ciguë, ou d'extrait de genievre, suivant l'espece de maladie qu'ils veulent combattre. Pour les tumeurs cancéreuses, et les tumeurs de la matrice et des ovaires, ils le mêlent avec l'extrait de ciguë; pour les duretés du foie, avec l'extrait d'aunée ou de fumeterre; pour les duretés du mésentere, avec l'extrait de genievre; pour l'épilepsie, avec l'extrait de valériane; pour la vérole, avec l'extrait de salsepareille. Extérieurement, le verdet pulvérisé ronge les chairs fongueuses des ulceres sanieux, et de l'ulcere scrophuleux; il augmente les premiers jours la quantité du pus et la sensibilité de l'ulcere, ensuite il le rend de meilleure qualité; c'est pour tempérer la grande âcreté du verdet qu'on le mêle avec assez de miel pour former l'onguent égyptiac, qui accroît la suppuration des ulceres simples, détruit les chairs fongueuses, corrige les ulceres putrides, sanieux et peu sensibles, détache promptement les escarres gangreneux, déterge les ulceres scrophuleux. En solution dans beaucoup d'eau miellée, il répercute les anciennes inflammations de l'œil et des paupieres, ainsi que l'humeur chassieuse qui s'écoule de leurs bords; mais il faut auparavant avoir établi un cautere au bras et administré les remedes convenables à l'espece d'inflammation. N'employez point l'onguent égyptiac pour les caries, le miel leur est nuisible et souvent le verdet.

PRÉPARATION. Prenez verdet pulvérisé, trois onces, vinaigre, quatre onces, faites dissoudre, ajoutez miel, huit onces; soumettez le tout à un feu très-doux, et agitez jusqu'à consistance de miel, vous aurez l'onguent égyptiac, *unguentum egyptiacum.*

═══ Prenez verdet cristallisé, une drachme, nitre purifié, deux onces, faites dissoudre dans eau, huit onces, conservez, vous aurez une eau ophthalmique, *aqua oph-thalmica*, qu'on peut adoucir au moment d'en faire usage, avec des blancs d'œufs ou du miel.

Le verdet, ou les cristaux de verdet soumis à la distillation, donnent un vinaigre très-concentré, dont il ne faut point se servir intérieurement.

Vitriol bleu. *Vitriolum cœruleum.*

Sel neutre composé d'acide vitriolique et de cuivre, prenant par la cristallisation une figure rhomboïdale ; d'une couleur bleue ; inodore ; d'une saveur très-âcre, acerbe, nauséabonde et très-austere ; se couvrant à l'air libre d'une légere efflorescence blanchâtre ; soluble en plus grande quantité dans l'eau bouillante que dans l'eau froide.

VERTUS. Le vitriol bleu pris intérieurement est un poison très-dangereux ; malgré cette qualité, l'on a célébré ce sel métallique contre l'épilepsie sans en désigner l'espece. — Le vitriol bleu, ronge les chairs fongueuses des ulceres, en répercute souvent le pus, et quelquefois détruit les verrues récentes : en solution à petite dose dans beaucoup d'eau, et mêlé avec une grande quantité de nitre, il répercute fortement l'inflammation des yeux et des paupieres, et dissipe leur chassie : injecté par les points lacrymaux dans le sac lacrymal, il passe pour en déterger l'ulcere, ce qui arrive très-rarement. Quelques-uns substituent au nitre l'alun ; mais la dissolution est alors trop astringente et aussi corrosive que si le vitriol bleu étoit seul. — Les cristaux *de zaphir*, depuis un grain jusqu'à cinq, excitent le vomissement, une grande anxiété et de violentes coliques : ils ne guérissent aucune espece d'épilepsie, et doivent être rejetés de la pratique, malgré les éloges qu'on leur a prodigués.

Préparation. Prenez vitriol bleu , faites le dissoudre dans de l'eau pure, versez-y de l'alkali volatil jusqu'à parfaite saturation , laissez reposer, vous aurez des cristaux de zaphir, qu'il faut séparer , faire promptement sécher sur du papier gris , et conserver dans un flacon de verre exactement bouché : depuis demi - grain jusqu'à trois grains , en solution dans eau sucrée , trois onces.

=== Prenez vitriol bleu , quatre onces , nitre , huit onces , faites fondre à un feu doux, laissez refroidir , vous aurez la pierre divine , pierre ophthalmique , *lapis divinus , lapis ophthalmicus ,* préférable à celle qui se prépare avec parties égales de vitriol bleu et d'alun, depuis une drachme jusqu'à une once , en solution dans eau , douze onces , qu'on peut adoucir avec des blancs d'œufs ou du miel , si l'œil jouit d'une trop grande sensibilité.

Acide marin. *Acidum marinum.*

Sel sous forme fluide, d'une couleur jaune citrine ; donnant une vapeur blanche seulement lorsqu'il est exposé à l'air libre ; d'une odeur tirant sur celle du safran ; d'une saveur très-acide et caustique ; faisant effervescence avec les alkalis fixes ; formant avec eux des sels neutres particuliers ; teignant en rouge le sirop violat ; attaquant les substances animales avec beaucoup moins d'activité que l'acide vitriolique et l'acide nitreux ; plus léger, plus volatil , et attirant moins l'humidité de l'air que ces deux especes d'acides.

Vertus. L'acide marin mêlé avec de l'eau pure jusqu'à agréable acidité , et adouci avec du sucre , rafraîchit , imprime dans l'estomac une sensation un peu désagréable , mais passagere , et dans les intestins quelquefois des coliques : c'est de tous les acides minéraux celui qui tend le plus à s'opposer à la disposition des humeurs vers la putridité, et celui qu'on doit préférer pour remplir cette dernière indication, lorsqu'on s'opiniâtre à ne pas employer les acides végétaux, dont l'usage intérieur est infiniment plus avantageux. — Extérieurement, il ronge les chairs fongueuses des ulceres sanieux et fétides ; il déterge les aphtes ; il borne quelquefois la gangrene humide, si on a soin de favoriser son action par l'application du cataplasme de quinquina sur la partie gangrenée et les environs : mêlé avec deux parties d'eau, et en lotion sur les mains sujettes aux engelures, quelquefois il les en préserve, mais il répercute ces tumeurs, ce qui souvent est très-dangereux.

PRÉPARATION. Prenez sel commun desséché et pulvérisé, deux livres, que vous mettrez dans une grande cornue de verre ; versez-y rapidement acide vitriolique, une livre ; adaptez sur-le-champ à la cornue un vaste récipient tubulé ; laissez digérer le mélange jusqu'à ce que l'effervescence soit passée ; donnez un degré de feu très-léger ; augmentez-le par degrés insensibles, en débouchant souvent la tubulure du ballon, jusqu'à ce qu'il ne sorte plus de vapeurs, vous aurez l'acide marin concentré, *acidum marinum concentratum*, à conserver dans un flacon de verre bien bouché. — Prenez acide marin, demi-once ; eau pure, deux onces ; miel, une once ; mêlez, trempez un pinceau de charpie dans ce mélange pour en toucher les aphtes : prenez garde de l'appliquer contre les dents ; les acides minéraux les blanchissent, mais les gâtent.

Acide nitreux. *Acidum nitrosum. Spiritus nitri acidus.*

Sel sous forme fluide ; d'une odeur nauséabonde ; d'une saveur vivement acide

et très-caustique ; d'une couleur jaune tirant sur
sur le rouge lorsqu'il est concentré, transparent ;
donnant à l'air libre, et dans les vaisseaux fer-
més, une vapeur d'un jaune plus ou moins rouge,
faisant effervescence avec les alkalis ; formant
avec eux des sels neutres particuliers ; teignant
en rouge le sirop violat ; beaucoup plus prompt
à se volatiliser que l'acide vitriolique ; attaquant avec force les substances animales ; en-
flammant les huiles essentielles et les huiles
par expression.

VERTUS. L'acide nitreux, mêlé avec de l'eau pure
jusqu'à agréable acidité, et adouci avec du sucre, rafraîchit, fatigue l'estomac et les intestins ; donne des coliques, et abat les forces ; il ne doit jamais être préféré à l'acide marin. — Extérieurement, il détruit avec
plus de force les substances animales ; il corrode plus
promptement les chairs fongueuses des ulceres ; il est
cependant moins utile que l'acide marin, seulement il
agit avec plus de force sur les verrues pour les consumer : gardez-vous de l'appliquer sur les verrues du visage ou du sein ; il changeroit bientôt ces tumeurs en
ulceres cancéreux Il faut absolument le rejeter pour
tout ulcere qui attaque les os, le périoste, les aponévroses et les tendons. Uni avec de la graisse et en onction sur les extrémités, il passe pour détruire la gale.
Ce topique répercute souvent la gale, et produit alors
des symptômes fâcheux.

PRÉPARATION. Prenez nitre purifié, pulvérisé et
desséché, deux livres, que vous mettrez dans une grande
cornue ; versez-y rapidement acide vitriolique, une
livre ; adaptez sur le champ à la cornue un vaste récipient tubulé, ou percé d'un petit trou, et distillez avec
les mêmes précautions que pour l'acide marin, vous
aurez l'acide nitreux concentré, *acidum nitri concentra-*
tum : tenez-vous en garde, pendant tout le temps de

la distillation , contre les vapeurs de l'acide nitreux ,
très-dangereuses pour la poitrine.

Acide vitriolique. *Acidum vitriolicum.*
Spiritus vitrioli acidus.

Sel sous forme fluide , teignant en rouge
le sirop violat ; faisant une vive effervescence
avec les alkalis ; formant avec eux des sels
neutres particuliers ; détruisant avec force les
substances animales ; attirant l'humidité de
l'air lorsqu'il est rectifié : le plus pesant de
tous les acides connus; transparent , limpide ,
inodore ; agaçant les dents avec violence ;
s'échauffant beaucoup lorsqu'on le mêle avec
de l'eau ou de l'esprit de vin ; d'une saveur
acide lorsqu'il est étendu dans une grande
quantité d'eau , et très-caustique quand il est
rectifié.

VERTUS. L'acide vitriolique , mêlé avec de l'eau
pure jusqu'à agréable acidité , et adouci avec du sucre ,
rafraîchit, produit une sensation désagréable dans la région de l'estomac, et donne souvent des coliques ; il
jouit de la réputation d'arrêter la disposition des humeurs vers la putridité ; de calmer la chaleur fébrile ; de
modérer l'âcreté de la bile ; de combattre les fievres
inflammatoires et bilieuses, celles des prisons, des hôpitaux, des vaisseaux et des camps, la dyssenterie , les
fievres éruptives ; mais au lieu d'opérer ces effets, il
s'oppose toujours aux efforts salutaires de la nature ; il
accroît sur le champ l'irritation du genre nerveux , ensuite il abat les forces vitales et musculaires; il semble
désorganiser les solides et décomposer les fluides ; il
trouble évidemment le travail de la nature dans toutes

les maladies éruptives et dans les fievres inflammatoires :
gardez-vous donc de jamais le prescrire, sur-tout à la
dose de demi-once sur quatre ou cinq onces d'eau, quelque quantité de sucre ou de miel qu'on y ajoute. ——
Extérieurement, il détruit avec plus de rapidité que les
autres acides minéraux les substances animales ; mais
on doit toujours lui préférer l'acide marin pour ronger
les chairs fongueuses des ulceres, et déterger les
aphtes.

— Le mélange de parties égales d'acide vitriolique,
et d'esprit de vin, nommé *esprit de vin vitriolé*, ne mérite
pas davantage tous les éloges qu'on lui a donnés, et que
réprouve l'expérience ; il n'appaise point les mouvemens
convulsifs ; il ne corrige pas la bile corrompue ; il n'aide
point à combattre toutes les fievres aiguës, particuliérement les fievres dites putrides, bilieuses et malignes, et
les petites véroles dites putrides ; il n'attaque pas spécia-
lement la danse de S. Gui, l'affection hystérique, l'épilepsie, la diarrhée, la dyssenterie, les maladies inflammatoires avec disposition à la gangrene, le scorbut, la
gale et les maladies occasionnées par la gale répercutée,
ou par le pus répercuté des ulceres sanieux. Il suspend
quelquefois les pertes de sang utérines, le flux hémorroïdal et l'hémoptysie ; mais il laisse après cet effet une
irritation qui fait souvent repentir de son administration,
particuliérement dans l'hémoptysie qui ne tarde pas à dégénérer en ulcere. Extérieurement et intérieurement, il
peut remédier à la défaillance et à l'asphyxie par vapeurs
des caveaux, des fosses d'aisances, ou des souterrains,
ou par vapeur du charbon de bois allumé : l'éther vitriolique est préférable.

L'*eau de Rabel*, beaucoup moins active que l'*esprit de
vin vitriolé*, est rarement utile dans les hémorragies internes ; elle cause les plus grands maux dans l'hémoptysie et les vomissemens de sang : extérieurement, elle
ne consolide pas les plaies, et n'arrête pas les grandes
hémorragies ; quelquefois elle s'emploie utilement pour
les ulceres fongueux putrides.

Préparation. Prenez acide vitriolique du commerce, le plus pesant ; distillez à un feu très-doux, jus-

qu'à ce que l'acide contenu dans la cornue soit limpide
et transparent, et qu'il ne passe plus dans le récipient de
vapeur blanche; vous aurez l'acide vitriolique concentré,
acidum vitriolicum concentratum, à la dose de quelques
gouttes, mêlé avec de l'eau et du sucre jusqu'à agréable
acidité. — Prenez esprit de vin rectifié, demi-livre, que
vous mettrez dans un matras assez vaste; versez par-dessus, lentement et continuellement, acide vitriolique,
demi-livre; bouchez exactement; faites macérer le mélange au soleil pendant un mois, vous aurez l'*esprit de
vin vitriolé*; depuis demi-grain jusqu'à douze grains,
mêlé avec eau, six onces, et sucre, une once, à prendre
en une ou deux doses. — Si vous mêlez esprit de vin
rectifié, douze onces, avec acide vitriolique, quatre
onces, et laissez digérer pendant un mois dans une
étuve, vous aurez l'*eau de Rabel*, *essence de Rabel*, depuis six grains jusqu'à demi-drachme, étendue dans eau
sucrée, huit onces.

Chaux. Chaux vive. *Calx. Calx viva.*

Substance minérale, produit d'une pierre
calcaire, par l'action du feu ; blanchâtre,
opaque, inodore, d'une saveur âcre et caustique; attirant l'humidité de l'air, s'y rédui-
sant en une poudre fine, légere, nommée
chaux éteinte à l'air; faisant une vive effervescence avec l'eau, l'absorbant promptement,
formant par son union avec une petite quantité d'eau une pâte blanche ; et avec beaucoup
d'eau, une liqueur blanche et trouble dans
le commencement, nommée lait de chaux,
lac calcis; ensuite transparente, appelée eau
de chaux, *aqua calcis*, d'une saveur légerement amere, âcre et austere, inodore; ayant

à sa surface une pellicule nommée crême de chaux, *cremor calcis*, dont la saveur est la même ; et ayant pour précipité une matiere blanche, semblable à de la chaux éteinte.

VERTUS. L'eau de chaux, depuis deux onces jusqu'à quatre, mêlée avec parties égales d'eau pure, et adoucie avec du sucre, échauffe la région de l'estomac, y porte une sensation désagréable, et par son long usage le fatigue ; elle augmente le cours des urines et les rend plus âcres ; elle maigrit, constipe, quelquefois diminue la disposition des humeurs de l'estomac vers l'acide, détruit en partie l'action des poisons acides si elle est bue aussitôt après le poison : elle ne calme ni la dyssenterie, ni le scorbut, ni les pâles couleurs, ni les fleurs blanches ; elle ne dissout point les calculs, elle favorise seulement l'expulsion des graviers : mêlée avec parties égales d'une forte infusion de feuilles de romarin, elle a quelquefois produit de bons effets dans les écrouelles : mêlée avec deux, trois, ou quatre parties de lait de vache, et adoucie avec du sucre, elle n'a jamais contribué à la détersion de l'ulcere des poumons par inflammation de poitrine ou par blessure : elle irrite en général les poumons, elle augmente les ulceres des voies urinaires : quelquefois elle fait digérer le lait avec plus de facilité, lorsque l'estomac contient beaucoup de pituite et tend vers l'acide ; préférez alors les yeux d'écrevisse porphyrisés et délayés dans une légere infusion de feuilles de menthe crépue. Extérieurement, l'eau de chaux seule, ou adoucie avec du miel, déterge quelquefois et desseche les ulceres sanieux et putrides, les ulceres fistuleux, teigneux, scorbutiques, et ceux des hydropiques ; mais elle accroît les ulceres dartreux, les ulceres cancéreux, et ceux par brûlure : elle ne sert point à borner la gangrene.

PRÉPARATION. Prenez chaux vive récente, une livre, que vous mettrez dans une grande terrine de grès, versez-y eau pure, huit livres ; agitez, laissez reposer pendant douze heures, décantez l'eau, que vous filtrerez au travers du papier gris, vous aurez l'eau de chaux, *aqua calcis* ;

depuis deux onces jusqu'à quatre, seule, ou à adoucir
avec du miel ou du sucre, ou bien mêlée avec parties
égales d'eau ou le double de lait de vache : l'eau de
chaux seconde est presqu'aussi forte que l'eau de chaux
premiere.

Pierre infernale. *Lapis infernalis.*

Composée d'argent et d'acide nitreux ; solide, fragile ; représentant dans sa fracture,
de petites aiguilles entassées les unes sur les
autres, et qui partent en rayons du centre à
la circonférence ; soluble dans l'eau ; attirant
peu l'humidité de l'air ; entrant en fusion
lorsqu'elle éprouve un certain degré de feu,
et s'y décomposant s'il est trop violent ; ordinairement d'un gris brun, inodore, d'une
saveur des plus âcres ; donnant aux substances
animales une couleur noire.

VERTUS. La pierre infernale est intérieurement un
poison ; extérieurement le meilleur des caustiques pour
ronger les chairs fongueuses des ulceres, et leurs callosités ; appliquée sur une portion de la peau, elle la
jaunit, elle produit une chaleur brûlante, une douleur
assez vive, ensuite elle noircit la peau, la rend dure,
insensible, et la desseche ; les environs se tuméfient,
s'enflamment et suppurent : cette suppuration détache la
partie noire nommée *escarre*, et la fait tomber. La pierre
infernale n'est pas aussi avantageuse pour les ulceres
scrophuleux, que l'onguent égyptiac.

PRÉPARATION. Prenez argent pur, une once, mettez-
le dans une capsule de verre ou de grès ; versez-y acide
nitreux, demi-once ; faites dissoudre, et évaporer le

mélange à un feu très-doux jusqu'à sécheresse ; placez ce sel desséché dans un grand creuset de bon grès ; exposez-le à un feu doux que vous augmenterez par degrés ; quand la matiere cessera de bouillir et ressemblera à de la cire fondue, versez-là dans une espece de lingotiere de fer, contenant plusieurs tuyaux d'une ligne de diametre au plus ; vous aurez la pierre infernale qu'il faut conserver dans un flacon de verre bien bouché.

Pierre à cautere. *Lapis causticus.*

Composée d'alkali fixe et de chaux ; solide, d'un gris blanchâtre ; attirant avec force l'humidité de l'air ; facile à entrer en fusion ; entièrement soluble dans l'eau ; inodore, d'une saveur très-âcre.

VERTUS. La pierre à cautere appliquée, de la grosseur d'une noisette, sur une portion des tégumens, l'enflamme, y cause une chaleur brûlante et une douleur plus ou moins vive, et convertit la peau en un corps noir et insensible, appelé *escarre ;* ses environs s'enflamment, suppurent, l'escarre se détache et tombe : si l'action de la pierre à cautere n'est pas bornée par un emplâtre adhérant avec force à la peau, à mesure que la pierre à cautere se fond, elle s'étend et agit sur une plus grande surface : ordinairement elle a fait tout son effet au bout de demi-heure ou d'une heure au plus : elle est employée pour former des cauteres et ouvrir des abcès dont le pus n'a pas détruit toutes les duretés, et où il faut de larges ouvertures.

PRÉPARATION. Prenez chaux vive, trois livres et demie, versez dessus eau pure, deux livres ; dès que l'effervescence est finie, ajoutez alkali fixe, une livre et demie ; faites bouillir dans une marmite de fer jusqu'à ce que la
barbe

barbe d'une plume s'y corrode ; filtrez , faites évaporer cette lessive caustique , *lixivium causticum ;* dès qu'une goutte de cette lessive versée sur du marbre se durcit , mettez alors la lessive dans un creuset que vous exposerez à l'action du feu , faites évaporer jusqu'à ce que la lessive coule sous forme d'huile ; versez-là sur une plaque de cuivre ou dans une lingotiere de fer enduite d'huile , vous aurez la pierre à cautere , à diviser par petits morceaux , et à conserver dans un flacon de verre bien fermé.

R

DOUZIEME CLASSE.

NARCOTIQUES.

PRINCIPES GÉNÉRAUX.

1. LES médicamens qui procurent le sommeil, produisent des effets bien différens de ceux du sommeil naturel; ils ne réparent pas les forces; ils ne rendent pas la tête et le corps plus légers, la respiration plus facile, les urines plus abondantes, et l'appétit plus grand : au contraire, le sommeil qui en résulte est inquiet, la respiration laborieuse, la transpiration abondante ; au réveil, la tête est lourde, le corps pesant, la respiration moins facile ; les sens sont comme émoussés, les forces diminuées, les fonctions de l'estomac plus ou moins dérangées, et les urines en plus petite quantité.

2. Les bons effets des narcotiques dans plusieurs especes de maladies douloureuses et convulsives, attirent une si grande réputation à divers Praticiens, et les éblouissent telle-

ment, qu'ils administrent à tous les malades attaqués d'insomnie, ou d'une vive douleur, les narcotiques, sans faire attention s'ils troublent les efforts de la nature, et s'ils s'opposent à une crise salutaire.

3. Les légers narcotiques, prescrits à petites doses très-éloignées les unes des autres, remédient souvent, dans les fievres continues et pendant leur accroissement, à l'agitation et à l'insomnie, sans contrarier les efforts de la nature et les bons effets des remedes indiqués : mais prescrits à haute dose, sur-tout pendant les accès, ils abattent les forces ; ils jettent souvent dans la stupeur ; ils diminuent le cours des urines ; ils constipent, et déterminent ordinairement une crise funeste.

4.° Les narcotiques ne conviennent point dans les fievres intermittentes ; ils rendent toujours les accès plus longs et plus difficiles à combattre par le quinquina.

5.° Dans les fievres éruptives, l'éruption retardée ou diminuée par une grande irritation ou par un état convulsif sans stupeur ni délire, devient plus facile et plus abondante, si on administre à l'entrée de la nuit un léger narcotique ; hors ce cas, les narcotiques sont dangereux.

6. Lorsque pendant le cours d'une violente inflammation, la douleur, l'agitation et·l'in-

somnie menacent d'un danger imminent, un
narcotique léger donne souvent à la nature le
temps de tout préparer pour une crise salutaire ; autrement les narcotiques deviennent
funestes.

7. Les narcotiques favorisent souvent la
guérison des maladies douloureuses : cependant prescrivez ce remede avec beaucoup de
circonspection ; fréquemment il fixe et développe le principe de la douleur ; quelquefois
il rend la maladie rebelle à l'art et à la nature, et souvent il fait naître une maladie plus
fâcheuse.

8. Les narcotiques font quelquefois des
prodiges dans les maladies convulsives ; mais
l'usage réitéré de ce remede le rend inutile
et dangereux.

9. Les maladies évacuatoires , accompagnées de vives douleurs , d'insomnie , d'agitation , et sans pléthore , quelquefois cedent
avec plus de facilité aux remedes essentiels ,
si on calme ces symptômes par un narcotique
léger et rarement répété : craignez toujours
qu'il n'abatte trop les forces , que le principe de la maladie ne devienne plus opiniatre
et plus rebelle ; qu'il ne trouble le cours de
la maladie , ou ne le change en une affection plus grave.

10. Les narcotiques, bien loin de suspendre
les grandes hémorragies , les rendent tou-

jours plus graves, malgré la persuasion où l'on est que les narcotiques diminuent toutes les évacuations, excepté celle de la transpiration.

11. Les narcotiques ne sont pas assez amis des poumons, pour contribuer à la guérison des maladies de poitrine ; à peine ces remedes conviennent-ils dans la toux convulsive, et la toux par suppression de transpiration insensible, avec insomnie, agitation et douleur.

12. Les narcotiques accroissent les maladies soporeuses, même celles qui dépendent d'un état convulsif.

13. Autant les narcotiques favorisent la guérison des maladies de rétention par convulsion, autant ils sont dangereux dans celles qui proviennent de foiblesse.

14. Les narcotiques appliqués sur les tégumens produisent les mêmes effets qu'intérieurement ; ils agissent seulement avec plus de lenteur, et demandent d'être prescrits à plus haute dose.

15. Les narcotiques mis sur les tumeurs inflammatoires pour en appaiser les vives douleurs, les disposent d'autant plus à la gangrene qu'ils sont plus actifs.

16. Avant de faire usage des narcotiques, ressouvenez-vous qu'ils diminuent ou détrui-

sent les effets des remedes les mieux indiqués ; qu'ils émoussent la sensibilité des organes , souvent à aiguillonner au lieu de la rendre nulle ; qu'enfin ils s'opposent fréquemment aux efforts salutaires de la nature pour la coction et la crise. *Celse.*

17. Eloignez les narcotiques lorsque vous craignez la suppression ou la diminution d'une évacuation autre que la transpiration ; à moins que la suppression d'une ou de plusieurs de ces évacuations ne dépende d'une forte irritation ou d'un état convulsif. *Celse.*

18. Le grand usage des narcotiques dans les maladies aiguës , a été plus funeste qu'utile , même entre les mains de célebres Médecins habitués à prescrire ce remede. *Celse.*

19. N'employez les narcotiques qu'avec la plus grande modération , crainte de ne pouvoir plus exciter celui que vous avez voulu faire dormir. *Celse.*

20. Dans les maladies très-douloureuses et incurables, les narcotiques sont indiqués avec raison , quand même ils abrégeroient le cours de la vie de quelque temps. *Celse.*

DOUZIEME CLASSE.

NARCOTIQUES.

Coquelicot. *Papaver Rhœas.*

P*APAVER capsulis glabris globosis ; caule piloso multifloro, foliis pinnatifidis incisis. (Linn. Spec. plant. 726.)*

En Europe. Dans les champs et dans les prés. *Fleurit en Prairial et Messidor.*

Fleurs récentes, d'une odeur légérement virulente, d'une saveur très-légérement âcre. Fleurs desséchées, inodores, insipides. Fruits appelés têtes de coquelicot, récens et froissés, d'une odeur légérement virulente, insipides. *Annuelle.*

VERTUS. Une forte infusion de fleurs fraîches de coquelicot, procure souvent un doux sommeil, lorsque l'agitation n'est pas forte, la douleur vive, l'inflammation violente, et l'insomnie opiniâtre.

L'infusion des têtes récentes de coquelicot produit presque le même effet. Au réveil, la plupart des symptômes reparoissent, sans être accompagnés d'assoupissement et de diminution des forces. Les fleurs et les têtes de coquelicot desséchées disposent d'une maniere moins sensible au sommeil ; elles calment quelquefois l'irritation de la poitrine, celle de l'estomac et des intestins, la toux convulsive, la toux catarrale, et la diarrhée par substances âcres : les Praticiens qui préferent la racine de cynoglosse aux fleurs de coquelicot, auroient changé de sentiment, s'ils l'avoient prescrite seule.

L'infusion des feuilles et de la racine de cynoglosse, *cynoglossum*, récentes ou desséchées, ne fait point dormir : cette plante doit être bannie de la pratique comme inutile, même pour suspendre les hémorragies et la diarrhée. L'odeur fétide et narcotique de la racine et des feuilles fraîches, leur saveur douceâtre et légérement âcre, ont fait mal-à-propos soupçonner qu'elles appaisoient les mouvemens cenvulsifs et la toux convulsive ; qu'elles suspendoient la diarrhée, la dyssenterie et l'hémoptysie.

Les pilules de cynoglosse, composées de racine de cynoglosse, de semences de jusquiame, d'opium, de myrrhe, d'encens, de safran et de castoreum, si vantées pour diminuer la diarrhée, la dyssenterie, la toux catarrale et la toux convulsive, échauffent, font dormir, augmentent la transpiration, et ne calment qu'un instant ces maladies, qui ensuite deviennent plus graves. Des substances qui composent ce mélange, la racine de cynoglosse est celle qui a le moins de vertus ; l'opium est la substance qui agit le plus.

PRÉPARATION. Fleurs récentes de coquelicot, depuis une drachme jusqu'à demi-once, en infusion dans eau, quatre onces : les têtes de coquelicot fraîches, à la même dose. Les fleurs et les têtes seches, beaucoup moins efficaces, depuis une drachme jusqu'à deux, en infusion dans la même quantité d'eau.

Ciguë *Cicuta. Conium maculatum.*

Conium seminibus striatis. (*Linn. Hort. Cliff.* 92. *Spec. plant.* 349.)

En Europe , dans les endroits escarpés. *Fleurit en Prairial.*

Feuilles d'une odeur virulente , d'une saveur nauséabonde et âcre. Racine récente , d'une odeur virulente , d'une saveur âcre. *Bisannuelle.*

VERTUS. L'extrait de ciguë , depuis quinze grains jusqu'à trente , pris le matin à jeun , cause de l'anxiété , une sensation désagréable dans la région de l'estomac ; diminue plus ou moins les forces vitales et musculaires , et semble rendre pendant son effet le corps pesant et lourd : souvent il étourdit , procure des renvois , tient le ventre libre , sans augmenter sensiblement le cours des urines et de la transpiration. Il est peu de remedes qui aient joui d'une plus grande réputation pour combattre les tumeurs squirreuses , scrophuleuses et cancéreuses , avant et après leur ulcération ; particuliérement le cancer des mamelles , le cancer des levres et des joues , et le cancer de matrice. On a été plus loin , on lui a donné les vertus de résoudre les duretés du foie et du mésentere ; de dissiper l'ictere , l'anasarque , le rachitis , la teigne , la toux convulsive par répercussion de gale , les duretés des testicules , le rhumatisme chronique , la goutte , la gangrene , l'impuissance virile , les pertes blanches , la gonorrhée sans virus , et la gale. L'observation a fait disparoître la plupart de ces vertus. — L'extrait de ciguë a très-rarement diminué les tumeurs cancéreuses récentes , accidentelles , et qui ne dé-

pendent pas d'un vice particulier de constitution ; pour
l'ordinaire il diminue les forces ; la maigreur s'accroît ,
et la maladie parcourt plus vîte ses periodes : il n'est
pas plus ordinaire de le voir résoudre les tumeurs scrophuleuses récentes , ainsi que les duretés du foie par suppression de transpiration insensible ou par fievre intermittente , les duretés des testicules par cause mécanique :
il n'a jamais détruit le cancer de matrice , le cancer des
mamelles ulcéré , le rachitis , le rhumatisme , la goutte ,
la teigne et l'anasarque. — Les feuilles récentes , froissées , mises sur les tégumens , rarement les enflamment ;
elles n'y déterminent ni vessies , ni ulcere , ni douleur.

Les feuilles récentes de ciguë , étant broyées et mises
sur les croûtes teigneuses , les détachent ; sur les tumeurs scrophuleuses , dures et peu sensibles , souvent
elles les conduisent à la résolution ; fréquemment elles
agissent de meme sur les tumeurs scrophuleuses des articulations ; mais leur action est lente et demande beaucoup de temps. L'emplâtre de ciguë , mis sur les tégumens , y excite une démangeaison et une légere rougeur. Il fait promptement suppurer les tumeurs disposées à l'inflammation et à la suppuration ; très-rarement
il contribue à la résolution des tumeurs glanduleuses
récentes , petites et insensibles , lorsque meme on prescrit intérieurement l'extrait de ciguë. Appliqué sur l'hypocondre droit et la région épigastrique des personnes
maigres , il ne facilite pas la résolution des tumeurs
dures du foie. L'extrait de ciguë , employé extérieurement , est beaucoup plus actif que l'emplâtre de ciguë.

Ceux qui ont pensé que la dentelaire pouvoit remplacer la ciguë , se sont trompés. Les feuilles de dentelaire , *dentellaria* , *plumbago Europœa* , d'une saveur âcre ,
brûlante , broyées jusqu'à consistance pulpeuse , mêlées
avec une partie de beurre sur deux de pulpe , et pres-
crites en friction sur les parties affectées de gale , enflamment les boutons , ensuite les dessechent , et guérissent promptement la gale : mais craignez-en avec
raison la répercussion. L'extrait des feuilles passe pour
guérir les tumeurs cancéreuses , les squirres et les duretés du foie ; ces vertus sont aussi douteuses que celles
des feuilles , car les expériences faites de nos jours prou-

vent que l'extrait de dentelaire est nuisible, et que l'application des feuilles sur les ulceres cancéreux, les accroît.

Certains Médecins préferent les feuilles de morelle à celles de ciguë, dans les mêmes cas où l'on emploie ces dernieres ; mais leurs effets ne sont point les mêmes.

L'infusion des feuilles fraîches de morelle, *solanum nigrum*, à haute dose, produit une très-grande anxiété, des douleurs dans l'estomac et les intestins, et souvent des convulsions qui sont bientôt suivies de la mort. — L'extrait des feuilles de morelle, depuis un grain jusqu'à trois, est beaucoup moins dangereux : on n'en fait point usage, quoique plusieurs assurent qu'il accroît les urines et la transpiration, qu'il a guéri des hémiplégies et des hydropisies. A haute dose, il excite le vomissement, des douleurs de tête et le vertige. — Les feuilles sous forme de cataplasme calment quelquefois les vives douleurs du cancer, de l'inflammation érysipélateuse et du panaris : il y a du danger d'appliquer les feuilles de morelle sur les tumeurs inflammatoires ; elles peuvent y faire naître la gangrene. — L'infusion des feuilles , injectée dans le vagin, appaise quelquefois pour quelques instans les douleurs du cancer de matrice ; mais elle n'en arrête point les progrès ; au contraire , elle rend toujours l'ulcere de la matrice, quelle qu'en soit l'espece , plus fâcheux.

— Extrait des feuilles d'aconit napel , *aconitum napellus* , mêlé exactement à la dose de quatre grains , avec sucre une once, forme une poudre qui , depuis deux grains jusqu'à douze au plus, donne de l'anxiété , un peu de stupeur et des douleurs dans la région de l'estomac ; excite les sueurs et les urines , et tient le ventre libre : on prétend qu'il résout les tumeurs squirreuses et cancéreuses que l'extrait de ciguë n'a pu donter ; qu'il combat le rhumatisme chronique , la sciatique et la lievre quarte avec leucophlegmatie. Plusieurs , en voyant les effets inutiles et nuisibles de cette espece d'aconit , ont assuré que l'extrait d'*aconit cammarum* , depuis cinq grains jusqu'à quinze, étoit préférable, et qu'il attaquoit toutes les especes de maladies où l'extrait de ciguë échouoit : l'expérience et l'observation ont déjà prononcé contre cet extrait. Prenez garde d'employer l'extrait d'aconit cammarum à la même dose que les précédens ; il est beaucoup plus actif : commencez donc par un grain, sans jamais aller au-dessus de quinze grains.

L'extrait des feuilles de jusquiame, *hyoscyamus*, depuis demi-grain jusqu'à quatre grains, mêlé avec le double de sucre, a été substitué par plusieurs Praticiens à l'extrait de ciguë, lorsque ce dernier étoit sans effet. Il fatigue l'estomac, produit beaucoup d'anxiété, assoupit, constipe : il passe pour attaquer avec succès la paralysie, la folie par fievre quarte, la folie par vive passion, les tumeurs cancéreuses, le rhumatisme chronique, la mélancolie, et plusieurs especes de maladies convulsives par vives passions, comme l'épilepsie, la catalepsie, la danse de S. Gui, etc.

L'observation n'admet aucune de ces vertus. On prétend qu'extérieurement les feuilles de jusquiame dissipent les tumeurs squirreuses. L'observation rejette encore cette vertu.

L'extrait de jusquiame nuit particuliérement aux hystériques, aux pléthoriques, et aux personnes disposées aux affections soporeuses. — La vapeur des graines de jusquiame procure le vertige et l'assoupissement ; au réveil, une douleur de tete profonde et gravative s'empare du malade : cette vapeur calme quelquefois les violentes douleurs de dents. — Intérieurement les semences de jusquiame excitent la stupeur, des convulsions, et le soubresaut des tendons ; elles rendent le pouls petit, et abolissent pour quelques heures les sens.

L'extrait de belladone, *belladona*, *atropa belladona*, depuis demi-grain jusqu'à quatre grains, mêlé avec le double de sucre, cause une grande sécheresse dans la bouche, de l'anxiété et des douleurs plus ou moins fortes dans la région de l'estomac et des intestins. Les amateurs d'extrait de plantes vénéneuses, avancent que celui-ci combat la folie, l'épilepsie, l'éclampsie, la danse de St. Gui, et qu'il faut le préférer à l'extrait de ciguë dans les cancers ulcérés avec chairs fongueuses disposées à la gangrene ou gangrenées : toutes les fois que j'ai tenté ce remede, je n'en ai éprouvé que de mauvais effets.

L'extrait de pomme épineuse, *stramonium, datura metel,* depuis le quart d'un grain jusqu'à douze grains au plus, mêlé avec six parties de sucre, malgré l'assertion de ses panégyristes, ne guérit point la folie, l'épilepsie, quelle qu'en soit l'espece ; il fatigue l'estomac, cause des maux de tête accompagnés de vertige, d'assoupissement et souvent de convulsion. —— Les feuilles récentes, mises sur l'ulcere cancéreux, l'accroissent. Il est plus nuisible que l'extrait de ciguë sans en avoir les vertus.

Le vinaigre édulcoré avec du sucre, passe pour le remede le plus capable de s'opposer à une partie des mauvais effets de toutes ces plantes vénéneuses stupéfiantes, et de leurs extraits.

PRÉPARATION. Prenez suc exprimé des feuilles de ciguë, faites bouillir une heure ; filtrez à travers la chausse ; faites évaporer la colature à un feu doux jusqu'à consistance de miel très-épais ; agitez-la continuellement avec une spatule de bois, crainte qu'elle ne prenne un goût d'empyrèume ; vous aurez l'extrait de ciguë, *extractum cicutæ ;* depuis dix grains jusqu'à une drachme, mêlé avec réglisse pulvérisée, quantité suffisante pour former des pilules de trois grains chacune ; faites boire par-dessus une verrée d'eau fraîche sucrée : ainsi vous préparerez les autres extrait ci-dessus. —— Le petit lait, les bains, le repos du corps et de l'esprit au milieu d'un air pur, les substances végétales douces pour nourriture, et quelquefois l'application des feuilles fraîches de ciguë, broyées ou cuites, favorisent l'action de l'extrait de ciguë.

═══ Prenez feuilles de ciguë et de mauve, de chacune quatre onces ; broyez-les, et faites les cuire avec du riz, quatre onces, dans eau, une livre ; jusqu'à consistance de cataplasme, à appliquer sur la tête des teigneux, et à renouveler de douze en douze heures, jusqu'à ce que toutes les croûtes en soient tombées. —— Prenez suc exprimé de feuilles de ciguë, deux onces, feuilles de ciguë pulvérisées, six onces ; faites cuire jusqu'à consistance plus épaisse que le miel ; ajoutez alors cire jaune, dix onces, et gomme ammoniac, trois onces ; fondues et mêlées avec huile d'olive, trois onces ; agitez et vous aurez l'emplâtre de ciguë, *emplastrum de cicuta.* Feuilles fraîches légèrement froissées ou broyées jusqu'à consistance pulpeuse, à appliquer sur les tumeurs : forte infusion des feuilles fraîches pour bain.

Pavot blanc. *Papaver album. Papaver somniferum.*

Papaver calycibus capsulisque glabris, foliis amplexicaulibus incisis. (*Linn. Spec. plant.* 726.)

Dans les champs escarpés de l'Europe méridionale. Se cultive dans nos jardins. *Fleurit en Prairial et Messidor.*

Fruits appelés têtes de pavot, *capitula papaveris* ; inodores, d'une saveur nauséabonde. Semences inodores, insipides. Suc de la tête de pavot, appelé opium, *opium* ; de consistance solide, d'un brun noirâtre, d'une odeur virulente et nauséabonde ; d'une saveur âcre, amere et nauséabonde ; soluble en plus grande quantité dans l'eau que dans l'esprit de vin. *Annuelle.*

VERTUS. Une tête de pavôt infusée dans eau, quatre onces, procure un sommeil assez tranquille ; la respiration est seulement plus forte que dans le sommeil naturel, le pouls a un peu plus de force et de vélocité, la transpiration est quelquefois plus abondante, le visage n'est point enflammé ; le lendemain la tête est rarement lourde, les forces musculaires et l'appétit sont peu affoiblis ; souvent il n'y a ni soif, ni diminution des urines, ni constipation : s'il existe des douleurs, avant de prendre l'infusion,

elles reparoissent quelquefois aussi fortes après son effet.
La tête de pavôt doit être mise en usage avant l'opium dans
toutes les especes de fievres, de douleurs, de convulsions,
d'évacuations, d'inflammations et de rétentions, où il y a
insomnie, agitation, et où l'irritation n'est pas assez grande
pour établir un danger imminent. La tête de pavôt diminue
beaucoup moins les forces que l'opium; elle ne procure
pas ordinairement de la sueur; elle contrarie plus rarement
les efforts salutaires de la nature, et n'affecte pas le cerveau d'une maniere aussi sensible. Le sirop de diacode
ou de pavot, où l'on ajoute pas de l'opium, ne differe
point de l'infusion de la tête de pavot et convient dans
les mêmes maladies.

L'opium, à la dose d'un demi-grain jusqu'à un grain,
pour une personne qui n'y est pas habituée, cause un
instant après l'avoir pris un sentiment agréable, qu'on
ne peut exprimer; mais bientôt suivi de stupeur et d'un
sommeil profond, pendant lequel les sens et le mouvement sont abolis, la respiration grande et stertoreuse,
le pouls plein, grand, et plus ou moins accéléré, les
veines du visage et du cou gonflées, le battement des
arteres temporales et carotides plus considérable, et les
tégumens couverts d'une sueur plus ou moins copieuse.
Après ce sommeil de dix, douze, ou quatorze heures au
plus, le malade ressent une pesanteur générale, une
douleur de tête gravative, une espece d'engourdissement
et de foiblesse dans le tronc et les extrémités; il a soif,
il est sans appétit, son pouls est lent, plein, et foible;
ses urines coulent en petite quantité, et il est constipé :
ces symptômes se dissipent en partie dans le jour. Plus
on réitere l'usage de l'opium, moins il agit comme somnifere, à moins qu'on en augmente la dose de deux en deux
jours : on voit des personnes en prendre ainsi jusqu'à la
dose de deux drachmes par jour; mais elles sont hébétées,
foibles, lourdes, et comme privée de mémoire. En
général, l'abus de l'opium fait perdre l'appétit, cause
une grande maigreur, l'assoupissement, la langueur, la
mélancolie avec désir continuel de recourir à cette substance, la taciturnité, l'abolition de la mémoire, l'affoiblissement de toutes les facultés intellectuelles, une
vieillesse précoce et une mort prématurée : les Turcs et

les Perses qui en font un usage habituel, n'en éprouvent pas les mêmes effets ; suivant la dose d'opium, ils passent de la joie à l'ivresse, et sentent leur activité, leur courage s'animer, et s'exalter souvent jusqu'à la fureur. — Jamais remede n'a été plus célebre que l'opium, pour contribuer à la guérison des fievres, des maladies inflammatoires, des maladies douloureuses, des maladies convulsives, des maladies évacuatoires avec spasme, et des maladies de rétention par spasme. Soyez très-circonspect sur son usage : il trouble souvent le travail de la nature ; alors les crises sont imparfaites ou mortelles : en procurant du sommeil, en calmant les grandes agitations et les vives douleurs, fréquemment il dispose la matiere morbifique à se porter au cerveau, ou à se répercuter de l'extérieur dans l'intérieur ; quelquefois il la développe avec plus de force, et il arrive que l'inflammation ne peut plus se résoudre, ou que la douleur devient plus opiniâtre et les convulsions plus fortes. Il calme pour quelques instans le colera-morbus, les vomissemens spasmodiques, la diarrhée par spasme, la toux convulsive, et les hémorragies légeres avec spasme. Il s'en faut de beaucoup qu'il soit aussi utile dans la dyssenterie, la coqueluche, l'asthme, la toux catarreuse etc. A quelque dose qu'on le prescrive aux maniaques, il leur porte un grand préjudice. Prescrivez-le très-rarement, et même à petite dose aux goutteux, aux sujets attaqués de petite vérole, de rougeole, de rhumatisme etc. Communément il répercute l'humeur goutteuse, l'humeur variolique, l'humeur rhumatismale : il nuit aussi pour l'ordinaire aux hystériques, aux hypocondriaques, aux pléthoriques, aux enfans, aux vieillards, et par son long usage aux personnes affectées de vives douleurs : dans ce dernier cas, ayez égard à l'espece de douleur ; si elle est violente et incurable, il est permis d'augmenter chaque jour la dose d'opium. Dans le tétanos on observe quelquefois de bons effets de ce remede : commencez le premier jour par la dose d'un demi-grain, et augmentez chaque jour de cette quantité. — Le laudanum liquide de Sydenham est préféré par les observateurs à l'opium purifié et à la teinture d'opium, l'orsqu'il s'agit de maintenir les forces vitales et musculaires sans beaucoup échauffer : les gouttes anodines échauffent

beaucoup

beaucoup plus. — Extérieurement en onction , en bain , en fomentation , il diminue avec plus de lenteur le sentiment , que pris intérieurement , et il ne procure pas avec autant de force le sommeil : sous forme d'emplâtre maintenu long-temps sur la peau , il y excite quelquefois de la rougeur , très-rarement des vessies : en lavement il procure du sommeil , et calme assez promptement les coliques intestinales , et la colique néphrétique tant qu'il agit comme somnifere : introduit dans une dent cariée , il en appaise la douleur tant qu'il agit : mêlé avec poids égal de camphre , en solution dans un jaune d'œuf ou dans l'huile , et en onction sur la région des reins , il appaise la colique néphrétique spasmodique ; sur le ventre , il calme les coliques d'estomac et la colique intestinale par spasme ; injecté dans la bouche lorsqu'il y a contraction hystérique , il la dissipe quelquefois momentanément. Prenez bien garde de l'appliquer sur des tumeurs inflammatoires ; vous vous exposeriez à les voir dégénérer en gangrene. —— Les têtes de pavôt et l'opium ne sont point attaqués par les insectes. Plus le pays où l'on cultive le pavôt est chaud , plus les têtes de pavôt sont narcotiques ; en conséquence prescrivez celles cueillies dans le midi à plus petite dose que celles du nord.

PRÉPARATION. Têtes de pavôt lavées et mondées de leurs graines , depuis la moitié d'une tête jusqu'à deux têtes , divisées et infusées pendant une heure , dans eau , quatre onces , à adoucir avec un peu de sucre.

═ Prenez opium choisi et divisé en petits morceaux , quatre onces, eau pure, quatre livres ; exposez le mélange à une douce chaleur ; dès que l'opium est dissout, filtrez, et faites évaporer à un feu doux la colature jusqu'à consistance plus épaisse que le miel , avec la précaution de toujours l'agiter ; vous aurez l'extrait d'opium , *extractum opii* ; depuis un quart de grain jusqu'à un grain , délayé dans une cuillerée d'eau sucrée ou de vin vieux , suivant l'indication. La saignée , la limonade , ou autre acide végétal , et le quinquina employés à temps , diminuent quelquefois les dangereux effets de l'opium pris à haute dose : si on peut administrer l'émétique avant que l'opium soit passé dans les intestins ou absorbé , le vomitif est alors utile. —Prenez extrait d'opium , deux onces , vin vieux et généreux, une livre, faites digérer dans une bouteille bien bouchée pendant huit jours, conservez, vous aurez le laudanum liquide de Sydenham, *laudanum liquidum Sydenhanis* : chaque once de ce laudanum contient une drachme d'opium, et chaque drachme, huit grains environ. Administrez intérieurement, depuis dix gouttes jusqu'à huit grains ; extérieurement, mêlé avec un jaune d'œuf depuis quinze grains jusqu'à une drachme : depuis demi-grain jusqu'à deux grains, en solution dans un jaune d'œuf, et décoction de racine de guimauve, une livre pour lavement ; si vous le mêlez avec parties égales, ou le double de camphre, faites auparavant dissoudre le camphre dans l'esprit de vin. — Prenez têtes de pavôt dépouillées de leurs semences, six onces, eau, quatre livres ; faites macérer à une très-douce chaleur pendant vingt-quatre heures, exprimez fortement, filtrez : faites fondre dans le liquide filtré réduit à trois livres et demie, sucre blanc, six livres ; ensuite laissez bouillir un instant, vous aurez le sirop de diacode, *syrupus papaveris, diacodium :* depuis deux drachmes jusqu'à une once. L'once de sirop de pavot équivaut à-peu-près à seize gouttes de laudanum liquide. — Prenez opium divisé en morceaux, deux onces, eau de vie, une livre, renfermez-les exactement dans un matras de grès jusqu'au trois quart de sa capacité ; exposez le vase à une chaleur très-douce pendant quarante-huit heures, laissez réfroidir, filtrez ; vous aurez la teinture d'opium, liqueur spiritueuse anodine, *tinctura opii, liquor spirituosus anodinus ;* depuis demi-grain jusqu'à six grains. — Prenez opium, deux onces, alkali volatil fluide, deux drachmes, esprit de vin, une livre, faites digérer au bain-marie pendant vingt-quatre heures, dans un matras de grès exactement bouché, laissez réfroidir, filtrez ; vous aurez les gouttes anodines, *guttæ anodinæ ;* depuis demi-grain jusqu'à six grains.

TREIZIEME CLASSE.

RAFRAICHISSANS.

PRINCIPES GÉNÉRAUX.

1. Les rafraîchissans agissent de diverses manieres sur le corps humain, et ne doivent pas être administrés indifféremment ; les aqueux conviennent souvent dans les cas où les acides sont contr'indiqués, et les huileux dans ceux où les muqueux ne produiroient pas des effets aussi salutaires.

2. Les aqueux temperent la chaleur de tout le corps, calment la soif, favorisent le cours des urines, nourrissent peu, ne raniment pas sensiblement les forces vitales et musculaires, et s'opposent rarement à la tendance des humeurs vers la putridité.

3. Les acides diminuent promptement la chaleur du corps, calment subitement la soif, combattent la disposition des humeurs à la putridité, réveillent les forces vitales et musculaires, irritent souvent la poitrine, donnent

quelquefois des coliques, augmentent l'irritation générale du genre nerveux, ne rendent
pas ordinairement les urines plus abondantes ,
diminuent la transpiration insensible et les
hémorragies ; tiennent plus fréquemment le
ventre libre qu'elles ne le constipent , et accroissent plus souvent les vives inflammations,
particuliérement celles de la poitrine et du
ventre , qu'ils ne les calment.

4. Les huileux mucilagineux temperent
doucement la chaleur, appaisent la soif, sont
amis de la poitrine , accroissent le cours des
urines , n'augmentent pas la transpiration,
nourrissent, tiennent le ventre libre, diminuent beaucoup l'irritation des poumons et
des voies urinaires, fatiguent souvent l'estomac et les intestins , et donnent des coliques
lorsque les humeurs des premieres voies tendent vers l'acide ; mais lorsqu'il faut procurer
dans les maladies inflammatoires du repos et
une douce fraicheur , ils l'emportent sur les
aqueux.

5. Les muqueux calment lentement la chaleur ; adoucissent la poitrine et les voies urinaires ; augmentent le cours des urines, et
nourrissent plus que les huileux, les aqueux,
et sur-tout les acides ; ils ne fatiguent pas
l'estomac ; ils diminuent souvent l'irritation
générale ; malgré ces effets, ils sont nuisibles
dans les maladies où les tumeurs tendent vers
la putridité ou vers l'acidité , et dans le plus

grand nombre des especes d'hydropisies et de maladies de foiblesse où il faut ranimer puissamment les forces vitales et musculaires.

6. Dans les fievres continues, les aqueux sont nécessaires, et les acides souvent indiqués ; et dans les fievres intermittentes, quelqu'excessives que soient la chaleur et la soif pendant l'accès, les aqueux et les muqueux sont toujours préférables.

7. Les aqueux et les muqueux l'emportent ordinairement dans les maladies inflammatoires sur les huileux mucilagineux et les acides.

8. Les acides accroissent les maladies convulsives ; les aqueux qui ne développent pas d'air dans les premieres voies, et administrés froids, les calment ; les muqueux les temperent, et les mucilagineux huileux souvent les aggravent.

9. Les acides si avantageux pour combattre les douleurs d'estomac, les rapports, les vomissemens et les coliques par disposition des humeurs à la putridité, ou par mauvaise qualité de la bile, ou par qualité putride des alimens et boissons, ne servent qu'à augmenter les symptômes de la plupart des especes de maladies du foie, des poumons, des reins et de la vessie, principalement lorsque les humeurs servant à la digestion tendent vers la fermentation acide.

S 3

10. Les aqueux, les muqueux, et quelquefois les huileux mucilagineux conviennent dans les maladies douloureuses ; les acides y portent préjudice ; ils ne calment que les coliques par substance alkaline , ou par humeur tendante à la putridité.

11. L'usage intérieur des acides végétaux est toujours préférable à celui des acides minéraux , même lorsqu'il s'agit de combattre la disposition des humeurs à la putridité.

12. Les acides minéraux, si vantés pour suspendre les hémorragies. ne produisent que foiblement cet effet : l'irritation et les autres maux qu'ils causent devroient dans ce cas en faire bannir l'usage.

13. Les effets des aqueux, des acides , des huileux mucilagineux , et des muqueux sur les tégumens , approchent beaucoup des effets qu'ils produisent intérieurement. Pour mieux apprécier les effets extérieurs de chacun de ces médicamens , autant qu'il sera possible , n'en prescrivez qu'un seul à la fois.

14. Les mucilagineux huileux et les muqueux appliqués sur une tumeur inflammatoire , la disposent à la suppuration , les aqueux à la résolution , et les acides à la répercussion.

15. L'application des muqueux et des mucilagineux huileux sur des tumeurs vivement

enflammées et disposées à la gangrene , est aussi pernicieuse que celle des acides sur les érysipeles et les tumeurs inflammatoires qui accompagnent les fievres éruptives.

16. Ne buvez que ce qu'il faut pour appaiser la soif et favoriser, dans les maladies , les efforts de la nature. *Celse.*

17. Les boissons et les bains d'eau froide sont toujours nuisibles à celui qui est en sueur par excès de travail. *Celse.*

18. L'eau froide est ennemie des os , des dents , des nerfs , du cerveau , de la moëlle épiniere : l'eau chaude y est très - favorable. *(L'observation prouve le contraire dans le plus grand nombre des maladies convulsives.)* *Hipp. sect. V , aph.* 19.

19. L'eau froide est mordante pour les ulceres : elle durcit la peau , produit des mortifications , empêche les parties douloureuses de suppurer , cause des rigueurs fébriles , des convulsions et des tétanos *Hipp. sect. V , aph.* 20.

20. Il arrive quelquefois qu'en versant beaucoup d'eau froide , au milieu de l'été , sur un jeune homme robuste pris d'un tétanos et sans ulcere, on rappelle la chaleur : alors la chaleur fait cesser le tétanos. *(Peut-être dans les pays chauds.) Hipp. sect. V , aph.* 21.

21. Lorsque l'eau chaude détermine la suppuration, c'est dans toutes les plaies un signe qui donne la plus grande confiance. Elle amollit la peau, la raréfie ; calme la douleur et les frissons ; modere les spasmes ; relâche le tétanos, dissipe les pesanteurs de tête. Elle est utile aux fractures des os, surtout à ceux qui sont à nu, et particuliérement à ceux de la tête où il y a une plaie ; à toutes les parties que le froid mortifie, ou qui sont ulcérées : aux dartres rongeantes, aux parties génitales, à la matrice, à la vessie. Dans toutes ces circonstances, l'eau chaude devient utile et détermine la guérison ; mais l'eau froide est contraire et mortifie. (*Dans les fractures l'eau chaude est souvent moins utile que l'eau froide ; elle calme très rarement la douleur, le tétanos, les plaies, les dartres rongeantes ; plus souvent elle nuit.*) *Hipp. sect. V*, *aphor.* 22.

22. Dans les cas d'hémorragie présente ou imminente, versez de l'eau froide, non sur l'endroit meme d'où le sang sort, ou doit sortir, mais autour : appliquez aussi l'eau froide sur la partie où le sang récemment extravasé menace d'une inflammation ; mais son application sur les parties enflammées depuis quelque temps, est capable de les mortifier. Appliquez encore l'eau froide sur l'érysipele non ulcérée ; car elle mortifieroit celle qui est ulcérée. (*L'eau froide répercute l'érysipele récente, et mortifie celle qui est enflam-*

*mée depuis quelque temps.) Hip. sect. V ,
aph. 23.*

23. Les substances froides, comme la neige ,
la glace, sont contraires à la poitrine ; elles
causent des toux , des hémorragies et des
affections catarrales. *Hip. sect. V , aph. 24.*

24. Les tumeurs avec douleur aux articulations et non ulcérées , les affections goutteuses des pieds et les spasmes sont calmées
et diminuées pour la plupart, si l'on y verse
beaucoup d'eau froide : car une médiocre
stupeur fait cesser la douleur. (*L'application
de l'eau froide est ici très dangereuse , à
cause de la répercussion qu'elle produit.*)
Hip. sect. V . aph. 25.

25. L'eau chaude employée trop souvent
expose au ramollissement des chairs , à l'affoiblissement des nerfs , à l'engourdissement
de l'esprit, aux hémorragies , aux syncopes ,
inconvéniens qui sont suivis quelquefois de
la mort. (*L'eau froide produit des effets contraires.*) *Hip. sect. V , aph. 16.*

TREIZIEME CLASSE.

RAFRAICHISSANS.

PREMIER ORDRE.

RAFRAICHISSANS AQUEUX.

Eau. *Aqua.*

VERTUS. L'eau, boisson naturelle de l'homme, lui
est d'autant plus salutaire, qu'elle se trouve plus pure,
plus vive, et plus fraîche ; elle calme la soif et la chaleur,
favorise et accélere la digestion, tempere l'ardeur des
urines, en augmente le cours, diminue la sueur, rend
la transpiration douce et égale, ranime les forces vitales
et musculaires, donne de la vigueur à tout le corps,
modere l'irritabilité et la trop grande sensibilité de tout le
genre nerveux.

═══ L'eau chaude relàche tous les solides, augmente la
raréfaction des fluides, affoiblit l'estomac, retarde la
digestion, accroît la force et souvent la vélocité du pouls
ainsi que la transpiration insensible, la sueur, les urines,
et fréquemment l'irritabilité et la sensibilité du genre
nerveux : prise en trop grande quantité, elle cause de
l'anxiété, un poids et une sensation désagréable dans la
région de l'estomac, et provoque le vomissement. — La
neige prise intérieurement, produit dans la région de
l'estomac une fraîcheur subite bientôt suivie de chaleur ;

la poitrine en éprouve quelquefois une irritation capable de gêner la respiration et de causer une toux petite, fréquente et seche : extérieurement elle refroidit, resserre la peau et les vaisseaux, procure une espece de douleur lancinante ; ensuite la chaleur s'empare des tégumens, ils deviennent rouges, et une cuisson plus ou moins forte et passagere se fait sentir. En friction sur des parties du corps gelées, elle y rétablit le sentiment et le mouvement.

= La glace prise intérieurement rafraichit tout à coup, ensuite elle échauffe la région de l'estomac, le fortifie et accélere la digestion, en même-temps elle resserre plus ou moins la poitrine ; elle porte souvent dans les poumons de la chaleur, de l'irritation, et fait tousser ; elle diminue beaucoup la transpiration insensible, la sueur, le cours des urines, la raréfaction des fluides, le diametre des vaisseaux, et l'irritabilité du genre nerveux ; enfin elle fortifie beaucoup les muscles.

= L'eau est indiquée, 1.° dans les fievres : sa fraîcheur doit être proportionnée à celle des fébricitans ; plus ils ont chaud, plus le froid de l'eau doit être modéré ; il suffit qu'ils lui trouvent une douce fraîcheur, autrement elle pourroit diminuer la transpiration, enflammer et produire des accidens funestes : prise tiede en petite quantité et réitérée suivant la soif, elle abat la grande chaleur, tempere l'âcreté des humeurs, entretient la transpiration et le cours des urines : au contraire, donnée trop chaude et en grande quantité, elle affoiblit considérablement, échauffe et provoque la sueur. — 2.° Dans les maladies inflammatoires, l'eau prise trop froide augmente l'inflammation ; et trop chaude, elle affoiblit de maniere à empêcher la nature de faire des efforts salutaires pour la résolution et la crise. — 3.° Dans les maladies convulsives l'eau la plus froide est la plus avantageuse, souvent la neige et la glace intérieurement et extérieurement produisent des effets singuliers et d'ordinaire heureux, sur-tout dans la passion hystérique et dans plusieurs especes de vomissement, de hoquet etc. C'est ici que l'usage extérieur de la neige sous forme de friction et en bain, l'emporte souvent sur la glace. — 4.° Dans les maladies douloureuses, l'eau tiede intérieurement et extérieurement est en général préférable à l'eau froide, à

moins que les douleurs ne dépendent d'un état spasmodique. — 5.º Dans les maladies évacuatoires sanguines,
l'eau froide l'emporte toujours sur l'eau tiede : mais
combien d'hémorragies sans excepter l'hémoptysie, n'ont
pas été suspendues par l'usage intérieur et extérieur de
l'eau froide et souvent de la glace ! Les autres especes
d'évacuation exigent rarement l'eau très-froide ; il suffit
qu'elle soit d'un froid tempéré, lorsqu'on craint de supprimer tout à coup une évacuation qu'il est essentiel de
diminuer par degrés. — 6.º Dans les maladies soporeuses,
préférez toujours pour boisson l'eau froide à l'eau chaude,
tandis que vous ferez tremper plus ou moins de temps les
extrémités inférieures dans l'eau chaude aiguisée de moutarde. — 7.º Dans les maladies de foiblesse, excepté celles
où la poitrine est vivement affectée, l'eau froide mérite
en général la préférence sur l'eau tiede. — 8.º Dans les
maladies de poitrine, l'eau un peu tiede est plus utile
que l'eau très-froide ; l'une facilite le jeu de la poitrine,
l'autre cause une espece de constriction dans les poumons,
souvent une petite toux seche, et rend la respiration plus
difficile.

USAGE. L'eau froide se prescrit en boisson, bain,
demi-bain, insession, bain de jambes, lotion, fomentation, gargarisme, lavement, injection, aspersion et
douche ; l'eau chaude s'ordonne de même et en vapeurs :
la neige, intérieurement par cuillerées, à des intervalles
plus ou moins éloignés ; extérieurement en friction, et
sous forme de bain. La glace, intérieurement par petits
morceaux, depuis dix grains jusqu'à une drachme, qu'on
répete plus ou moins suivant l'indication : extérieurement,
en friction ou appliquée sur différentes parties du corps,
ou mise en plus ou moins grande quantité dans le bain
d'eau froide, pour en augmenter la fraîcheur, suivant le
tempérament, la constitution et les habitudes du malade,
l'espece de maladie, le climat, la saison, et une multitude
d'autres circonstances.

Laitue. *Lactuca. Lactuca sativa.*

Lactuca foliis rotundatis , caule corymboso. (Linn. Spec. plant. 1118.)

Se cultive dans nos jardins. *Fleurit en Prairial.*

Feuilles inodores , insipides. Semences inodores , insipides. *Annuelle.*

VERTUS. Le suc exprimé des feuilles de laitue , depuis trois onces jusqu'à six , désaltere , cause un sentiment de fraîcheur dans l'estomac, quelquefois de pesanteur ou de douleur, nourrit très-peu, tient le ventre libre, augmente le cours des urines et les rend moins âcres et moins brûlantes ; il diminue souvent la chaleur de l'estomac et des intestins par âcreté de la bile ou des alimens ; quelquefois il combat les constipations opiniâtres , les insomnies par excès de travail ou de chaleur ; il passe pour calmer plusieurs especes d'inflammation et la fievre inflammatoire.

Les feuilles de laitue assaisonnées avec de l'huile , du vinaigre et un peu de sel , plaisent aux jeunes gens comme aux vieillards ; les raniment lorsqu'ils sont épuisés et accablés par la chaleur et les exercices forcés , et s'opposent à la tendance des humeurs vers la putridité : sous cette forme , l'estomac foible souvent les digere avec peine. Lorsqu'il faut employer des topiques rafraîchissans aqueux, la plupart des Praticiens donnent la préférence au suc de joubarbe sur celui de laitue.

Le suc exprimé des feuilles de joubarbe , *sedum majus sempervivum tectorum* , est intérieurement peu usité ; il cause une légere astriction dans l'arriere-bouche ; il passe pour diminuer la diarrhée avec disposition des humeurs à la putridité : extérieurement il rafraîchit , déterge quelquefois les aphtes, calme la douleur et l'ardeur attachés à la brûlure ; il tempere souvent l'inflammation des hémorroïdes, mais souvent il les répercute ; il appaise quelquefois la chaleur brûlante des ulceres : prenez garde qu'il ne supprime la suppuration et ne fasse refluer le pus sur des parties internes.

Le suc exprimé des feuilles de pourpier, *portulaca, oleracea*, seul ou mêlé, ou avec parties égales de petit lait, l'emporte rarement sur le suc de laitue ; le suc de pourpier rafraîchit, appaise assez promptement la soif, accroît souvent le cours des urines, et tient le ventre libre ; il passe pour tempérer les fievres inflammatoires, les fievres dites bilieuses, le scorbut, les maladies inflammatoires, et les maladies des voies urinaires avec ardeur d'urine : l'observation ne lui accorde pas toutes ces vertus. C'est pendant les chaleurs de l'été qu'il semble produire les meilleurs effets. Il n'attaque pas avec avantage la goutte, les dartres, ni les douleurs de vessie par la pierre ; et il ne dissout point les calculs des reins ni ceux de la vessie.

Le suc exprimé des feuilles de poirée blanche, *beta alba*, rafraîchit, tempere, cause quelquefois une légere douleur dans l'estomac et les intestins ; il tient souvent le ventre libre : il est ordinairement moins avantageux que le suc de laitue ; aspiré par le nez, il fait quelquefois éternuer, moins à la vérité que le suc de la racine : les feuilles et les côtes cuites nourrissent légérement, rafraîchissent, temperent, se digerent avec plus ou moins de facilité, et conviennent souvent aux convalescens : les feuilles légérement contuses, entretiennent la suppuration établie par les vésicatoires, et celle des ulceres teigneux ; elles diminuent l'inflammation. La décoction des feuilles en lavement quelquefois tient le ventre plus libre que l'eau seule.

Préparation. Suc exprimé des feuilles de laitue, depuis trois onces jusqu'à six, seul ou mêlé avec deux parties de petit lait, ou de bouillon de poulet, ou de bouillon de grenouilles : on peut réitérer cette quantité plusieurs fois dans le jour.

Concombre. *Cucumis. Cucumis sativus.*

Cucumis foliorum angulis rectis , pomis ovato-oblongis scabris. (*Linn. Spec. plant.* 1437.)

Se cultive dans nos jardins. *Fleurit en Messidor et Thermidor.*

Fruit inodore, insipide. Semences inodores, d'une saveur douce. *Annuelle.*

Vertus. Le suc exprimé du fruit, depuis quatre onces jusqu'à huit, porte de la fraîcheur dans la bouche et l'estomac; il ne le fatigue point, il nourrit médiocrement, tient le ventre libre, accroît le cours des urines, diminue leur âcreté, adoucit, et calme souvent les maladies des voies urinaires avec chaleur et ardeur; les maladies du foie avec disposition inflammatoire, l'affection hypocondriaque, la toux catarreuse, les coliques d'estomac et des intestins avec ardeur et tension, mais sans gonflement; les lievres bilieuses et inflammatoires, et plusieurs especes de maladies inflammatoires de la tete et du ventre : en fomentation sur le ventre, il appaise la chaleur, la tension, et l'inflammation des visceres du ventre, particuliérement des intestins, des reins, de la vessie et des parties naturelles. — Les semences de concombre mondées, broyées et délayées dans beaucoup d'eau, temperent autant que le suc exprimé du fruit, et adoucissent davantage; elles diminuent l'âcreté des urines, en accroissent le cours et la quantité, appaisent l'inflammation des voies urinaires et des parties de la génération, ainsi que l'ardeur du coït : leur trop long usage diminue sensiblement la passion pour le coït, affoiblit l'estomac, rend la digestion plus lente, cause des renvois et souvent des coliques.

La pulpe de courge, *cucurbita pepo*, cuite et apprétée,

fournit une nourriture agréable, légere, douce et ra-fraîchissante. Les effets et les vertus du suc de la pulpe et des semences, sont semblables à ceux du concombre.

Le suc exprimé de citrouille, *cucurbita*, *citrullus*, et ses semences different peu de celles du concombre. La pulpe du melon présente une nourriture agréable, rafraîchissante, quelquefois indigeste. Les semences de melon, *cucumis melo*, et son suc ressemblent par leurs qualités et leurs vertus à celles du concombre.

PRÉPARATION. Suc exprimé des fruits de concombre, et déposé, depuis demi-livre jusqu'à deux livres par jour, seul, ou adouci avec du sucre, ou mêlé avec parties égales de petit lait. — Semences de concombre ou de courge dépouillées de leur écorce, depuis demi-once jusqu'à une once; broyez-les exactement, ajoutez peu à peu, eau, une livre et demie, agitez sans cesse, passez et édulcorez la colature avec du sucre pour une émulsion beaucoup plus tempérante, adoucissante et légere, que celle qui est préparée avec des amandes douces; à prendre froide par petites verrées.

Vigne. *Vitis. Vitis vinifera.*

Vitis foliis lobatis sinuatis nudis. (*Linn. Spect. plant.* 293.)

Arbrisseau. Dans tous les pays où regne une chaleur tempérée. *Fleurit en Messidor.*

Feuilles inodores, d'une saveur acide. Fruits, raisins, *uvæ*, inodores, d'une saveur douce.

VERTUS. Raisins mûrs et récens temperent médio-crement la soif, se digerent avec assez de facilité, développent plus ou moins d'air dans l'estomac et les intestins.

intestins; nourrissent, adoucissent, ne nuisent point à
l'expectoration, la facilitent même, diminuent l'acreté
des urines, en augmentent le cours, tiennent le ventre
libre; et pris en trop grande quantité causent souvent
la diarrhée; pris avec modération ils préviennent quelquefois la dyssenterie, ils diminuent la démangeaison des
dartres; et donnés pour unique nourriture, quelquefois
ils contribuent à la résolution des tumeurs du foie et de
la rate par fievre intermittente ou par suppression de
transpiration; ils ne s'opposent pas à l'action du quinquina
lorsqu'il est employé pour combattre les fievres intermittentes; ils semblent accélérer la convalescence: et pris
en petite quantité ils calment la soif fébrile, et la soif
par exercices violens.

Le suc exprimé des raisins et commençant à fermenter,
depuis six onces jusqu'à dix, fatigue l'estomac, procure
quelquefois le vomissement, des vives coliques, et souvent
une diarrhée copieuse. — Le même suc fermenté donne
le vin que nous avons rangé dans la classe des fortifians
spiritueux. — Le suc exprimé des raisins et épaissi à un
feu doux, fournit le *raisiné;* il nourrit, adoucit, tient le
ventre un peu libre; lorsqu'on prend trop de cet extrait,
il fatigue l'estomac, produit des coliques et la diarrhée.

La décoction de raisins desséchés, *pasulæ,* rafraîchit,
nourrit peu, tient le ventre libre, favorise légérement
l'expectoration, tempere l'ardeur des voies urinaires,
rend le cours des urines plus libre et plus abondant, et
peut servir de boisson dans la fievre inflammatoire, la
fievre dite bilieuse, et la fievre des prisons et des camps.

—Le suc exprimé des feuilles de vigne, rafraîchit, resserre, fatigue ordinairement l'estomac et les intestins;
il n'est pas usité. Les feuilles contuses et appliquées sur
une tumeur inflammatoire en diminuent la chaleur, la
rougeur et le gonflement, mais souvent la répercutent.

PRÉPARATION. Faites sécher au soleil ou dans une
étuve les raisins les plus murs et les plus doux : raisins
desséchés et divisés, depuis demi-once jusqu'à deux onces,
en décoction dans eau, une livre et demie, pour boisson
à prendre par petites verrées.

T

Fraisier. *Fragaria. Fragaria vesca.*

Fragaria flagellis reptans. (*Linn. Flor. Suec.* 414. *Spec. plant.* 708.)

En Europe , dans les bois. *Fleurit en Floréal.*

Fruit , fraise , *fraga* ; d'une odeur aromatique foible , d'une saveur douce , légérement acidule. Racine inodore , insipide. *Vivace.*

VERTUS. Fruits récens appaisent la soif , calment la sécheresse et la chaleur de la bouche et de l'arriere-bouche, nourrissent médiocrement , se digerent avec facilité , rarement développent de l'air dans l'estomac au point de le fatiguer , temperent l'ardeur de poitrine , d'estomac , des intestins , et des voies urinaires , et diminuent l'âcreté de la bile , de la transpiration insensible et sur-tout des urines ; ils ne nuisent point aux goutteux. — La racine ne rafraîchit ni n'échauffe , elle n'augmente pas sensiblement le cours des urines ; en conséquence elle ne mérite pas la réputation dont elle jouit comme doux urinaire.

PRÉPARATION. Suc exprimé de fraises , depuis deux onces jusqu'à six , à mêler avec eau , une livre , à édulcorer avec du sucre et à prendre par petites verrées. Fraises broyées et adoucies avec du sucre pour nourriture aux convalescens.

ORDRE SECOND.

RAFRAICHISSANS ACIDES.

Pommier. *Malus. Pyrus malus.*

Pyrus foliis serratis, umbellis sessilibus. (*Linn. Spec. plant.* 686.)

Arbre. En Europe.

POMMIER A POMMES DE REINETTE. *Malus prasomila.* (*Bauh. Pin.* 433.)

Se cultive dans nos champs. *Fleurit en Floréal.*

Pomme reinette, *poma renetia ;* d'une saveur douce, légérement acidule.

VERTUS. La pomme reinette, nourrit légérement, tempere la soif, développe beaucoup d'air dans les premieres voies, donne souvent des coliques, tient le ventre libre, diminue l'expectoration et ne calme pas la toux. Cuite à la braise et adoucie avec du sucre, elle se digere plus promptement, elle est moins venteuse, elle cause moins de colique et ne tient pas le ventre aussi libre. Ainsi préparée, macérée dans une grande quantité d'eau sucrée, elle tempere la soif et forme une boisson avantageuse dans les fivres inflammatoires, dans les fievres dites bilieuses, dans les fievres dites putrides, où il n'y a pas disposition au météorisme, à l'inflammation de l'estomac des intestins et de la poitrine ; elle ne convient ni aux hystériques, ni aux hypocondriaques, ni à ceux qui ont la poitrine malade. Extérieurement la pulpe de pomme reinette cuite à la braise appliquée sur les yeux attaqués d'inflammation essentielle et récente, quelquefois en calme la rougeur, la chaleur et la cuisson.

Le cidre produit par la fermentation vineuse des pommes, augmente la chaleur de tout le corps et les forces vitales et musculaires ; il procure quelquefois la colique, rarement la colique des peintres ; pris à trop haute dose, il enivre. Cette espece de liqueur est moins agréable, et moins bienfaisante que le vin.

La pomme calville est plus douce et moins venteuse que la pomme reinette : à administrer comme la pomme reinette.

Préparation. Faites cuire à la braise la pomme reinette, enlevez la pellicule, broyez la pulpe avec plus ou moins de sucre pour nourriture aux malades. Jetez la pulpe d'une pomme reinette cuite à la braise, dans une livre d'eau bouillante, agitez, laissez macérer pendant demi-heure, passez, exprimez, adoucissez avec du sucre, à prendre par verrées.

Cerisier. *Cerasus. Prunus Cerasus.*

Prunus umbellis subsessilibus, foliis ovato-lanceolatis conduplicatis glabris. (*Linn. Spec. plant.* 679.)

Arbre. En Europe.

Griottier. *Agriotus prunus. Cerasus caproniana. — Cerasus sativa rotunda rubra et acida.* (*Bauh. Pin.* 449.)

Se cultive dans nos champs et nos jardins. *Fleurit en Floréal.*

Fruit appelé griotte, *agriota* ; inodore, d'une saveur acide. Variété du cerisier.

CERISIER A CERISES DOUCES ET TEN-DRES. *Cerasus juliana. — Cerasa carne tenera et aquosa. (Bauh. Pin.* 450.)

Se cultive dans nos champs et nos jardins. *Fleurit en Floréal.*

Fruit appelé cerise, *cerasa :* inodore, d'une saveur douce, à peine acidule.

VERTUS. Les fruits du cerisier en général rafraîchissent, tempèrent médiocrement la soif. — Les cerises noires, douces, à peine ameres et acides, se digerent avec plus de facilité que les rouges, nourrissent un peu, tiennent le ventre libre, et favorisent le cours des urines en modérant leur âcreté et la chaleur des voies urinaires. Les cerises, ainsi que leur suc exprimé, mêlé avec plus ou moins d'eau et édulcoré avec du sucre, s'opposent aux maladies inflammatoires qui regnent ordinairement en été et au commencement de l'automne, ainsi qu'aux maladies provenant des mauvaises qualités de l'air, de l'eau et des alimens putrides : elles calment beaucoup les fievres inflammatoires, les fievres bilieuses et le plus grand nombre des inflammations internes et externes ; elles sont utiles aux sanguins, aux bilieux, aux hystériques, aux hypocondriaques, aux fous, aux jeunes gens et aux adultes plus qu'aux vieillards. — Les cerises rouges rafraîchissent plus que les noires, mais elles se digerent moins bien et tiennent le ventre plus libre. La décoction des pédoncules de la cerise augmente plus le cours des urines que l'émulsion faite avec l'amande de son noyau.

T 3

La griotte rafraîchit plus que la cerise rouge , donne quelquefois des coliques , nourrit moins , et s'oppose davantage à la tendance des humeurs vers la putridité par excès de chaleur. Le suc exprimé , étendu dans beaucoup d'eau , édulcoré avec du sucre , convient dans les especes de fievre où il y a ardeur, soif et disposition à la putridité.

Les groseilles, *ribesia, ribes grossularia*, l'emportent sur les griottes pour rafraîchir et résister à la disposition putride des humeurs. Le suc de groseilles , mêlé avec beaucoup de sucre et d'eau, calme la soif dans les fievres inflammatoires , les fievres bilieuses et les maladies inflammatoires ; il attaque souvent le scorbut ; mais il faut craindre qu'il n'irrite l'estomac ou les intestins, et sur-tout la poitrine ; qu'il ne diminue trop la transpiration insensible , et qu'il ne s'oppose à l'éruption dans les fievres éruptives. Les Praticiens qui sont dans l'intention de beaucoup rafraîchir , préferent l'épine-vinette.

Le suc exprimé des fruits de l'épine-vinette, *berberis vulgaris*, délayé dans une grande quantité d'eau , adouci avec beaucoup de sucre, produit à peu de chose près les mêmes effets que le suc de groseilles ; il rafraîchit et resserre davantage : rarement il combat le scorbut, le vomissement bilieux, la diarrhée bilieuse, la diarrhée avec disposition putride des humeurs, et en été , les fievres inflammatoires des prisons, des camps et des hôpitaux : en gargarisme, il passe pour appaiser l'angine inflammatoire. L'écorce moyenne verte et amere de l'épine-vinette ne guérit point l'hydropisie ; et l'écorce jaune et amere qui touche le bois, ne dissipe pas la jaunisse invétérée.

Préparation. Prenez suc exprimé de cerises , depuis deux onces jusqu'à demi - livre ; mêlez avec eau, une livre et demie ; ajoutez sucre , depuis une once jusqu'à trois , à prendre par petites verrées. —— Prenez suc de cerises déposé et passé à travers le blanchet , trois livres ; faites-y fondre au bain-marie sucre blanc, cinq livres et demie ; passez de nouveau à travers le blanchet , vous aurez le sirop de cerises, *syrupus cerasarum :* depuis demi-once jusqu'à deux onces, en solution dans cinq ou huit onces d'eau. Préparez de la même maniere le sirop de griottes, de groseilles et d'épine-vinette.

Oranger. *Malus Aurantia. Citrus Aurantium.*

Citrus petiolis alatis. (*Linn. Hort. Cliff.* 379. *Spect. plant.* 1100.)

Arbre ; dans les Indes orientales. Se cultive en Portugal, dans les parties méridionales de la France, et dans nos jardins. *Fleurit en Prairial et Messidor.*

Fleurs, d'une odeur aromatique forte et douce, d'une saveur médiocrement amere. Feuilles, d'une odeur aromatique douce, d'une saveur amere. Fruit, appelé orange, *aurantium.* Ecorce du fruit d'une odeur aromatique douce, d'une saveur âcre et amere. Suc exprimé du fruit, inodore, d'une saveur acidule et douce.

VERTUS. Le fruit rafraîchit, se digere avec plus ou moins de facilité, calme la chaleur de l'estomac, des intestins et des voies urinaires, diminue la transpiration trop abondante, tient le ventre médiocrement libre, augmente le cours des urines, préserve du scorbut, empêche les progrès de cette maladie et souvent la guérit. Les oranges édulcorées avec du sucre augmentent peu l'irritabilité ; elles contribuent à la guérison 1.º des fievres qui tendent vers la putridité, comme celles des prisons, des camps et des hôpitaux ; 2.º des maladies qui proviennent d'un air infect peu renouvelé, ou dépravé par des matieres putrides ; 3.º des fievres inflammatoires et des fievres dites bilieuses. C'est particuliérement en été que le suc d'orange adouci avec du sucre dans beaucoup d'eau, produit les meilleurs effets. — L'écorce d'orange échauffe, altere, fortifie l'estomac et les intestins, ranime les forces vitales et musculaires, et accélere la digestion chez les personnes dont l'estomac est foible : elle tend à corriger les mauvais effets des acides végétaux, et à dissiper les vents lorsque l'estomac et les intestins ne sont point disposés à s'enflammer. L'huile essentielle d'écorce d'orange, à petite dose et mêlée avec beaucoup de sucre, enflamme la bouche et cause une chaleur très-vive dans les premieres voies ; elle est peu usitée. — Une forte infusion de feuilles fraîches d'oranger altere un peu, cause une douce chaleur dans la région de l'estomac, accroît l'appétit, n'irrite pas le genre nerveux, constipe légérement et n'augmente point le cours des urines. On attribue à cette infusion la vertu de calmer les mouvemens convulsifs, de diminuer la fréquence et la violence des accès hystériques et hypocondriaques, et de guérir l'épilepsie par vive passion : le succès ne répond pas toujours aux promesses des Praticiens qui l'ont préconisée.

L'infusion de fleurs fraîches d'oranger n'est pas aussi utile pour calmer les accès de passion hystérique et d'affection hypocondriaque, que celle des feuilles. Quelquefois l'eau distillée des fleurs, beaucoup plus foible que l'infusion, appaise pour quelques instans les accès de ces deux genres de maladies.

Le suc exprimé du citron, *citrus, citrus medica*, rafraîchit plus que celui d'*orange* ; souvent il convient mieux en été pour calmer la soif des personnes épuisées par des marches forcées et des exercices violens, pour appaiser les fievres inflammatoires, les fievres bilieuses, celles des camps, des prisons, des hôpitaux et des vaisseaux, principalement, lorsque les eaux, les alimens et l'air sont corrompus. L'écorce de citron, l'huile essentielle de l'écorce de citron, different très-peu de celles d'orange. Le suc de citron en gargarisme dans les maladies scorbutiques de la bouche, et en friction sur les érysipeles scorbutiques des

jambes , les combat avec plus d'avantage que le suc
d'orange.

Le suc exprimé du limon , *citrus limon, malus limonia* ,
mêlé avec beaucoup d'eau , et édulcoré avec du sucre ,
forme la limonade ; boisson agréable , qui tempere prompt-
tement la soif et la chaleur : il ne faut point faire usage
de la limonade aussitôt après avoir mangé , elle dérange
la digestion ; elle nuit à ceux qui sont attaqués de diarrhée habituelle , aux goutteux , aux personnes dont la
poitrine est délicate , qui ont le genre nerveux très-irritable , et dont les urines coulent habituellement avec peine :
elle ne dissout point le calcul , mais elle est d'un grand
avantage dans le scorbut ; elle calme la soif et la chaleur
de ceux qui sont affectés de fievre avec disposition des
humeurs à la putridité , de fievre inflammatoire et de fievre dite bilieuse : cette boisson seroit nuisible s'il y avoit
météorisme et spasme ; elle accroît les symptômes des fievres intermittentes , et les rend plus rebelles au quinquina ; elle combat , ainsi que la limonade faite avec le
suc de citron , le hoquet et le vomissement par âcreté de
la bile , ou par humeur tendante vers la putridité ; mêlée
avec des yeux d'écrevisses porphyrisés , et prise pendant
l'effervescence , elle calme quelquefois le vomissement par
spasme ; elle est souvent d'une grande utilité dans les
douleurs d'estomac par substance vénéneuse alkaline.

PRÉPARATION. Suc exprimé des oranges , depuis une
once jusqu'à quatre , mêlé avec eau une livre , édulcoré avec du sucre , et pris par petites verrées , dose qu'on
peut réitérer plusieurs fois dans le jour ; écorce fraîche ,
depuis demi-drachme jusqu'à deux drachmes , frottée avec
demi-once de sucre et macérée dans eau, quatre onces ;
écorce seche et pulvérisée , depuis dix grains jusqu'à une
drachme, à délayer dans eau sucrée, deux onces. — Feuilles fraîches et divisées, depuis demi-drachme jusqu'à deux
onces; faites infuser comme du thé pendant deux heures
dans eau une livre ; exprimez, conservez la colature, à
édulcorer avec du sucre , et à prendre par verrées : feuilles seches et pulvérisées, depuis demi-drachme jusqu'à
deux drachmes; dose à répéter deux ou trois fois dans le
jour. — Exprimez l'écorce fraîche d'orange , vous en re-

tirerez l'huile essentielle d'écorces d'oranges, *oleum essentiale corticum aurantiorum*, depuis trois gouttes jusqu'à dix, avec sucre pulvérisé une drachme.

═══ Prenez fleurs fraîches d'oranger, une once; broyez-les avec sucre pulvérisé, deux onces; pour une espece de marmelade, depuis quinze grains jusqu'à une drachme.

═══ Prenez fleurs fraîches d'oranger, trois livres; eau pure, demi-livre; distillez au degré de feu le plus doux, vous obtiendrez l'eau distillée de fleurs d'oranger, *aqua stillatitia ex floribus mali aurantiæ*; depuis demi-once jusqu'à deux onces.

Fleurs fraîches d'oranger, depuis une drachme jusqu'à une once; broyez-les avec sucre, égal poids; versez par-dessus, eau tiede, huit onces; agitez, passez, conservez la colature, à prendre en deux verrées.

Oseille. Oseille à feuilles rondes. *Acetosa rotundifolia.*

Rumex scutatus. — *Rumex floribus hermaphroditis, foliis cordato-hastatis; caule tereti.* (*Linn. Hort. Cliff.* 138. *Spec. plant.* 480.)

En Europe. Se cultive dans nos jardins. Fleurit en Floréal et Prairial.

Feuilles inodores, d'une saveur acide. Vivace.

Vertus. Suc exprimé des feuilles d'oseille, adouci avec du sucre, rafraîchit; cause souvent une sensation désagréable dans la région de l'estomac, et des coliques; tient le ventre libre, et fatigue communément les personnes dont la poitrine est délicate, les hystériques, les hypocondriaques; il est utile aux scorbutiques, et contribue rarement à calmer la fievre dite bilieuse, et les fievres qui tendent vers la putridité ; les feuilles cuites dans des bouillons de grenouilles ou de tortue, prises pour nourriture, passent pour le spécifique du scorbut ; l'expérience et l'observation démontrent tous les jours leurs bons effets dans cette maladie. Les feuilles cuites et broyées forment une pulpe qui, appliquée sur les tumeurs inflammatoires phlegmoneuses, les changent bientôt en abcès. Le sel d'oseille dissous dans plus ou moins d'eau rafraîchit, calme la soif, la chaleur, et l'ardeur extrême des voies urinaires ; il s'oppose à la tendance des humeurs vers la putridité, et il tempere quelquefois l'acrimonie de la bile.

L'oseille des prés, *rumex acetosa*, a les mêmes propriétés.

PRÉPARATION. Suc exprimé des feuilles, depuis deux onces jusqu'à six, mêlé avec eau sucrée, une livre, pour boisson ; feuilles cuites et broyées jusqu'à consistance pulpeuse pour cataplasme. Le sel d'oseille, *sal essentiale acetosæ*, se retire du suc exprimé des feuilles d'oseille, clarifié et évaporé jusqu'à pellicule ; depuis quatre grains jusqu'à demi-drachme mêlé avec sucre, demi-once en solution dans eau, huit onces ; dose qu'on peut réitérer plusieurs fois dans le jour.

Vinaigre. *Acetum.*

Fluide produit du vin par la fermentation acéteuse, faisant effervescence avec les alkalis, formant avec eux des sels neutres ; teignant en rouge le sirop violat ; d'une saveur acide, d'une odeur acéteuse plus ou moins vive, suivant qu'il est plus ou moins privé de phlegme.

VERTUS. Vinaigre, depuis une once jusqu'à quatre, mêlé avec eau, une livre, et édulcoré avec du sucre, imprime un sentiment de fraîcheur et de constriction dans l'arriere-bouche et la région de l'estomac, il tempere la soif et la chaleur générale du corps, il augmente peu le cours des urines, il arrete quelquefois les hémorragies, diminue par un long usage l'embonpoint, ne tient pas le ventre libre, irrite la poitrine et tout le genre nerveux, ranime pour quelques instans les forces vitales et musculaires, et combat les mauvais effets des substances vénéneuses alkalines de plusieurs especes de plantes narcotiques et des champignons vénéneux, des eaux, des alimens corrompus et de l'air chargé de vapeurs putrides, marécageuses, ou capables de détruire son élasticité : tiede, il accroit la transpiration insensible : concentré et approché du nez et de la bouche, réduit en vapeurs et aspiré, il rétablit le sentiment et le mouvement chez les personnes tombées en syncope ou en asphixie : il diminue quelquefois l'intensité des maladies soporeuses, et garantit souvent les poumons des funestes impressions, soit des vapeurs qui s'élevent des fosses d'aisances, des caveaux et du charbon de bois allumé, soit des vapeurs répandues dans les hôpitaux, les prisons, les camps, et les pays marécageux. . . . Le vinaigre uni avec parties égales d'eau de vie, approché du nez et de la bouche, réduit en vapeurs, et aspiré, étendu sous forme de lotion sur les mains et le visage, est beaucoup plus efficace dans toutes les maladies ci-dessus, que lorsqu'il est administré seul.

Le vinaigre mêlé avec du miel et de l'eau, comme nous l'avons déjà remarqué à l'article miel et oxymel, favorise quelquefois l'expectoration et le cours des urines diminué par une grande chaleur : voyez oxymel. En gargarisme, il calme l'angine inflammatoire, et les affections scorbutiques de la bouche. Le vinaigre en parfum, est souvent très-utile dans l'angine inflammatoire ; il appaise la chaleur et la douleur de l'arriere-bouche, il facilite la déglutition ; mais si les poumons se trouvent délicats et très-irritables, il faut éloigner ce parfum. Le vinaigre ainsi réduit en vapeurs, et reçu sur des engelures et sur des tumeurs dures qui n'ont rien de cancéreux, contribue quelquefois à leur résolution : mêlé avec beaucoup d'eau et de miel, et prescrit en lavement, il porte dans les intestins de la fraîcheur, fait rendre une certaine quantité de mucus intestinal, et diminue la disposition des humeurs à la putridité; il appaise aussi la colique bilieuse et la colique venteuse : froid et en fomentation sur le ventre, il arrete fréquemment des hémorragies intestinales et les hémorragies utérines; sur la poitrine, l'hémoptysie abondante.

Le vinaigre ne guérit ni la gangrene, ni le cancer, ni la goutte, ni la rage; l'observation a rejeté toutes ces prétendues vertus : il porte évidemment préjudice aux enfans, aux hystériques, aux chlorotiques, aux nourrices, aux personnes qui ont le genre nerveux très-irritable, la poitrine délicate, l'estomac et les intestins enduits d'humeurs tournées vers l'acide, et à celles qui sont attaquées de fievres éruptives, particuliérement de la petite vérole et de la rougeole : rarement il a combattu la folie par excès de chaleur et par pléthore. Il est dangereux de l'appliquer sur des tumeurs inflammatoires, sur l'érysipele etc. ; il les répercute et souvent leur fait prendre un mauvais caractere : il n'est avantageux que pour l'inflammation légere produite par des insectes. Mêlé avec parties égales d'eau de vie, quelquefois il rémédie aux contusions récentes; mais ce mélange ne convient pas dans les luxations après que l'os est réduit : n'employez point le vinaigre sur les parties fracturées, il retarde la formation du cal. Le vinaigre introduit en parfum dans le rectum, rappelle les asphixiés par vapeurs des fosses d'aisance, des caveaux et des mines.

Crême de tartre, *cremor tartari*. (*Voyez* à la classe des purgatifs.)

PRÉPARATION. Prenez le vinaigre le plus ancien et fait avec le meilleur vin, conservez-le pour l'usage dans le tonneau où il a été préparé : depuis demi-once jusqu'à trois onces, édulcoré avec sucre, quatre onces, et mêlé avec eau, une livre et demie, pour boisson, gargarisme, et lavement. Préférez le vinaigre domestique au vinaigre distillé qui est plus foible. Le vinaigre concentré par la gelée est très-fort : celui qu'on retire par la distillation de la terre foliée de tartre, beaucoup plus fort. Le vinaigre retiré par la distillation du verdet est aussi actif, mais il est dangereux de l'employer intérieurement.

Le mélange de vinaigre et de miel, *oxymel*, voyez *miel*, aux maniaques seuls, depuis une once jusqu'à deux, dose à réitérer dans le jour plus ou moins fréquemment suivant l'indication.

== Prenez vinaigre, eau de vie rectifiée, de chaque, trois livres ; faites macérer au soleil ou dans une étuve pendant un mois dans des bouteilles exactement fermées ; ajoutez eau spiritueuse de lavande demi-livre à conserver ; vous aurez le vinaigre spiritueux, *acetum spirituosum*, pour parfum et lotion.

ORDRE TROISIEME.

RAFRAICHISSANS MUCILAGINEUX, HUILEUX.

Lin. *Linum. Linum usitatissimum.*

Linum calycibus capsulisque mucronatis, petalis crenatis, foliis lanceolatis alternis, caule subsolitario. (*Linn. Spec. plant.* 397.)

Se cultive dans nos champs. *Fleurit en Messidor et Thermidor.*

Semences inodores, d'une saveur douce. *Annuelle.*

VERTUS. La décoction des graines de lin adoucit, tempère la soif et la chaleur, cause un poids léger sur la région de l'estomac, nourrit, facilite le cours des urines, en diminue l'âcreté et l'ardeur, tient le ventre libre, et quelquefois calme la strangurie par calcul ou par âcreté des urines : elle est plus souvent nuisible qu'avantageuse dans la dyssenterie : elle appaise rarement la toux catarreuse et l'enrouement : en lavement on l'emploie pour dissiper le tenesme, modérer l'inflammation des intestins et surmonter la constipation. — L'huile récemment exprimée des graines de lin en lavement, est plus utile pour rémédier à la constipation : intérieurement elle fatigue l'estomac plus que les autres huiles par expression : elle combat quelquefois les maladies vermineuses des enfans, la colique par des matieres âcres ; elle est rarement utile dans la passion iliaque. — Le mucilage des graines de lin en gargarisme, adoucit les ulcérations de la gorge et de la bouche ; en onction, il tempere quelquefois les excoriations de la peau, de l'anus et des parties de la génération ; et mis sur une tumeur inflammatoire, il la relàche et la dispose à la suppuration.

Les graines de chanvre ne jouissent point des mêmes qualités et vertus que celles de lin, malgré l'assertion de plusieurs Médecins.

Les graines de chanvre, *cannabis, cannabis sativa, foliis digitatis*, (*Lin. Spec. plant.* 1457,) depuis demi-once jusqu'à une once, broyées, mêlées avec eau, une livre, et passées, donnent une colature qui, adoucie avec du sucre passe pour tempérer, rafraichir, et accroître le cours des urines, mais ces effets sont peu sensibles : elle ne guérit point la teigne comme on l'a prétendu.

L'huile exprimée des graines de chanvre, mise très-chaude sur la partie la plus douloureuse de la sciatique, diminue quelquefois pour un certain temps la douleur. Toutes les autres especes d'huile par expression appliquées très-chaudes, enflamment légérement la peau et calment pour quelques instans la douleur sciatique.

Les graines broyées, mêlées avec parties égales de beurre frais et appliquées sur les croûtes teigneuses, en favorisent quelquefois la chute.

PRÉPARATION. Graines de lin, depuis demi-once jusqu'à quatre onces, en décoction dans eau, deux livres, jusqu'à ce que la décoction refroidie paroisse un peu visqueuse. Graines de lin, depuis quatre onces jusqu'à demi-livre, en décoction dans eau, deux livres, jusqu'à ce que la décoction passée et refroidie donne un mucilage, *mucago seminum lini*. Prenez semences de lin, vingt livres, exposez-les à la vapeur de l'eau, renfermez les dans un sac de coutil, exprimez, vous aurez l'huile de lin par *expression, oleum per expressionem ex seminibus lini;* depuis demi-once jusqu'à trois onces. Elle se rancit plus tard que les huiles d'olives, de noix et d'amandes.

Amandier. *Amygdalus. Amygdalus communis.*

Amygdalus foliis serraturis infimis glandulosis, floribus sessilibus geminis (Linn. Hort. Cliff. 186. Spect. plant. 677.)

Arbre. Se cultive dans nos champs. *Fleurit en Germinal.*

Amande douce, *amygdala dulcis*, inodore, d'une saveur douce. Amande amere, *amygdala amara*, inodore, d'une saveur amere.

VERTUS. Les amandes douces et seches, pesent sur l'estomac, se digerent difficilement et alterent; triturées, melées avec de l'eau et passées, elles donnent une émulsion qui étant édulcorée avec du sucre, calme la soif et la chaleur, pese moins sur l'estomac, nourrit peu, adoucit la poitrine, augmente le cours et la quantité des urines, en diminue considérablement l'àcreté, tempere l'inflammation des voies urinaires ou leur grande irritation, et la strangurie par les mouches cantharides; appaise la chaleur, l'inquiétude et l'insomnie qui accompagnent la fievre inflammatoire, la plupart des maladies inflammatoires et des maladies douloureuses. L'émulsion d'amandes douces dans ces divers cas, est moins avantageuse aux enfans et aux vieillards qu'aux jeunes gens et aux adultes. Elle accroit le météorisme, les coliques par les acides,

ou

ou par humeurs disposées à l'acidité , et les maladies avec tendance des humeurs à la putridité.

Le *sirop d'orgeat* sans amandes ameres ni fleurs d'oranges , mêlé avec beaucoup d'eau , produit les mêmes effets que l'émulsion d'amandes douces.

Le *lait d'amandes douces* nourrit , pese un peu sur l'estomac , adoucit la poitrine et les voies urinaires , dissipe souvent la toux violente et opiniâtre par suppression subite de transpiration , la toux catarreuse , et la toux par vapeurs âcres.

Le *looch* si vanté pour appaiser la toux vive , opiniâtre , avec sentiment de forte irritation dans la trachée-artere et dans les bronches pulmonaires , et la strangurie par ardeur d'urines ou par inflammation du col de la vessie ou de l'uretre , ne l'emporte point sur le sirop d'orgeat pris par cuillerée d'intervalle en intervalle.

L'huile exprimée d'amandes prise intérieurement , depuis trois onces jusqu'à six , cause un poids passager et fatiguant dans la région de l'estomac , tient le ventre libre et quelquefois purge : elle détruit quelquefois les vers lombricaux , et calme les coliques par matieres acres ou vénéneuses ; unie avec de la manne ou du sucre elle est ordinairement nuisible dans la toux convulsive et la toux catarreuse.

PRÉPARATION. Prenez amandes douces et seches , depuis deux drachmes jusqu'à demi-once ; laissez-les un instant dans l'eau bouillante , enlevez la pellicule , et triturez long-temps , jusqu'à former une pâte fine ; ajoutez peu à peu de l'eau pure , une livre; passez , exprimez , édulcorez la colature avec du sucre , vous aurez l'émulsion d'amandes douces , *emulsio amygdalarum dulcium* , à prendre par petites verrées ; lorsqu'on veut accroître davantage le cours des urines , ajoutez nitre , depuis dix grains jusqu'à vingt.

⹀ Prenez amandes douces et blanches , depuis deux onces jusqu'à quatre , triturez jusqu'à réduction en pât très-fine, ajoutez peu à peu décoction légere d'orge grué , une livre ; sucre , deux onces ; faites cuire à un feu doux jusqu'à consistance un peu épaisse, agitez continuellement vous aurez le *lait d'amandes douces* , dans lequel plusieu ,

V

ajoutent quelques amandes ameres pilées et un zeste de citron.

== Prenez amandes douces et blanchies, neuf onces; amandes ameres et blanchies, demi-drachme ; triturez jusqu'à réduction en pate très-fine, ajoutez peu à peu eau pure, une livre ; exprimez, ensuite faites fondre dans la colature à la plus douce chaleur, sucre blanc raffiné et pulvérisé, une livre et douze onces ; agitez continuellement ; dès que le sucre sera fondu, retirez du feu ; agitez jusqu'à ce que le mélange soit entiérement refroidi ; vous aurez le sirop d'orgeat, *sirupus ex amygdalis, sirupus hordeatus,* où l'on peut ajouter pour l'aromatiser, eau de fleurs d'oranger, une cuillerée ; à conserver dans de petites bouteilles bien bouchées, et à l'abri de la chaleur.

== Prenez amandes seches, douces ou ameres, la quantité qu'il vous plaira , exposez-les à la vapeur de l'eau chaude, renfermez-les dans un sac de coutil, pressez-les sans employer le secours du feu ; vous aurez l'huile d'amandes par expression, *oleum amygdalarum expressum ,* qui se conserve, sans se rancir, plus long-temps que l'huile d'olives.

== Prenez amandes douces, blanchies, douze onces ; broyez-les jusqu'à réduction en pate très-fine, ajoutez jaunes d'œufs frais, six ; melez exactement et long-temps, vous aurez une pâte d'amandes, propre à bien nettoyer les tégumens.

Cacaotier. *Cacaos. Theobroma cacao.*

Theobroma foliis integerrimis. (*Linn. Spec. plant.* 1100.)

Arbre. Dans l'Amérique méridionale, aux Antilles.

Fruit appelé cacao, *cacao* ; inodore, d'une saveur légérement amere , sans avoir rien d'âcre. Le cacao des Caraques et celui de Sainte-Magdeleine, sont les plus estimés.

VERTUS. Les amandes de cacao légèrement grillées, et broyées avec du bon sucre et un peu de canelle, forment une nourriture agréable qui, ordinairement se digere avec assez de facilité, fortifie et adoucit la poitrine, répare les forces languissates, ne constipe pas, excite l'appétit et altere.

Le beurre de cacao mêlé avec du sucre, cause de la fraîcheur dans la bouche, nourrit médiocrement, adoucit beaucoup la poitrine, facilite l'expectoration, se digere facilement et tient le ventre libre. On l'emploie avec plus ou moins de succès dans la toux opiniatre, dans la phthisie par masturbation, la phthisie par toux catarreuse, et la phthisie par vapeurs acres, dans la disurie et la strangurie par inflammation ou par acrêté des urines, dans les coliques par matieres acres, et dans la colique des peintres ; extérieurement, il adoucit la peau, quelquefois il favorise la guérison des fissures du mamelon et des levres, et celle des hémorroïdes douloureuses et excoriées.

PRÉPARATION. Prenez amandes de cacao mondées de leur coque, broyez-les dans un mortier de porphyre ou de marbre chaud, jusqu'à ce qu'elles soient réduites en pâte subtile ; faites cuire long-temps cette pate au bain-marie dans une grande quantité d'eau, laissez refroidir ; séparez le beurre de cacao, *butyrum cacao*, blanc, solide, d'une saveur fraîche, nageant sur l'eau : s'il n'est pas assez pur, faites-le fondre dans une nouvelle eau, vous l'aurez très blanc ; depuis demi-drachme jusqu'à une, à mêler intimement avec parties égales de sucre ; mélange qu'on peut réitérer cinq ou six fois par jour. Quelques Praticiens proposent avec raison de mettre la pate d'amandes de cacao, aussitôt qu'elle est broyée, dans un sac de coutil ; exposez-le à la vapeur de l'eau chaude, ensuite exprimez-le fortement sous une presse médiocrement chaude : vous aurez le beurre de cacao qu'il faut purifier comme ci dessus.

═ Prenez amandes de cacao de la meilleure qualité,

grillées seulement au point de les monder de leur coque ;
douze livres ; broyez-les avec force et long-temps sur une
pierre de marbre ou de porphyre légérement échauffée ;
ajoutez sucre raffiné et pulvérisé, six livres ; broyez de
nouveau et très long-temps au même degré de chaleur ;
enfin, ajoutez canelle choisie et pulvérisée, deux onces ;
broyez avec autant de force et de temps que la seconde
fois ; divisez la pâte par petits pains de demi-livre, que
vous laisserez refroidir, vous aurez le chocolat de santé,
chocolatum sanitatis.

Olivier. *Olea. Olea Europæa.*

Olea foliis lanceolatis. (*Linn. Spec. plant.*
11.)

Arbre. En Provence, en Languedoc. *Fleurit
en Messidor.*

Fruits appelés olives, *olivæ* ; inodores,
d'une saveur amere.

VERTUS. Les olives vertes, lessivées et salées forment
une nourriture légere plus ou moins agréable, qui se digere quelquefois avec facilité, et qui altere.
L'huile d'olives par expression, differe peu, pour les effets
et les vertus, de l'huile d'amandes. L'huile d'olives est plus
agréable au goût, et paroit se digérer mieux : à haute
dose, quelquefois elle fait vomir, et souvent donne la
diarrhée ; extérieurement, elle relâche, adoucit, et diminue la transpiration. L'huile d'amandes agit de même ;
en lavement, elle lubrifie, et fait évacuer les matieres
fæcales trop endurcies ; versée chaude sur des plaies véni-
neuses, récentes, on assure qu'elle en détruit le venin.
L'observation n'a pas confirmé cette vertu. Peut-être,
qu'en versant l'huile bouillante, elle anéantit le venin ;

alors l'huile agit comme cautere actuel, et toutes les huiles par expression, ont la même vertu.

PRÉPARATION. L'huile d'olives se tire par expression des olives mûres et entassées depuis quelques jours dans un endroit à l'abri de l'humidité. L'huile d'olives doit être inodore, presqu'insipide, sans aucun goût de rancidité, limpide et transparente ; intérieurement, depuis une once jusqu'à quatre ; extérieurement, en onction et en fomentation.

ORDRE QUATRIEME.

RAFRAICHISSANS MUQUEUX.

Orge. *Hordeum. Hordeum vulgare.*

Hordeum flosculis omnibus hermaphroditis aristatis ; ordinibus duobus erectioribus. (*Linn. Spec. plant.* 125.)

Se cultive dans nos champs. *Fleurit en Messidor.*

Semences farineuses, inodores, d'une saveur douce. *Annuelle.*

VERTUS. L'orge se digere promptement, tempere, adoucit, nourrit moins que le froment, le seigle et le riz ; diminue l'âcreté des urines, et ne constipe pas. La décoction simple d'orge mondé, jusqu'au moment où il va crever, nourrit à peine, calme la soif, favorise le

cours des urines, l'expectoration, et la transpiration insensible : la décoction d'orge mondé et crevé, adoucie
avec du sucre ou de la réglisse, nourrit un peu, tempère la soif, la chaleur de tout le corps, l'ardeur des urines, l'acreté de la bile, la chaleur et l'irritation de la
poitrine, de l'estomac et des intestins, et souvent procure un sommeil tranquille : c'est la boisson la plus agréable, la plus légère, et la plus salutaire à administrer
dans la plupart des fievres et des maladies inflammatoires,
douloureuses, convulsives, et dans plusieurs especes de
maladies évacuatoires.

La crème d'orge édulcorée avec du sucre, forme une
nourriture douce, légère, favorable aux fievreux, aux convalescens, à ceux qui sont attaqués d'inflammation, de
douleur, de convulsion, de toux catarreuse, de toux
âcre et violente par suppression de transpiration, ou par
vapeurs âcres ; aux phthisiques, aux personnes sujettes à
cracher du sang. — L'orge mouillée, germinée, et desséchée, ensuite cuite dans l'eau, tient le ventre libre, et
forme une boisson amie de la poitrine, et utile dans la
toux invétérée : on conseille cette décoction dans le scorbut. L'orge soumise à la fermentation, forme une liqueur
spiritueuse, nommée biere, un peu venteuse.

L'avoine, *avena sativa*, rafraîchit, tempere, adoucit moins
que l'orge, et ne se digere pas avec autant de facilité. La
crème d'avoine tranquillise, rafraîchit, appaise la toux
catarrale, la toux par vapeurs âcres, la phthisie par inflammation de poitrine, ou par blessure, ou par vapeurs
corrosives

Le seigle, *secale cereale*, nourrit plus que l'orge, et tient le
ventre plus libre ; il se digere plus promptement que le
froment, mais il répare moins les forces ; il tempere la
chaleur. Le pain de seigle est estimé pour servir de nourriture aux personnes affoiblies par la masturbation, ou
par l'acte vénérien ; il ne constipe point. La décoction de
seigle grué rafraîchit, augmente le cours des urines, en
diminue l'acreté, ainsi que celle de la bile ; elle convient
aux sanguins et aux bilieux. La décoction de pain de
seigle forme encore une boisson très-utile aux personnes
attaquées de fievre inflammatoire, et de maladies inflammatoires : plusieurs la préferent à la décoction d'orge ;

mais l'esprit de nouveauté les a plus dirigés, que l'observation.

PRÉPARATION. Orge mondée, depuis demi-once jusqu'à deux onces ; eau, deux livres ; faites bouillir demi-heure, passez, édulcorez la colature avec sucre, demi-once, ou réglisse, une drachme, vous aurez la décoction d'orge simple, *decoctio hordei simplex* ; si vous faites bouillir l'orge mondé, jusqu'à parfaite crépature, vous aurez la décoction d'orge entiere, *decoctio hordei integra.* Si par la meule, vous enlevez à l'orge son écorce, et que vous le réduisiez en petits grains, vous aurez l'orge perlé, *hordeum perlatum,* qui, étant cuit avec eau suffisante quantité, jusqu'à consistance épaisse, et exprimé, donne la crème d'orge, *cremor hordei,* à édulcorer avec plus ou moins de sucre, pour nourriture.

Guimauve. *Althæa. Althæa officinalis.*

Althæa foliis simplicibus tomentosis. (*Linn. Hort. Cliff.* 348. *Spec. plant.* 966.)

En France ; dans les terreins humides. Se cultive dans nos jardins. *Fleurit en Messidor et Thermidor.*

Feuilles inodores, d'une saveur herbacée avec impression visqueuse. Racine inodore, d'une saveur fade avec impression visqueuse. *Vivace.*

VERTUS. La décoction de racines de guimauve, intérieurement, calme la soif, modere la chaleur de tout le corps, lubréfie, relâche ; accroît le cours et la quantité des urines, en diminue considérablement l'acreté et l'ardeur ; appaise beaucoup l'inflammation des voies urinaires, l'irritation et la chaleur de la poitrine, de l'estomac et des intestins ; développe quelquefois de l'air dans les premieres voies, pese un peu dans l'estomac, le relâche, et le rend moins propre à faire une bonne digestion. Cette décoction est utile dans un grand nombre de maladies inflammatoires, de maladies douloureuses, de fievres éruptives et de fievres inflammatoires : elle est nuisible aux personnes qui ont des rapports acides ou nidoreux. Extérieurement, soit en lavement, soit en fomentation, soit en bain, soit en gargarisme, elle tempere, adoucit, lubrifie et relâche. Appliquée sur les tumeurs inflammatoires, elle les dispose à la suppuration. — Le *mucilage de racines de guimauve* diminue la sécheresse et l'acreté de la bouche, nourrit peu, et se digere difficilement.

La *pâte de guimauve* appaise la toux catarreuse, la toux habituelle, la toux opiniâtre par suppression de transpiration, ou par vapeurs âcres.

Ceux qui ont voulu substituer le nénuphar à la racine de guimauve se sont trompés.

Nénuphar, *nymphæa alba.* La décoction de racines de nenuphar ne jouit point des mêmes vertus que la décoction de racines de guimauve ; elle tempere médiocrement la soif, elle n'adoucit pas autant la poitrine, l'estomac et les intestins : elle constipe, elle calme quelquefois la chaleur et l'irritation des voies urinaires, et rarement elle diminue d'une maniere sensible l'érection, l'évacuation involontaire de semence, et le désir continuel du coït ou de la masturbation ; à administrer comme la racine de guimauve.

PRÉPARATION. Prenez racine de guimauve divisée, depuis deux drachmes jusqu'à demi-once ; eau, deux livres ; faites bouillir un quart-d'heure, adoucissez avec du sucre ou de la réglisse, pour boisson. Prenez racines de guimauve, depuis demi-once jusqu'à deux onces ; eau, six livres ; faites bouillir pendant demi-heure : pour lavement, fomentation, injection, et gargarisme : même préparation pour bain. La décoction de racines de guimauve, adoucie avec du sucre, est préférable au sirop de guimauve étendu dans l'eau. Prenez racines de gui-

mauve divisées , deux onces ; faites bouillir dans eau
quatre livres , jusqu'à réduction de moitié ; faites dissoudre dans la colature , gomme arabique et sucre candi
pulvérisé , de chaque , une livre ; ensuite cuire jusqu'à
consistance d'extrait , remuez continuellement , retirez du
feu , agitez avec rapidité jusqu'à ce que le mélange
blanchisse ; alors , ajoutez blancs d'œufs , au nombre de
six , réduits en écume par le mouvement , et eau de fleurs
d'oranger , demi-once ; exposez le mélange à une douce
chaleur : dès qu'il aura acquis assez de consistance pour
devenir un peu solide étant froid , retirez-le du feu , et
versez-le sur une table de marbre saupoudrée d'amidon ;
vous aurez la pâte de guimauve , *pasta de althœâ*.

Grenouille. *Rana. Rana temporaria.*

*Rana palmis tetradactylis fissis , plantis
pentadactylis palmatis : pollice longiore.*
(*Linn. Syst. Nat. Regn. Anim.* pag. 357.)

Animal amphibie. En Europe , dans les
marais et les eaux dormantes. Chair inodore ,
d'une saveur fade. Frai de grenouille. *Sperma
ranarum* ; inodore , d'une saveur fade.

VERTUS. Le bouillon de grenouilles nourrit peu , ne
fatigue point l'estomac , se digere facilement , ne constipe pas , adoucit beaucoup la poitrine , l'estomac , les
intestins et les voies urinaires ; rafraîchit , accroît le cours
des urines , et les rend moins acres : il contribue au
calme et à la guérison de plusieurs especes de maladies
de poitrine , du ventre , et des voies urinaires ; il est
d'une grande utilité , toutes les fois qu'il faut calmer une maladie inflammatoire et l'irritation du genre
nerveux , remedier à l'âcreté des fluides , et sur-tout

favoriser l'expectoration, tempérer l'ardeur et la sécheresse de la poitrine, appaiser les coliques par acrimonie de bile, ou par substances corrosives. — Le frai de grenouilles, dont l'usage extérieur a été si vanté pour calmer la chaleur et la douleur des tumeurs inflammatoires, des brûlures récentes, n'est presque plus usité.

PRÉPARATION. Prenez grenouilles écorchées, et dont on a séparé la tête et les entrailles, depuis demilivre jusqu'à une livre; eau, deux livres et demie; faites cuire pendant une heure : ajoutez, sur la fin, racines de panais, ou dattes, ou amandes douces, pour bouillon à prendre par petites verrées.

Tortue. *Testudo. Testudo græca.*

Testudo pedibus subdigitatis, testa postice gibba, margine laterali obtusissimo, scutellis planiusculis. (*Linn. Syst. Nat. Regn. Anim.* 352.)

Animal amphibie.

Chair inodore, d'une saveur fade.

VERTUS. Le bouillon de tortue nourrit, répare les forces des convalescens, et principalement des personnes affoiblies par le scorbut, par phthisie, par un crachement de sang, par une perte abondante de sang utérin, par l'excès du coït, ou de la masturbation, par de longs et violens exercices, et par des jeûnes forcés ou volontaires; il calme la toux catarreuse, la toux vive, fréquente et opiniâtre, la toux convulsive, les coliques par substances vénéneuses, et les douleurs des voies urinaires, par la mauvaise qualité des urines.

PRÉPARATION. Prenez chair de tortues terrestres , une livre ; racines de panais , une once ; eau , une livre et demie ; faites cuire au bain-marie pendant six heures , passez , ajoutez dans la colature , lorsqu'il n'existe ni sécheresse , ni irritation , ni inflammation , écorce d'orange un zeste , ou cloux de girofle , deux ou trois : vous aurez le *bouillon de tortue ,* à prendre en trois ou quatre verrées dans le jour.

QUATORZIEME CLASSE.

A S T R I N G E N S.

PRINCIPES GÉNÉRAUX.

1. LE s remedes qui diminuent ou dissipent les maladies évacuatoires, ne sont pas tous de la même qualité ; les uns arrêtent l'évacuation sans irriter sensiblement, et les autres ne la suspendent qu'en irritant avec force : aussi les premiers sont-ils contr'indiqués dans les cas où les derniers conviennent, et réciproquement.

Les astringens insipides n'arrêtent que par degrés insensibles les évacuations sanguines, et ne nuisent point à la poitrine dans l'hémoptysie ; à l'estomac, dans les vomissemens de sang ; aux intestins, dans l'hémorragie intestinale ; à la matrice, dans la perte de sang utérine ; aux reins et à la vessie, dans le pissement de sang. Au contraire, les astringens austeres, par leur irritation et par la suppression subite de l'évacuation sanguine, portent souvent préjudice à ces visceres; en conséquence ils sont souvent dangereux.

3. Les astringens insipides font peu de mal dans les especes de diarrées où ils ne sont pas indiqués : l'usage des astringens austeres n'est pas aussi indifférent ; car, pour peu qu'ils ne soient pas indiqués, ils exposent souvent le malade à un très-grand danger.

4. Les astringens insipides calment la dyssenterie, s'ils ne la guérissent pas : les astringens austeres rarement la diminuent, et pour l'ordinaire la rendent funeste.

5. Les hémorragies, sur-tout l'hémoptysie, subitement arrêtées par les forts astringens austeres, sont fréquemment suivies des accidens les plus fâcheux ; il ne faut donc employer les forts astringens austeres que dans les circonstances où les jours du malade sont évidemment exposés.

6. Dans les violentes hémorragies administrez sur le champ les astringens austeres les plus vifs. En procédant par gradation des plus légers aux plus forts, ils deviennent souvent inutiles.

7. Dans les évacuations critiques, les astringens sont toujours nuisibles, principalement les austeres, à moins que l'évacuation telle qu'une hémorragie, n'expose par sa quan-

tité, les jours du malade au danger le plus imminent.

8. L'application des astringens austeres sur les tumeurs inflammatoires, et sur les ulceres de mauvaise qualité, leur fait prendre un mauvais caractere, ou cause la répercussion de la matiere morbifique sur l'intérieur.

9. Les astringens austeres appliqués sur les tégumens, diminuent la transpiration insensible : sur l'ouverture d'un vaisseau sanguin, ils en crispent les bords, favorisent le caillot de sang, et arrétent par ces moyens le cours du sang : toutes les fois que l'astringent arrete la transpiration, il est nuisible ; au contraire, il est d'un grand avantage lorsqu'il suspend une hémorragie, à moins que l'hémorragie ne soit critique et médiocre.

10. Les astringens austeres quelquefois augmentent le cours des urines, mais en même-temps ils constipent, et souvent diminuent la transpiration.

11. Le vomissement de sang sans fievre est quelquefois salutaire ; avec la fievre il est de mauvais augure : alors il faut y remédier au moyen des rafraichissans et des astringens. *Hip. sect. VII, aph. 37.*

QUATORZIEME CLASSE.

ASTRINGENS.

PREMIER ORDRE.

ASTRINGENS INSIPIDES.

Grande consoude. *Consolida major. Symphytum officinale.*

SYMPHYTUM foliis ovato - lanceolatis decurrentibus. (Linn. Spec. plant. 195.)

En Europe ; dans les endroits humides et ombragés. *Fleurit en Floréal.*

Racine inodore , d'une saveur fade. *Vivace.*

VERTUS. La décoction de racine de grande consoude produit souvent dans la région de l'estomac une pesanteur désagréable et passagère : elle calme peu la soif, nourrit très-légérement, constipe et n'adoucit pas d'une manière sensible les poumons et la trachée-artere ; elle n'accroît pas le cours des urines ; elle ne suspend que médiocrement les hémorragies ; elle diminue rarement l'hémoptysie, la diarrhée, l'hémorragie intestinale, la perte de sang utérin et le pissement de sang.

PRÉPARATION. Racine seche de grande consoude divisée en petits morceaux, depuis demi-once jusqu'à une once, en décoction dans eau, trois livres, pendant demi-heure ; passez, adoucissez avec du sucre, administrez par petites verrées.

Gomme arabique. *Gummi arabicum.*

Substance jaunâtre, transparente, fragile, entiérement soluble dans l'eau, insoluble dans l'esprit de vin, capable de subir la fermentation spiritueuse, produite par l'arbre dit *acacia. (mimosa.)* On tire la gomme arabique de l'Egypte par la voie de Marseille, mais on lui substitue souvent les gommes du cerisier, du prunier et d'autres arbres.

VERTUS. La gomme arabique en solution dans l'eau, adoucit l'arriere-bouche et l'œsophage, se digere avec facilité, nourrit à peine et ne constipe pas d'une maniere sensible : elle calme quelquefois la toux catarreuse, la toux opiniâtre avec picotement dans la trachée-artere et avec mucosité âcre, les douleurs d'estomac et des intestins, et la diarrhée par substances âcres : elle n'appaise pas les symptômes de la dyssenterie ; on l'emploie inutilement dans les hémorragies internes : elle ne tempere pas sensiblement la sécheresse de la poitrine et l'ardeur d'urine. Ne confondez pas avec la gomme arabique la gomme élastique, *gummi elasticum ;* elles n'ont aucun rapport entr'elles : la gomme élastique est insoluble dans l'eau et l'esprit de vin ; on fait avec cette substance des *sondes* qui, étant gardées plus ou moins de temps dans le canal de l'uretre, le dilatent avantageusement pour la sortie des urines ; on en fait aussi des sondes creuses qu'on peut laisser sans aucun inconvénient huit, dix, quinze jours dans la vessie ; on les renouvelle jusqu'à ce que la vessie ou l'uretre soient capables de chasser les urines, ou que l'ulcére qui pénetre de l'uretre dans le périné et de-là hors des tégumens, soit entiérement cicatrisé.

Quant à la gomme adragant, *gummi tragacanthum*, elle ne differe point de la gomme arabique pour les effets et les vertus.

PRÉPARATION. Gomme arabique, depuis une drachme jusqu'à une once, en solution dans eau, une livre. La gomme arabique sert quelquefois à unir les huileux avec l'eau.

Lichen en godet. *Lichen pixidatus.*

Lichen scyphifer simplex crenulatus, tuberculis fuscis. (*Linn. Spec. plant.* 1619.)

Sur le pied des vieux chênes ; inodore, d'une saveur un peu austere.

VERTUS. Une forte décoction de lichen en godet imprime dans l'arriere - bouche une saveur légérement austere ; elle altere un peu, fatigue rarement l'estomac ; elle calme très-rarement la toux convulsive ; elle ne contribue pas sensiblement à la guérison de la coqueluche : les éloges qu'on lui a donnés pour domter cette maladie, ne sont pas fondés sur l'observation ; il est d'autres remedes plus efficaces, tels que le sirop de quinquina ; et lorsque la maladie est parvenue à son plus grand accroissement, l'infusion des feuilles de pouliot.

La décoction du lichen d'Islande, *lichen Islandicus*, favorise la digestion du lait ; melée avec un tiers ou partie égale de lait, elle calme quelquefois la phthisie à la suite de la coqueluche, la phthisie par toux catarreuse, la phthisie par inflammation de poitrine, ou par blessure, sur-tout lorsque ces especes de phthisie sont récentes et que les sujets sont bien constitués.

Le lichen de chien, *muscus caninus*, *lichen caninus*, à quelque dose qu'on le prescrive, ne guérit point la rage.

La vesse de loup, *crepitus lupi*, *lycoperdon bovista*, mise sur l'ouverture d'une petite artere et fortement comprimée, arrête souvent l'hémorragie, de même que la poussiere des étamines de mousse terrestre, *lycopodium claretum*.

PRÉPARATION. Lichen en godet, depuis deux drachmes jusqu'à demi-once, en macération pendant douze heures sur les cendres chaudes, dans l'eau, une livre ; faites ensuite bouillir demi-heure, passez, adoucissez la colature avec du sucre ou du miel : à prendre seule ou melée avec partie égale de lait, par verrées dans le jour, la plus grande quantité le matin.

Yeux d'écrevisses. *Oculi cancrorum.*

Espece de concrétion pierreuse qui se trouve dans l'estomac des écrevisses, ordinairement au nombre de deux, de la grosseur d'un pois, lisse, arrondie, blanchâtre, inodore, insipide ; faisant effervescence avec les acides, formant avec eux des sels neutres.

VERTUS. Les yeux d'écrevisses porphyrisés, depuis six grains jusqu'à demi-drachme, délayés dans l'eau, une once, produisent une sécheresse passagere dans l'arriere-bouche, ne fatiguent point l'estomac, au contraire le soulagent lorsqu'il contient des matieres acides. Pris à haute dose, ils causent une sensation désagréable à l'estomac, à moins que les matieres acides n'y dominent, alors il faut mêler les yeux d'écrevisses avec canelle pulvérisée, deux ou trois grains. Les yeux d'écrevisses à petite dose et mêlés avec un ou deux grains de canelle, donnés le matin à jeun aux personnes délicates et aux enfans tourmentés de coliques par humeurs tendantes à l'acide, ou de vomissement par humeurs acidules, procurent un calme sensible, principalement si on réitere cette dose deux ou trois fois dans le jour : mêlés avec le suc de citron et pris pendant l'effervescence, quelquefois ils calment le vomissement spasmodique, comme nous l'avons déjà fait remarquer : pulvérisés et délayés dans beaucoup d'eau, ils combattent les coliques par poison acide, ou par sel neutre métallique ; ils n'attaquent point les fievres bilieuses, les fievres putrides et les fleurs blanches : unis avec le safran de mars et la canelle, ils contribuent quelquefois à diminuer les progrès du rachitis, pourvu qu'on fasse prendre en même temps des bains froids, que le malade habite la montagne, prenne une nourriture seche, aromatique et un peu spiritueuse, et couche sur des matelas garnis de plantes aromatiques desséchées.

La craie blanche, *creta alba*, porphyrisée, possede presque les mêmes vertus que les yeux d'écrevisses ; elle fatigue davantage l'estomac qui ne contient point de matieres acides ; elle absorbe plus promptement les acides, et décompose avec plus de rapidité les sels minéraux.

La terre bolaire, *argilla bolus*, absorbe moins les acides que les yeux d'écrevisses ; elle ne convient point dans la phthisie, la dyssenterie et les affections catarreuses.

L'écrevisse de riviere, *cancer fluviatilis*, cuite à l'eau, donne une nourriture légere, incapable d'échauffer sensiblement la bouche, l'estomac et les intestins : le bouillon fait avec les écrevisses seules n'a point la propriété d'augmenter la transpiration insensible, de purifier le sang et de corriger le vice dartreux; ce bouillon accroît un peu le cours des urines.

PRÉPARATION. Yeux d'écrevisses porphyrisés, depuis six grains jusqu'à demi-drachme; canelle pulvérisée, depuis un grain jusqu'à deux, à délayer dans eau sucrée, deux onces, pour prendre le matin à jeun, dose qu'on peut réitérer plusieurs fois dans le jour : lorsque les coliques viennent de poison acide, ou de sel neutre métallique, retranchez la canelle, augmentez la dose des yeux d'écrevisses jusqu'à deux drachmes, à délayer dans eau, quatre onces ; réitérez jusqu'à ce que vous jugiez l'acide absorbé, ou le sel neutre décomposé.

ORDRE SECOND.

ASTRINGENS AUSTERES.

Prêle. *Equisetum. Equisetum arvense.*

Equisetum scapo fructificante nudo, sterili frondoso. (*Linn. Spec. plant.* 1516.)

En Europe ; dans les prés voisins des forêts. *Fleurit en Floréal et Prairial.*

Feuilles et tige inodores, d'une saveur austere. *Vivace.*

VERTUS. La décoction des feuilles et tiges de prêle laisse dans la bouche un sentiment d'astriction passagere, fatigue très-rarement l'estomac, augmente quelquefois le cours des urines et constipe : elle diminue rarement les hémorragies, telles que le pissement de sang, l'hémorragie intestinale et les pertes de sang utérines ; elle est plus nuisible qu'utile dans l'hémoptysie et la dyssenterie ; elle ne déterge point les ulceres des poumons, du foie, des reins, de la vessie et de l'uretre. Les feuilles et les tiges broyées et appliquées sur les plaies récentes et peu profondes, rarement en favorisent la cicatrice : administrées en cataplasme sur les hernies récentes, aussitôt après leur réduction, elles n'empêchent pas leur retour.

PRÉPARATION. Feuilles et tiges fraîches de préle broyées et soumises à la décoction, depuis une once jusqu'à quatre, dans eau, une livre et demie, pour boisson à édulcorer avec du sucre et à prendre froide par petites verrées.

———————

Rosier rouge. *Rosa rubra. Rosa gallica.*

Rosa germinibus ovatis pedunculisque hispidis, caule petiolisque hispido - aculeatis. (Linn. spec. plant. 704.)

Arbrisseau. En Europe. *Fleurit en Prairial.*

Fleurs appelées roses rouges, roses de Provins, *rosæ rubræ, rosæ Provinciales,* d'une odeur aromatique douce et médiocrement forte, d'une saveur légérement austere.

VERTUS. L'infusion de roses rouges ne fatigue point l'estomac ; elle ranime un peu les forces vitales et musculaires ; elle constipe légérement : elle est quelquefois utile dans la diarrhée essentielle lorsqu'il y a relâchement ; dans l'hémoptysie légere et par blessure , dans la perte blanche récente , et dans la gonorrhée sans virus et récente : extérieurement elle passe pour calmer les différentes especes d'ophtalmie , pour s'opposer à l'inflammation et à l'ecchymose qui ont coutume d'attaquer les parties affectées d'entorse , de luxation et de contusion ; dans ces dernieres on a coutume de les broyer avec du vin jusqu'à consistance de cataplasme. On prétend qu'une forte infusion de roses en gargarisme déterge les aphtes simples , les aphtes scorbutiques, les aphtes des enfans ; elle fortifie les gencives, quelquefois celles des scorbutiques.

Conserve de roses , depuis une drachme jusqu'à deux onces , fortifie légérement l'estomac : rarement elle aide à la digestion difficile par relâchement de l'estomac ; elle nourrit un peu , constipe , diminue la diarrhée par foiblesse d'estomac ou des intestins : elle est quelquefois utile dans les especes d'hémorragie qu'il faut diminuer par degrés presque insensibles ; très-rarement elle soulage les phthisiques , les personnes attaquées d'ulcere dans la vessie ou de pollution nocturne avec relâchement. Un grand nombre de Praticiens préferent, pour combattre la diarrhée essentielle et sans irritation, la conserve de *chinorrodon* ou *rosier sauvage :* elle ne fortifie pas autant l'estomac, mais elle est plus astringente que la conserve de roses. La conserve de chinorrodon se fait avec la pulpe du fruit et le sucre, et s'administre de la même maniere que la conserve de roses.

Le miel rosat , *mel rosatum ,* employé en gargarisme, adoucit et déterge les ulceres simples de la bouche ; il ne fortifie pas les gencives, encore moins celles des personnes attaquées du scorbut ; en injection il déterge quelquefois pour le moment les ulceres doués de beaucoup de sensibilité ; en lavement il relâche plus souvent qu'il ne resserre.

L'eau distillée des fleurs de roses, *aqua rosarum ,* ne jouit point des qualités de l'infusion ; elle fortifie très-légérement , elle ne resserre pas : extérieurement elle ne calme pas sensiblement l'inflammation récente de l'œil. — L'eau fraîche et pure est souvent préférable.

La teinture spiritueuse de rose doit toutes ses vertus à l'esprit de vin qui en fait la base.

Le vinaigre rosat ne diffère point du vinaigre ordinaire, il en a les qualités et les vertus, administré intérieurement ou extérieurement.

L'onguent rosat, *unguentum rosatum*, relâche les tégumens, calme quelquefois la douleur des tumeurs phlegmoneuses, et les fait pencher vers la suppuration : rarement il diminue la douleur des hémorroïdes, la chaleur et la douleur des ulceres ; il passe pour rafraîchir et dessécher ; souvent il ne produit ni l'un ni l'autre effet.

PRÉPARATION. Roses rouges récentes, depuis deux drachmes jusqu'à deux onces, en macération au bain-marie, dans une livre d'eau, à adoucir avec du sucre, pour boisson : seches, depuis une drachme jusqu'à une once, comme les roses fraîches ; cette infusion est beaucoup moins efficace que l'infusion avec les feuilles fraîches. Distillez dans un alambic muni d'un serpentin et d'un récipient, roses fraîches, trois livres, vous aurez l'eau distillée de roses : extérieurement en bain pour l'œil sous forme de collire, en fomentation, en injection : intérieurement elle n'est pas usitée.

Faites macérer au bain-marie, roses fraîches et esprit de vin, de chacun une livre ; filtrez, vous aurez la teinture spiritueuse de roses : si vous substituez le vinaigre à l'esprit de vin, vous aurez le *vinaigre rosat*.

Prenez roses rouges récentes avec leurs calices, deux livres ; eau, trois livres ; faites macérer au bain-marie pendant quatre heures ; passez, filtrez ; faites dissoudre dans une livre de colature, miel, trois livres ; vous aurez le miel rosat depuis une once jusqu'à trois ; seul, ou en solution dans quatre onces d'eau ; prenez roses rouges, demi-livre ; broyez et mêlez exactement avec partie égale de sucre, vous aurez la conserve de roses.

Roses rouges récentes et broyées, graisse de porc récente et mondée, de chacune une livre, mêlez exactement ; faites macérer au bain-marie pendant six heures ; passez à travers un linge ; faites fondre de nouveau à une très-douce chaleur, vous aurez l'onguent rosat qu'on peut

colorer avec l'orcanette ; rejetez-le dès qu'il commence à
devenir rance.

Grande ortie. *Urtica major.*

*Urtica foliis oppositis cordatis , racemis
geminis. (Linn. spec. plant. 1396.)*

En Europe; dans les terreins incultes. *Fleurit
en Prairial et Messidor.*

Feuilles inodores , d'une saveur herbacée
et médiocrement austere. *Vivace.*

Vertus. Il est peu de plantes astringentes qui aient
été autant célebrées par les empiriques. Le suc exprimé
et clarifié des feuilles , excite médiocrement le cours des
urines , pese souvent sur l'estomac , et rarement diminue
l'hémoptysie par un effort , par un coup, par un chant
forcé ; le long usage de ce suc fait quelquefois dégénérer
rapidement l'hémoptysie en phthisie ; l'urtication favorise
quelquefois la guérison de la paralysie séreuse récente ,
du rhumatisme chronique ; elle rappelle rarement à la peau
l'humeur morbifique répercutée, telle que la gale.
Les feuilles broyées et appliquées fortement sur l'ouverture d'une veine ou d'une artériole , suspend souvent
l'hémorragie. Le suc exprimé , introduit dans le nez, suspend
quelquefois l'hémorragie du nez ; le suc exprimé ne déterge ni les ulceres cancéreux , ni les ulceres teigneux,
ni les ulceres putrides ; il peut en répercuter une partie ,
en conséquence faire beaucoup de mal.
Les fleurs d'ortie ont été proposées pour combattre
les fievres intermittentes , même les fievres intermittentes
automnales ; il paroît que l'observation n'a pas encore confirmé cette vertu. Les feuilles de plantain, *plantago major*,
ne sauroient être substituées à celles d'ortie ; les feuilles

de plantain sont moins astringentes ; rarement elles diminuent la diarrhée essentielle ; elles ne suppriment point d'une manière sensible l'hémorragie : la racine qui passe pour être plus active n'est pas ordinairement accompagnée d'un succès plus heureux dans les pertes utérines, l'hémoptysie, et la perte blanche.

La sanicle, *sanicula europæa*, qui aux yeux de certains Praticiens est regardée comme plus active que l'ortie, ne mérite pas les louanges qu'on lui a données pour suspendre l'hémoptysie et déterger les ulceres ; l'application des feuilles sur les plaies récentes et sur les ulceres dont le pus est sanieux ou de mauvaise qualité, produit très-rarement de bons effets.

On peut repousser avec autant de raison les éloges qu'on a prodigués à la décoction et au suc exprimé des feuilles de salicaire, *lythrum salicaria*, pour suspendre la diarrhée, la dyssenterie et les pertes de sang utérines ; ils nuisent dans la dyssenterie, ils diminuent à peine la diarrhée par relâchement de l'estomac et des intestins ; ils n'arrètent point les hémorragies utérines, et ils ne combattent point les fievres intermittentes : à administrer comme les feuilles de grande ortie.

Les feuilles de vulnéraire, *vulneraria*, de pyrole, *pyrola rotundifolia*, de piloselle, *hieracium pilosella*, de sophie, *sisymbrium sophia chirurgorum*, de bugle pyramidale, *bugula pyramidalis*, si vantées pour suspendre les hémorragies et arrêter la diarrhée ; extérieurement pour consolider les plaies récentes et peu profondes, et pour déterger les ulceres, n'ont pas plus d'efficacité que les feuilles de sanicle ; souvent moins que les feuilles d'ortie : à administrer comme les feuilles d'ortie.

PRÉPARATION. Suc exprimé et clarifié des feuilles de grande ortie, depuis deux onces jusqu'à cinq ; feuilles récentes hâchées, depuis deux onces jusqu'à six ; en infusion dans une livre d'eau.

Feuilles récentes broyées, à appliquer et à comprimer sur l'ouverture d'une veine, ou d'une artériole, ou d'un vaisseau sanguin ouvert par la sangsue.

Benoite. *Caryophyllata. Geum urbanum.*

Geum floribus erectis, fructu globoso villoso . aristis uncinatis nudis, foliis lyratis. (Linn. spec. plant. 716.)

En Europe ; dans les forêts et dans les haies. *Fleurit en Prairial et Messidor.*

Feuilles inodores, d'une saveur légèrement amere et austere. Racine d'une odeur aromatique douce approchant de celle du girolle, lorsqu'elle est cueillie au printemps et dans des endroits escarpés ; d'une saveur un peu amere, légérement âcre et austere. *Vivace.*

VERTUS. Une forte infusion de racine de benoîte prise le matin à jeun, laisse rarement après elle de la sécheresse dans la bouche et de la soif ; elle ranime les forces vitales et musculaires, fortifie l'estomac, augmente l'appétit, calme légérement l'irritabilité du genre nerveux, accroît un peu le cours des urines, soutient la transpiration et constipe : elle combat souvent avec succès certaines especes d'hémorragies, particuliérement les hémorragies utérines ; elle ne les arrête ordinairement que par degrés et en calmant l'irritation, au lieu de l'accroître comme les autres astringens austeres ; elle diminue quelquefois la diarrhée par foiblesse d'estomac et des intestins, la perte blanche, et rarement la grande quantité de pus que fournissent les ulceres étendus ; elle prévient le retour des hémorragies chez les sujets foibles ou cachectiques : elle ne porte point préjudice aux scorbutiques, aux hystériques, et aux convalescens épuisés par de grandes évacuations ou des hémorragies copieuses.

Tormentille, *tormentilla : tormentilla erecta.* La décoction de racine de tormentille fatigue rarement l'estomac, constipe, suspend quelquefois la diarrhée par foiblesse d'estomac et des intestins ; diminue et quelquefois dissipe la dyssenterie bénigne et récente ; elle n'est pas d'une grande efficacité dans les hémorragies. Elle ne l'emporte donc pas sur la racine de benoite. Extérieurement elle ne déterge pas les ulceres sanieux comme plusieurs le prétendent. Cette racine pulvérisée est connue des tanneurs pour fortifier et durcir les cuirs : à administrer comme celle de benoite.

Benoite aquatique, *geum palustre :* la décoction de la racine, d'une saveur austere, est recommandée par plusieurs observateurs pour combattre les fievres intermittentes, les diarrhées chroniques, et quelquefois les hémorragies : ne la préférez pas à la racine de benoite : à administrer comme la racine de benoite.

Simarouba, *simaruba, bursera gummifera.* La décoction de l'écorce, de quelque maniere qu'on la prépare et qu'on l'administre, ne dissipe pas la dyssenterie : au contraire, plus on s'opiniàtre à faire usage de cette décoction, plus les douleurs deviennent vives, le ténesme fort, et l'évacuation sanguinolente copieuse : elle est même plus désavantageuse dans la dyssenterie que la racine de benoite.

Bistorte, *bistorta, polygonum bistorta.* La décoction de la racine fatigue l'estomac, irrite le genre nerveux, constipe, et ne supprime pas les hémorragies avec autant de force qu'on l'a écrit : en gargarisme, elle resserre les gencives et les fibres musculeuses du voile du palais et de la luette relâchée ; elle ne convient dans aucune espece d'inflammation et d'ulcere de la bouche : elle est en général moins efficace que la racine de benoite, quoique plus astringente.

PRÉPARATION. Racine fraîche de benoite, divisée en petits morceaux, depuis deux drachmes jusqu'à deux onces ; eau, une livre ; faites macérer au bain - marie pendant six heures, ou infuser comme du thé pendant trois heures sur les cendres chaudes, vous aurez l'infusion de racine de benoite : à prendre par petites verrées ; racine seche et concassée, depuis deux drachmes jusqu'à une once , en macération dans la même quantité d'eau sur les cendres chaudes, et pendant douze heures.

Chêne. *Quercus. Quercus robur.*

Quercus foliis deciduis oblongis superne latioribus : sinubus acutioribus : angulis obtusis. (Linn. spec. plant. 1414.)

Arbre ; en Europe. *Fleurit en Prairial.*

Feuilles inodores , d'une saveur austere , médiocrement amere. Fruits, glands. *glandes*, inodores , d'une saveur fade , austere et médiocrement amere. Calices du fruit , *cupulæ*, inodores , d'une saveur austere. Ecorce de l'arbre , *cortex querci*, inodore, d'une saveur austere. Noix de galle , *gallæ*, inodores , d'une saveur très-austere. Agaric de chêne , *agaricum quercinum* , inodore , insipide et âpre sur la langue.

VERTUS. La décoction des feuilles , particuliérement celle des calices , des glands, de l'écorce de l'arbre , et des noix de galle , porte dans l'arriere-bouche un sentiment d'astriction , et dans l'estomac une sensation plus ou moins désagréable : elle donne quelquefois des coliques , et souvent constipe ; elle n'est point usitée pour arrêter la diarrhée par foiblesse, et la dyssenterie bénigne , malgré les éloges peu mérités que lui donnent certains Médecins.

Les noix de galle réduites en poudre subtile , et appliquées sur l'ouverture d'une veine ou d'une artériole , suspendent l'hémorragie. L'écorce de chène , réduite en poudre subtile , *poussiere de tan* , renfermée dans un linge fin et lache sous forme de pelote, trempée légérement dans du vin tiede , et appliquée fortement , aussitôt après la réduction d'une hernie récente , sur la portion du ventre qui a donné passage à une partie de l'intestin ou de l'épiploon , resserre quelquefois les muscles et les aponévroses , au point d'empêcher à la longue le retour de la hernie ; elle produit plus souvent cet effet chez les enfans et les jeunes gens que chez les adultes , principalement si on a soin de tremper deux fois par jour la pelote dans du vin généreux , de la changer fréquemment, de la maintenir avec un bandage bien fait, et de continuer l'application de l'un et de l'autre le jour et la nuit.

L'encre en fomentation ou en bain, guérit quelquefois les brûlures superficielles.

L'agaric de chêne préparé , appliqué sur l'ouverture d'une veine et d'une artere même assez considérable , arrête souvent l'écoulement du sang.

L'agaric combustible préparé , connu sous le nom d'*amadou* , appliqué sur l'ouverture d'une artere ou d'une veine, n'arrête pas le sang d'une maniere aussi prompte et aussi sûre que l'agaric de chêne.

PRÉPARATION. Calices , depuis une drachme jusqu'à demi-once , en décoction dans une livre d'eau ; noix de galle et écorce de chêne, comme les calices ; écorce de chêne réduite en poudre subtile , et renfermée dans un linge fin sous forme de pelote, à appliquer sur l'ouverture du vaisseau sanguin , ou sur l'ouverture qui a donné passage à la hernie. Enlevez exactement la partie ligneuse et l'écorce de l'agaric ; divisez en plusieurs morceaux la partie fongueuse qu'il faut battre avec un marteau jusqu'à ce qu'elle soit souple. Avant de l'appliquer, suspendez le cours du sang par une forte compression ; séchez la plaie , ensuite maintenez l'agaric par un bandage compressif. Prenez noix de galle concassées , demi-livre , eau pure, six livres : faites macérer pendant trois jours , ensuite bouillir demi-heure ; ajoutez vitriol verd , cinq onces , et gomme arabique , deux onces , en solution dans eau, quatre onces ; laissez le tout sur son marc, vous aurez l'encre à écrire : en fomentation et en bain.

Areque. *Areca. Areca Cathecu.*

Areca frondibus pinnatis : foliolis replicatis oppositis præmorsis. (*Linn. spec. plant.* 1659.)

Arbre. Dans l'Inde.

Suc épaissi du fruit appelé cachou, *catechu* ; inodore, d'une saveur médiocrement amère et austere, de couleur rougeâtre, d'une consistance dure ; presque entièrement soluble dans l'eau.

VERTUS. La décoction de cachou fatigue rarement l'estomac et les intestins ; souvent elle les fortifie ; elle constipe ; elle irrite un peu le genre nerveux ; elle passe pour suspendre la diarrhée par relâchement ou par humeur acide ; elle ne diminue point les hémorragies ; elle ne convient point dans l'hémoptysie ; elle diminue quelquefois la perte blanche, sans spasme, ni inflammation, ni affection particuliere de la matrice. Les *pastilles de cachou*, composées de cachou, de canelle, d'yeux d'écrevisses, de corail et de sucre, échauffent beaucoup, constipent, absorbent les acides contenus dans les premieres voies ; conviennent très-rarement dans les digestions difficiles par humeur acide et avec foiblesse d'estomac. Il est sage de les bannir de la pratique.

PRÉPARATION. Cachou pulvérisé et tamisé, depuis trente grains jusqu'à deux drachmes, en solution dans cinq onces d'eau, ou incorporé avec suffisante quantité de sirop : à prendre le matin à jeun.

Kermès animal. *Kermes. Coccus ilicis.*

Coccus quercûs cocciferæ. (*Linn. Syst. Natur. Reg. Anim.* 740.)

En Languedoc.

Graines rondes, qui viennent sur les feuilles d'une espece de chene, *quercus coccifera* ; d'une couleur rouge, d'une odeur aromatique douce lorsqu'elles sont récentes, d'une saveur légérement austere et âcre.

VERTUS. L'infusion des graines récentes de kermès fortifie l'estomac et les intestins relachés et affoiblis par surabondance d'humeur aqueuse, ou par atonie ; elle s'oppose quelquefois à la diarrhée par foiblesse de l'estomac et des intestins, et aux hémorragies internes, qu'il est essentiel de suspendre par degrés ; elle est souvent nuisible dans la dyssenterie. Le sirop de kermès produit les mêmes effets que l'infusion des graines de kermès. Les Praticiens de nos jours ont eu tort d'abandonner l'usage du sirop de kermès animal : il est souvent d'une grande utilité pour favoriser la digestion dérangée par foiblesse d'estomac, ou par surabondance d'humeur muqueuse ou séreuse.

PRÉPARATION. Graines récentes de kermès animal concassées, depuis demi-drachme jusqu'à deux drachmes, macérées au bain-marie dans six onces d'eau pendant six heures ; passez : et exprimez à prendre en une verrée, et à répéter plus ou moins dans le jour : faites macérer à froid pendant huit heures, graines récentes de kermès, deux livres ; broyez, exprimez ; laissez reposer le suc ; séparez la fécule ; faites fondre dans le suc , poids égal de sucre ; faites évaporer à un feu très-doux , jusqu'à consistance approchant de celle de la térébenthine , vous aurez le sirop de kermès , *syrupus kermes :* depuis une once jusqu'à trois onces , seul ou en solution dans cinq onces d'eau.

Alun. *Alumen.*

Alumen. (*Linn. Syst. Nat. Regn. Miner.* 101.)

Sel neutre , composé d'acide vitriolique et d'une terre approchant de la nature de l'argille , inodore , d'une saveur acerbe , très-austere , prenant par la crystallisation la figure d'un octaëdre régulier ; se couvrant d'une légere efflorescence lorsqu'il est exposé à l'air libre ; soluble en plus grande quantité dans l'eau bouillante que dans l'eau froide ; se liquéfiant à un feu gradué , ensuite se changeant en une masse spongieuse , blanche , seche , très-friable , laquelle étant dissoute dans l'eau , évaporée et crystallisée , n'offre que de l'alun doué de ses propriétés ordinaires.

V E R T U S. Alun, depuis deux grains jusqu'à huit , en solution dans eau, quatre onces , imprime dans la région de l'estomac une sensation désagréable et souvent douloureuse ; excite des nausées , quelquefois le vomissement ; donne des coliques , constipe , accroît les forces vitales et musculaires ; augmente beaucoup l'irritation du genre nerveux ; rend la respiration plus ou moins difficile ; dispose à la phthisie , la produit , s'il est continué long temps ; suspend les hémorragies ; mais les symptômes

tômes qui surviennent après la suppression des hémorragies, doivent toujours faire redouter l'usage intérieur de
ce médicament : c'est donc à tort qu'on a blâmé les Praticiens qui en défendoient l'usage intérieur : il accroît la
colique des peintres ; en diminuant la diarrhée , il augmente les douleurs qui l'accompagnent ; il ne dissipe
point les sueurs immodérées et le diabetes ; ou , s'il les
diminue, il cause en même temps des accidens fâcheux:
L'alun pulvérisé , mis sur l'ouverture d'une petite artere ,
et fortement comprimé, arrête souvent l'hémorragie.
L'alun calciné , appliqué sur les chairs fongueuses des
ulceres , les détruit ; mais il faut toujours l'employer
en médiocre quantité , crainte qu'il ne répercute le pus.

PRÉPARATION. Alun, depuis un quart de grain jusqu'à un grain, en solution dans eau, quatre onces ,
adoucie avec gomme arabique , une drachme , que l'Empirique est seul capable d'administrer intérieurement. ——
Mettez alun, deux onces , dans un creuset que vous
exposerez au feu jusqu'à ce que l'alun cesse de bouillir
et de se gonfler , et qu'il soit converti en une substance
blanche , légere et poreuse : vous aurez l'alun calciné ,
alumen calcinatum : extérieurement , réduit en poudre subtile et mis sur les chairs fongueuses des ulceres.

Zinc. *Zincum.*

Zincum, (*Linn. Syst. Nat. Regn. Min:
pag.* 125.)

Substance demi - métallique , d'un blanc
sombre chatoyant sur le bleu , se ternissant
à l'air libre , volatil dans les vaisseaux clos,
soluble dans les acides , à peine ductille et
malléable , se fondant au feu avant que d'y
rougir ; donnant, lorsqu'elle est en fusion ,

Y

une flamme vive, éclatante, accompagnée d'une vapeur produisant des fleurs blanches appelées fleurs de zinc, *flores zinci*, difficiles a réduire en zinc, inodores, insipides, solubles dans les acides, fixes au feu le plus violent, et susceptibles d'y prendre un beau jaune.

VERTUS. Les fleurs de zinc, depuis quatre grains jusqu'à douze, délayées dans eau sucrée, une once, causent une sensation plus ou moins désagréable dans la région de l'estomac ; elles produisent quelquefois le vomissement, des coliques, rarement les sueurs, et pour l'ordinaire la constipation. Quelques Praticiens assurent qu'elles font mourir les vers, guérissent l'épilepsie, dissipent les accès hystériques, et calment les coliques spasmodiques. L'observation n'est point d'accord avec eux, et la prudence interdit dans ces maladies des remedes au moins suspects ; car l'observation nous apprend que les fleurs de zinc portent un préjudice évident aux épileptiques et aux hystériques. — Extérieurement, elles desséchent et répercutent ; mêlées avec du beurre frais, quelquefois elles dessechent les petits ulceres de la cornée et des paupieres ; rarement elles répercutent l'inflammation séreuse et ancienne du globe de l'œil ou des paupieres ; il faut éloigner ces fleurs lorsque l'ulcere et l'inflammation sont entretenus par le virus scrophuleux ou vénérien, lorsque même le virus scrophuleux seroit en partie détourné par des cauteres, et le virus vénérien entiérement corrigé par le mercure : dans ce dernier cas, on a vu quelquefois réussir l'introduction d'une très-petite portion de mercure précipité blanc.

PRÉPARATION. Prenez zinc, une livre, que vous ferez fondre dans un grand creuset un peu incliné et bien clos ; débouchez le creuset, agitez avec une baguette de fer le métal fondu, la fumée s'attachera aux parois du vase sous forme de flocons blancs, fleurs de zinc, *flores zinci, pompholyx, nihil album*, que vous retirerez avec une cuiller de fer, ayant la précaution de ne pas aspirer la vapeur du zinc en fusion, capable d'exciter l'hémoptysie.

Plomb. *Plumbum. Plumbum nativum.*

Plumbum nudum. (*Linn Syst. Nat. Regn. Min. pag.* 132.)

Substance métallique, ductille, malléable, peu élastique, encore moins sonore ; le plus mou des métaux, d'une couleur blanche, sombre, inodore, insipide, fusible à une chaleur médiocre, se calcinant a sa surface aussitôt qu'il est fondu, augmentant de poids par la calcination, se ternissant à l'air libre et même s'y couvrant d'une poussière d'un gris blanchâtre ; susceptible d'être attaqué par l'eau, les huiles, les graisses, les acides et les alkalis.

VERTUS. Les différentes préparations de plomb prises intérieurement, sont dangereuses ; les vapeurs du plomb en fusion, celles émanées de diverses préparations de plomb, et le vin où l'on a fait macérer du plomb ou de la litharge, causent la colique des peintres. Extérieurement, le *blanc de plomb* favorise la dessication des ulceres superficiels par brûlure et par cause mécanique, avec démangeaison et inflammation ; il calme la douleur et la démangeaison des dartres, mais il peut les répercuter ; il produit ce dernier effet sur les boutons inflammatoires. — Le *sel de saturne* n'a jamais guéri aucune espece de phthisie, ni la fievre inflammatoire, ni la gonorrhée vénérienne : ce sel, en solution dans l'eau, ne doit être employé qu'extérieurement; il rafraîchit, répercute et dessèche; il tempere la chaleur et la douleur de la brûlure; il l'empêche de s'ulcérer lorsqu'elle est récente et superficielle; il en diminue la supparation lorsque le feu a agi profondément; il appaise l'inflammation et la démangeaison des parties naturelles; si cet état dépend du virus vénérien, il faut appréhender la répercussion : il dissipe assez promptement l'inflammation par diverses especes de mouches; il n'empêche point le squirre de se changer en cancer : appliqué sur une tumeur érysipélateuse, étendue et violente, ou sur une tumeur phlegmoneuse accompagnée de chaleur vive, de douleur aiguë et d'une très-grande rougeur, il peut les répercuter ou les changer en gangrene; il en est ainsi des effets du *vinaigre de saturne* et de l'*extrait*, qui different à peine des vertus du *sel de saturne*. — L'onguent nutritif composé de blanc de plomb et d'huile d'olives, calme, tant qu'il est récent, la démangeaison, la chaleur et la douleur des ulceres par brûlure, des ulceres par àcreté du pus avec chairs louables et très-sensibles; souvent il dessèche ces especes d'ulceres. — L'onguent de blanc-rhasis récent convient dans les mêmes maladies où l'onguent nutritif est indiqué : peut-être à cause de la cire qu'il contient, est-il plus dessicatif.

La *céruse* dessèche plus que le blanc de plomb, mais elle ne tempere pas autant la chaleur et ne répercute pas si promptement; elle répercute à la vérité moins que le sel de saturne, et dessèche davantage les ulceres superficiels simples, les ulceres avec chaleur, démangeaison et àcreté du pus : mêlée avec de l'huile d'olives, ou de l'huile d'amandes, ou du beurre de cacao ou de la graisse récente, elle favorise la dessication des brûlures venues à suppuration : mêlée avec précipité rouge, huile et cire fondue, elle forme un onguent capable de déterger et d'arrêter les progrès des chancres et autres ulceres vénériens. — Le *minium*, chaux de plomb réduite en poudre rouge par le feu de reverbere, dessèche et répercute les ulceres et les chancres; il ne faut point l'appliquer sur les ulceres vénériens.

La *litharge*, chaux de plomb, ne s'emploie pas seule ; on la fait ordinairement dissoudre dans le vinaigre pour former le *vinaigre* et l'*extrait de saturne* ; dans l'huile pour composer l'*emplâtre commun* qui tempère, répercute et desseche les ulceres dartreux, les ulceres superficiels et les ulceres par brûlure. Cet emplâtre mêlé avec la gomme ammoniaque, le galbanum et la térébenthine, forme l'*emplâtre diachylon composé*, propre à hâter la suppuration des tumeurs phlegmoneuses, et quelquefois à résoudre les tumeurs peu douloureuses et à peine enflammées.

PRÉPARATION. Prenez céruse en petites lames, une livre ; vinaigre, quantité suffisante pour dissoudre la céruse à une douce chaleur ; filtrez, faites évaporer la colature jusqu'à pellicule, ensuite refroidir dans un endroit très-frais, vous aurez le sel de saturne, *sal saturninum*. — Prenez litharge broyée, demi-livre ; vinaigre, deux livres ; faites macérer à une douce chaleur dans une cucurbite de verre, agitez jusqu'à parfaite dissolution, vous aurez le vinaigre de saturne, *acetum saturni*. Faites évaporer une partie de ce vinaigre jusqu'à consistance de miel, vous aurez l'extrait de saturne, *extractum saturni*. — Prenez vinaigre de saturne, versez-y peu à peu de la bonne huile d'olives, demi-livre, agitez ce mélange jusqu'à ce qu'il acquierre la consistance d'onguent, vous aurez l'onguent nutritif, *unguentum nutritum*. — Prenez huile d'olives, six onces : cire blanche, une once ; faites fondre à un feu doux, retirez du feu, ajoutez blanc de plomb porphyrisé, une once et demie, agitez ces substances, vous aurez l'onguent blanc-rhasis, *unguentum album rhasis*. — Prenez litharge pulvérisée, une livre : huile d'olives, une livre et demie ; eau, huit onces, où vous aurez fait dissoudre alun pulvérisé, demi-once ; faites cuire dans une terrine de grès jusqu'à ce que la litharge soit dissoute, laissez refroidir, vous aurez l'emplâtre commun, *emplastrum commune*, qu'il faut renouveler souvent. Si vous mêlez exactement emplâtre commun fondu, demi-livre, avec gomme ammoniaque et galbanum, demi-once de chaque, et térébenthine, deux onces, après la fusion de ce mélange à une douce chaleur, vous aurez l'emplâtre diachylon composé , *emplastrum diachylon compositum.*

Fer *Ferrum.*

Ferrum. (*Linn. Syst. Nat. Regn. Min.* 101.)

Métal malléable , ductile , sonore , le plus dùr et le plus élastique des métaux , le plus léger après l'étain , rougissant au feu long-temps avant que d'y fondre ; d'une couleur grisàtre ; attirable par l'aimant ; soluble dans tous les acides et dans l'eau et le vin ; se changeant en acier par l'addition d'une certaine quantité de phlogistique , et se convertissant par l'action combinée de l'air et de l'eau , en une chaux d'un rouge jaunâtre plus ou moins foncée.

VERTUS. Le safran de mars , depuis quinze grains jusqu'à demi-drachme , produit de l'anxiété , une sensation plus ou moins désagréable dans la région de l'estomac , et des rapports quelquefois approchans de la saveur d'œuf pourri ; il donne souvent aux excrémens une couleur noirâtre , irrite le genre nerveux , et provoque le flux menstruel chez les femmes pituiteuses et peu irritables , fatigue la poitrine et dérange les fonctions de l'estomac et des intestins ; c'est en partie , pour obvier à ce dernier inconvénient , qu'on le mêle avec plus ou moins de canelle : ce mélange arrête quelquefois les progrès du rachitis et des pâles couleurs , lorsque la poitrine n'est pas délicate , que l'oppression est à peine sensible , et que le genre nerveux est peu irrité. Le safran de mars ne convient pas aux dissentériques , aux phthisiques , aux

histériques, aux bilieux, aux pléthoriques et aux ictériques.

L'*extrait de mars*, *sel ferrugineux*, *aceteux*, est
cité comme un des meilleurs apéritifs toniques à employer contre les obstructions du ventre avec cachexie,
contre les fievres intermittentes, rebelles au quinquina ;
contre les pâles couleurs et la suppression des menstrues
avec foiblesse des forces vitales et musculaires, et diminution considérable de l'irritabilité du genre nerveux ;
contre le rachitis, l'affection hypocondriaque et les vers
lombricaux : ce remede néanmoins, est très-inférieur au
safran de mars, dans les maladies où l'un et l'autre sont
indiqués ; il irrite beaucoup plus le genre nerveux, et fatigue davantage l'estomac et les intestins.

La *boule martiale*, *boule d'acier* ; en solution, depuis dix
grains jusqu'à trente, dans vin blanc, quatre onces, prise
chaque matin à jeun pendant plusieurs semaines consécutives, est réputée pour dompter l'ictere, les fievres intermittentes, les affections œdémateuses et la leucophlegmatie : cette solution irrite moins que l'extrait de mars ;
d'ordinaire, elle tient le ventre libre, et augmente quelquefois le cours des urines ; mais elle ne combat ni l'hydropisie, ni l'ictere, ni les fievres intermittentes : la boule
de mars en solution dans une forte infusion de canelle,
peut servir avantageusement dans les maladies où le safran
de mars est indiqué, et lorsqu'il ne paroît pas assez
actif.

Le *tartre chalybé*, ou *tartre martial*, ressemble beaucoup pour les effets et les vertus, à la boule de mars ;
il est moins irritant qu'elle ; il excite davantage le cours
des urines ; il ne fatigue pas autant l'estomac, et souvent
il réussit mieux à dissiper les obstructions du mésentere
des enfans, les duretés du foie par fievre intermittente,
et les duretés de la rate par fievre quarte ; quelquefois
il l'emporte sur le safran de mars, dans plusieurs maladies
où ce dernier est indiqué.

Le *vitriol de mars*, *vitriol verd*, dont autrefois on
craignoit tant l'usage, est maintenant regardé par certains
Praticiens, comme un grand apéritif, fortifiant et résolutif : suivant eux, il résoud les obstructions des visceres
avec atonie et abondance de sérosité ; il rétablit les éva-

cuations du sang supprimées par impression du froid, et avec cachexie; il combat les fievres intermittentes, l'affection hypocondriaque, les affections hémorroïdales chez les pituiteux, l'obstruction des glandes mésentériques des enfans, le rachitis et l'atrophie : enfin, il fait mourir les vers, et en détruit le foyer. Malheureusement, la plupart de ces vertus ont disparu devant l'expérience et l'observation. Le vitriol verd, administré à un adulte, depuis cinq grains jusqu'à vingt-quatre, en solution dans eau sucrée, quatre onces, donne de l'anxiété, imprime dans la région de l'estomac une sensation plutôt douloureuse que désagréable, excite des nausées et même le vomissement, procure souvent des coliques, augmente rarement le cours des urines; et pour l'ordinaire, tient le ventre libre. Mêlé avec la canelle, il n'a jamais produit de bons effets dans le rachitis, dans la suppression du flux menstruel par impression de corps froids et avec atonie, dans les duretés du mesentere des enfans : uni avec le quinquina, il n'a pas contribué à la guérison de la fievre quarte, ancienne et rebelle au quinquina seul; les empiriques qui en font usage, commencent par la dose d'un grain de vitriol de mars, et augmentent par degrés insensibles, jusqu'à six grains au plus. En général, il est très-nuisible aux chlorotiques, aux hystériques, aux hypocondriaques, aux personnes affectées d'hémorroïdes, et aux rachitiques; il fait très-rarement mourir les vers lombricaux. — Le vitriol verd pulvérisé, mis sur l'ouverture d'une petite artere, et comprimé à l'aide d'un bandage, suspend l'hémorragie.

Le *colchotar*, appliqué pareillement sur l'ouverture d'une petite artere, suspend l'hémorragie, souvent avec plus de force que le vitriol verd.

PRÉPARATION. Prenez limaille d'acier ou de fer, la plus subtile, quatre livres; agitez-la dans une grande quantité d'eau pure : vous la laisserez macérer pendant deux mois environ : agitez le mélange un instant après, décantez l'eau un peu trouble, laissez-la déposer, réitérez ce procédé plusieurs fois, vous aurez l'æthiops martial, safran de mars, *crocus martis*, qu'il faut mettre sur-le-champ avec quelques gouttes d'huile, dans un creuset que vous exposerez à un degré de feu capable de dessécher le fer et de détruire l'huile ; depuis cinq grains jusqu'à vingt, à mêler avec canelle pulvérisée, depuis deux grains jusqu'à vingt. — Prenez limaille de fer très-pure et très-fine, quatre onces ; versez dessus dans une cucurbite de verre, vinaigre, douze onces ; faites digérer pendant trois jours, décantez, versez sur le résidu, vinaigre, douze onces ; faites digérer le même temps, décantez et renouvellez la même quantité de vinaigre jusqu'à ce que tout le fer soit dissout ; ensuite faites évaporer cette dissolution à un feu très-doux, jusqu'à consistance de miel, vous aurez l'extrait de mars, *extractum martis* ; depuis quatre grains jusqu'à quinze, à mêler avec parties égales de canelle ou de quinquina, suivant l'indication. — Prenez extrait de mars, quatre onces ; crème de tartre pulvérisée, deux onces ; mêlez exactement et long-temps, pour faire des boules du poids d'une once chaque, vous aurez les boules d'acier, boules de mars, *boli martis, globuli martiales.* Intérieurement, depuis six grains jusqu'à quinze : à mêler avec parties égales de sucre, de canelle ou de quinquina. Pour un résultat semblable, prenez limaille de fer subtile et tamisée, demi-livre ; crème de tartre pulvérisée, une livre ; mêlez exactement avec eau de vie, quantité suffisante pour en faire une pâte molle ; laissez dessécher, réitérez plusieurs fois le même procédé pour obtenir une pâte ferme, égale, et soluble en partie dans l'eau et l'eau de vie. — Prenez crème de tartre pulvérisée, demi-livre ; limaille d'acier subtile, deux onces : broyez long-temps, ajoutez une petite quantité d'eau et broyez ; mettez ce mélange dans une grande terrine de grès avec eau, six livres ; faites bouillir jusqu'à réduction de la quatrième partie d'eau, filtrez à travers le papier gris, laissez refroidir lentement dans un endroit frais ; vous obtiendrez le sel de tartre chalybé, tartre martial soluble, *tartarus chalybeatus solubilis* ; depuis quatre grains jusqu'à vingt, à mêler avec parties égales de sucre, ou de canelle, ou de quinquina, selon l'espèce de maladie.— Prenez limaille d'acier très-pure, demi-livre, versez dessus dans une cucurbite de verre, acide vitriolique, demi-livre, mêlez avec eau, une livre et demie ; lorsque l'effervescence est entièrement passée, faites évaporer à un feu doux, jusqu'à pellicule, et reposer dans un endroit frais, vous aurez le vitriol de mars, vitriol verd, *sal vitriolicum martis, vitriolum martis viride;* depuis demi-grain jusqu'à quatre grains, en solution dans eau sucrée, ou infusson de canelle, ou décoction de quinquina, cinq onces, suivant l'espece de maladie. — En poudre subtile, renfermée, pour en former un petit nouet, ou petite pelotte, à appliquer sur l'ouverture d'un vaisseau sanguin.

Prenez vitriol de mars, demi-livre; faites évaporer et calciner dans un creuset, jusqu'à ce que ce sel soit converti en une substance rouge nommée colchotar, *colchotar,* qu'il faut conserver dans une bouteille exactement fermée : en poudre subtile pour en former un petit nouet, à appliquer sur l'ouverture d'un vaisseau sanguin.

QUINZIEME CLASSE.

NUTRITIFS.

PRINCIPES GÉNÉRAUX.

1. LA quantité et la qualité des nutritifs ne varient pas seulement en raison de l'espece, du temps et des accidens de la maladie, mais encore suivant l'âge, le tempérament, le sexe, les habitudes, la saison, le climat, la constitution particuliere de l'atmosphere, le caractere des maladies régnantes, l'espece de remedes qu'on a employée et qu'on veut employer.

2. La privation presque entiere des substances nutritives, *diete tenue*, doit être observée dans les maladies aiguës, particuliérement si le malade répugne à toute espece d'alimens, et si les forces suffisent pour une crise salutaire.

3. Dans toutes les maladies aiguës, il faut administrer la substance nutritive sous forme

liquide et tirée des végétaux : les substances
animales produisent rarement de bons effets.

4. Les maladies aiguës de courte durée
exigent une diete beaucoup plus sévere que les
maladies aiguës qui passent le quatorzieme
jour.

5. Tant que le malade a de l'aversion pour
les alimens, ils lui sont nuisibles; au moins
ne faut-il les administrer qu'en quantité très-
petite et toujours proportionnée au temps,
à l'espece de maladie, aux forces du malade, à l'état de son estomac et à ses habitudes.

6. La diete tenue pendant l'accroissement
des fievres continues de quatorze à vingt
jours, est toujours avantageuse ; mais il
seroit dangereux de ne pas accorder un peu
plus de nourriture lorsqu'on approche du
temps où la crise doit se faire.

7. Si dans les fievres intermittentes on ne
tient pas le malade à une diete moyenne,
malgré le grand appétit qu'il pourroit avoir,
le quinquina seroit souvent inefficace.

8. La nourriture prise pendant les accés
des fievres, des maladies inflammatoires et
des maladies douloureuses, rend toujours les
accés plus forts et plus longs ; il faut attendre le calme pour présenter des alimens
peu substantiels, doux et faciles à digérer.

9. Il se fait si peu de déperdition dans les maladies convulsives continues, et dans celles dont les accès sont très-rapprochés ou très-longs, qu'on les accroîtroit en donnant des alimens trop succulens : une nourriture légere, en petite quantité, et plus ou moins répétée, rend toujours les accès plus courts et moins violens.

10. Les maladies de foiblesse, chroniques, n'indiquent pas toujours des alimens aussi substantiels et aussi copieux que les forces semblent l'exiger ; ordinairement ils fatiguent l'estomac, se digerent mal, diminuent les forces et s'opposent au succès des remedes propres à combattre la maladie.

11. Le malade souvent désire et demande des substances nutritives, évidemment nuisibles ; satisfaire à ce caprice, c'est plutôt obéir au goût dépravé qu'à la nature.

12. Les végétaux, dans les maladies aiguës, soutiennent mieux les forces que les substances animales ; au contraire, dans l'état de santé, les substances animales réparent plus les forces que les végétales.

13. Dans la convalescence, lorsqu'on n'a plus à craindre de rechute, et que les végétaux ne sont pas suffisans pour restaurer, il faut commencer par les jeunes animaux,

avant ceux parvenus à leur entier accroissement.

14. Les poissons ne doivent jamais faire la
base de la nourriture des convalescens : cette
nourriture prise en grande quantité, ou trop
long-temps, expose à une rechute.

15. Dans les maladies où il faut soutenir
les forces par des substances nutritives, dès
que l'estomac les refuse, sous quelque forme
qu'elles soient, administrez-les en lavement
et en bain ; quelquefois elles suffisent jusqu'à
ce que les fonctions de l'estomac commencent à se rétablir.

16. La diete tenue et trop stricte est toujours dangereuse dans les maladies chroniques, et même dans plusieurs especes de
maladies aiguës ; car les déplétions poussées
à l'excès, ne se soutiennent qu'avec peine.
Hip. sect. I, aph. 4.

17. Les malades éprouvent beaucoup de
mal d'une diete trop sévere. Le mal qui
provient d'un défaut de nourriture est plus
grand que celui qui naît d'un léger excès de
nourriture ; par la même raison, un régime
sévere et strict n'est pas avantageux à ceux
qui se portent bien, en ce qu'ils soutiennent
par la plus difficilement les écarts qu'ils peuvent faire : un régime trop sévere et peu
substantiel est donc en général plus dange-

reux qu'un régime un peu plus nourrissant.
Hip. sect. I, aph. 5.

18. Lorsque la maladie est très-aiguë, avec
des symptômes très-violens, il faut alors user
de la diete la plus sévere : si la maladie présente des symptômes moins violens, et qu'on
puisse ainsi nourrir davantage, on aura de
l'indulgence à proportion que la maladie sera
moins forte. *Hip. sect. I. aph. 7.*

19. Lorsque la maladie est dans toute sa
force, il faut user d'une diete la plus tenue.
Hip. sect. I, aph. 8

20. Pour prescrire la juste quantité d'alimens qui convient dans chaque espece de
maladie, il faut juger par les symptômes pré-
sens si le malade aura assez de forces jusqu'au moment du déclin de la maladie, ou
s'il ne s'abattra pas au point de succomber,
ou si la maladie arrivera à son déclin et diminuera de force avant que le malade périsse.
Hip. sect. I, aph. 9.

21. Lorsque les maladies sont de nature à
parvenir promptement à leur état, tenez le
malade à une diete tenue dès le commencement. Si elles doivent arriver plus tard à leur
état, retranchez peu à peu de la nourriture
avant qu'elles y soient et pendant qu'elles y
arrivent : mais, les premiers jours de ces maladies, donnez une nourriture assez substan-

tielle pour que le malade se soutienne. *Hip.
sect. I, aph.* 10.

22. Retranchez la nourriture pendant les
paroxismes ; car , il est alors dangereux de
donner des substances nutritives ; il faut même
en retrancher avant et pendant les redouble-
mens périodiques. *Hip. sect. I, aph.* 11.

23. Les vieillards supportent aisément l'abstinence ; ceux d'un âge mûr, moins ; les ado-
lescens la soutiennent peu ; les enfans , sur-tout
ceux d'un tempérament vif , ne peuvent l'en-
durer. *Hip. sect. I , aph.* 13.

24. Les corps qui croissent ont beaucoup de
chaleur naturelle ; il leur faut donc beaucoup
de nourriture , autrement leur corps dépérit :
les vieillards ont peu de chaleur , c'est pourquoi il leur faut peu de nourriture ; en effet ,
une nourriture abondante éteint en eux la
chaleur : comme le corps des vieillards est
froid , ils ont aussi des fievres moins aiguës.
Hip. sect. I , aph. 14.

25. L'estomac est naturellement très-chaud,
et le sommeil très-long en hiver et au printemps ; il faut donc prendre plus d'alimens
dans ces deux saisons : en effet , la chaleur
étant plus grande on a besoin de plus de
nourriture : les jeunes gens et les athletes en
sont une preuve. *Hip. sect. I , aph.* 15.

26. La

26. La nourriture liquide convient à tous les fébricitans, sur-tout aux enfans et à tous ceux qui y sont habitués. *Hip. sect. I, aph. 16.*

27. Doit-on prendre de la nourriture une seule fois ou deux fois par jour, ou plus souvent, et par parties ? ayez égard à l'habitude, à l'âge, à la saison et au pays. *Hip. sect. I, aph. 17.*

28. Les malades digerent avec peine en été et en automne, plus facilement en hiver, et assez bien au printemps. (*Hip. sect. I, aph. 18.*

29. Pendant et après les crises parfaites, ne remuez rien, ne changez rien, ni par des purgatifs, ni par d'autres irritans, mais laissez tout en repos. (*Hip. sect. I, aph. 20.*

30. Ni la satiété, ni la faim, ni autre chose qui excede les forces de la nature, n'est avantageux. (*Hip. sect. II, aph. 4.*

31. Faites très-lentement reprendre nourriture à ceux qui ont maigri par de longues maladies, et fortifiez peu à peu les personnes dont la maigreur s'est effectuée en peu de temps. *Hip. sect. II, aph. 7.*

32. Si un convalescent ne se fortifie pas en mangeant avec appétit, c'est un signe qu'il prend trop de nourriture ; si la même chose

arrive à un autre par défaut d'appétit , c'est
un signe pour le purger. *Hip. sect. II, aph. 8.*

33. En nourrissant trop un corps impur,
vous empirez son état. *Hip. sect. II, aph.*
10.

34. Il est plus aisé de nourrir avec des alimens fluides qu'avec des solides. *Hip. sect. II,*
aph. 11.

35. Si l'on prend plus d'alimens que la
nature ne peut en supporter, cela cause une
maladie : la maniere dont on guérit en est la
preuve. *Hip. sect. II, aph. 17.*

36. Les malades qui ont pris beaucoup de
nourriture et trop promptement , ne tardent
pas à aller du ventre. *Hip. sect. II, aph. 18.*

37. En général, tous les convalescens qui
d'abord mangent beaucoup, et n'en profitent
pas , perdent enfin l'appétit. Mais ceux qui
n'avoient aucun appétit dans le principe , et
qui désirent ensuite la nourriture , recouvrent
la santé d'une maniere plus sûre. *Hip. sect. II,*
aph. 32.

38. Ce à quoi l'on est accoutumé depuis
long-temps , quoique moins avantageux , cause
moins de dérangement que ce qui est extraordinaire : il faut revenir à ce qui est familier.
Hip. sect. II , aph. 50.

QUINZIEME CLASSE.

NUTRITIFS.

Truffe ou pomme de terre. *Tubera. Solanum tuberosum.*

*S*OLANUM *caule inermi herbaceo ; foliis pinnatis integerrimis , pedunculis subdivisis. (Linn. Spec. plant. 265.)*

Au Pérou. Se cultive en Europe , dans nos champs. *Fleurit en Thermidor.*

Racine inodore , lorsqu'elle est cuite, d'une saveur assez agréable et un peu fade. *Vivace.*

VERTUS. Les truffes cuites à l'eau se digerent avec facilité sans produire aucun sentiment désagréable dans la région de l'estomac ; elles causent une légere constipation, diminuent l'âcreté des urines, et adoucissent la poitrine ; mais elles ne réparent pas les forces comme le pain de froment ; elles nourrissent plus les enfans que les vieillards ; ils les supportent avec autant de facilité que les adultes. Les convalescens dont l'estomac n'est point fatigué par les alimens solides et de facile digestion, ne doivent pas craindre l'usage modéré de cette racine apprêtée avec du jus de mouton ou du beurre frais, et seulement cuites à l'eau ou dans du bouillon. Les truffes cuites à l'eau, broyées jusqu'à consistance pulpeuse, et appliquées sur les tumeurs inflammatoires ou sur les parties disposées à l'inflammation, relâchent, adoucissent, et calment la douleur et la chaleur : elles disposent ces tumeurs plus souvent à la suppuration qu'à la résolution : elles favorisent rarement la résolution des tumeurs dures et enkystées ; quelquefois leur suppuration et leur chute.

Les truffes cuites à l'eau, broyées jusqu'à consistance pulpeuse, et délayées dans beaucoup d'eau, fournissent une espece d'amidon nommé farine de truffe, *amylum tuberosum* ; il ne pese pas sur l'estomac, se digere facilement et nourrit peu ; rarement il adoucit la poitrine, l'estomac et les intestins : extérieurement sous forme de poudre, il tend à dessécher les excoriations des cuisses des enfans à la mamelle. —— Le pain fait avec les truffes cuites à l'eau, mondées et broyées avec suffisante quantité de levain, ensuite fermentées, et chauffées au four, nourrit beaucoup moins que celui de seigle : on peut ajouter des truffes cuites à l'eau à la farine de froment ou de seigle, pour accroître le poids du pain ; mais il est moins agréable et moins avantageux.

PRÉPARATION. Prenez truffes cuites à l'eau, broyez-les dans l'eau, passez à travers un linge fin, laissez déposer la colature, il se précipitera une substance blanche qu'il faut laver dans plusieurs eaux et faire sécher au soleil ou à l'air libre ; vous aurez la farine de truffes, *amylum tuberosum :* depuis une drachme jusqu'à demi-once, en décoction dans eau sucrée, ou bouillon, ou lait ; six onces pour une soupe.

Salep. *Salep. Orchis Morio.*

Orchis bulbis indivisis, nectarii labio qua-drifido crenulato : cornu obtuso, petalis om-nibus conniventibus. (Linn. Spec. plant. 1333.)

En Turquie. En Perse. Dans les forêts es-carpées de l'Europe.

Racine appelée salep, *salep ;* inodore, d'une saveur fade.

VERTUS. Racine desséchée et pulvérisée, cuite dans l'eau, ou le lait, ou le bouillon, suivant l'indication ; elle forme une nourriture légere dont les malades et les convalescens peuvent faire usage ; elle ne fatigue point l'estomac, elle se digere bien, elle adoucit beaucoup la poitrine, favorise l'expectoration et souvent diminue la diarrhée ; elle convient aux phthisiques, aux dyssentériques, et aux personnes qui sont épuisées par la masturbation, par des hémorragies, ou par d'autres évacuations abon-dantes, particuliérement à celles dont l'estomac fait mal les fonctions.

Quelques Praticiens préferent le *sagou,* substance mé-dullaire d'une espece de palmier nommé sagou, *cycas frondibus pinnatis circinalibus, foliolis linearibus planis. (Linn. Spec. plant.* 1658), blanchatre, d'une saveur fade. Il passe pour jouir des mêmes qualités et vertus que le salep : certains malades le digerent avec plus de facilité et l'aiment mieux que le salep. Il ne guérit aucune espece de phthisie ; quelquefois il porte préjudice aux phthisiques, lorsqu'il y a vive chaleur et ardeur dans la poitrine, que l'estomac est douloureux, et que la toux est violente. Mais alors le phthisique supporte avec peine la plus légere des nour-ritures : à administrer comme le salep.

Z 3

Préparation. Sagou pulvérisé, depuis demi-drachme jusqu'à deux drachmes, cuit à un feu très-doux, dans huit onces d'eau, ou de bouillon, ou de lait, jusqu'à ce que refroidi, il forme une espece de gelée : à réitérer plus ou moins dans le jour, suivant l'indication. Si vous ajoutez une livre d'eau, vous aurez une espece de tisanne à prendre par verrées dans le jour ; on peut l'adoucir avec du sucre et l'aromatiser avec un peu d'eau de fleurs d'oranger.

Froment. *Triticum. Triticum hybernum.*

Triticum calycibus quadrifloris ventricosis lævibus imbricatis submuticis. (*Linn. Spec. plant.* 126.

Se cultive dans nos champs. *Fleurit en Messidor.*

Semences farineuses, insipides, inodores. *Bisannuelle.*

Vertus. Le pain de froment est la nourriture la plus agréable et la plus avantageuse pour l'homme ; elle répare promptement ses forces : avec du bon pain, de l'eau pure, un exercice modéré et un air salubre, il peut parvenir a un âge avancé. La farine de froment cuite dans le lait de vache, nommée *bouillie,* tient souvent lieu du lait des meres lorsqu'elles ne peuvent allaiter leurs enfans : dans plusieurs pays la plupart des enfans sont nourris de cette maniere, et néanmoins ils deviennent forts et robustes ; mais la qualité du lait de vache et le bon air y contribuent beaucoup. — Le pain de froment cuit long-temps à l'eau, où l'on ajoute sur la fin de la coction un peu de sel et de beurre frais, forme encore une nourriture légere nommée *panade,* qu'on donne aux enfans à la mamelle et dont ils se trouvent bien , lorsque le lait de la mere ne suffit pas à leur nourriture. — La croûte de pain de froment légérement grillée et cuite dans l'eau , fournit l'*eau pannée ;* boisson légere , tempérante , plus ou moins nutritive suivant son degré de coction ; adoucissante et convenable dans la plupart des maladies aiguës , quelquefois préférable à la décoction d'orge ; elle ne fatigue pas l'estomac , elle ne développe pas sensiblement de l'air dans les premieres voies , et quelquefois elle calme la soif. — La mie de pain cuite avec l'eau ou le lait , forme le *cataplasme anodin* , propre à relâcher , à diminuer la douleur et la chaleur , et à accélérer la suppuration des tumeurs inflammatoires. — L'amidon , *amylum triticeum* , mis sur les excoriations légeres qui attaquent les plis des cuisses des enfans à la mamelle , dessèche ces excoriations avec assez de promptitude : intérieurement il passe pour calmer la diarrhée. — La décoction aqueuse du son, *furfur* , adoucie avec du miel , favorise l'expectoration , adoucit la poitrine , rafraîchit et nourrit un peu ; elle calme la toux catarreuse , la toux opiniâtre vive et par suppression de transpiration. Le son légérement échauffé , puis étendu sur tout le corps , procure quelquefois une sueur abondante. — La pate à fermenter ou levain de froment , accélere le passage des tumeurs phlegmoneuses à l'abcès , lorsqu'elles sont trop lentes à y parvenir.

Le riz , *oriza , oriza sativa,* cuit à l'eau avec du beurre , ou dans du bouillon , ou du lait , donne une nourriture moins capable de réparer les forces que le froment et le seigle : il n'est pas encore démontré qu'il nourrisse plus que l'orge , l'avoine , le bled de turquie et le sarrasin ; il adoucit , tempere , se digere facilement , est un peu venteux et constipe. — L'eau de riz , *aqua orisæ ;* faite avec riz , une once , cuit plus ou moins de temps dans eau , une livre et demie , et adoucie avec du sucre , calme la soif , la chaleur et l'irritation de la poitrine , de l'estomac , des intestins et des voies urinaires ; elle développe souvent beaucoup d'air ; elle s'aigrit facilement lorsque le suc gastrique tend vers l'acidité ; quelquefois elle constipe. On l'emploie fréquemment avec plus ou moins de succès contre l'hémoptysie et les autres especes d'hémorragies , et contre la diarrhée sans disposition des humeurs vers l'acide ; elle convient rarement dans la dyssenterie et dans la plupart des especes de phthisies.

⸻ Le cataplasme fait avec le riz et l'eau, est souvent préférable au cataplasme anodin ; il conserve plus long-temps l'humidité, et semble rafraîchir davantage : à administrer comme le froment.

Le blé de Turquie, *maïs*, *zea maïs*, cuit à l'eau avec du beurre, ou dans du bouillon, ou du lait, doit être regardé comme une nourriture agréable et utile aux convalescens ; il est prompt à se digérer, il ne s'aigrit pas si facilement que le riz ; il est plus léger sur l'estomac, et il ne constipe pas autant ; il nourrit peut-être autant que le riz et que l'orge.

Le blé noir, *polygonum fagopyrum*, nourrit moins que le blé de Turquie et l'orge, mais plus que le millet, *milium*, *panicum miliaceum* : ces deux semences ne conviennent point aux convalescens, quoiqu'elles passent pour être plus légeres que le froment, et pour tenir le ventre libre : les personnes qui menent une vie sédentaire, digérent difficilement le millet et le blé noir : à administrer comme le froment.

PRÉPARATION. Prenez croûte de pain, deux onces ; faites-la griller légérement, ensuite macérer un instant dans eau bouillante, une livre et demie ; passez, vous aurez l'*eau panée* ; seule, ou à édulcorer avec du sucre, pour boisson : si vous voulez rendre cette décoction plus nourrissante, faites bouillir plus long-temps la croûte de pain. Prenez croûtes de pain, demi livre ; faites cuire dans deux livres d'eau pendant quatre heures ; passez, exprimez, adoucissez avec du sucre, aromatisez avec de l'eau de fleurs d'oranger, pour nourriture. — Prenez pain émietté, douze onces ; eau ou lait, une livre ; faites cuire à un feu doux, agitez jusqu'à consistance pulpeuse, retirez du feu, ajoutez safran depuis demi-drachme jusqu'à deux drachmes ; mêlez ensuite un ou deux jaunes d'œufs frais, battus ; remuez exactement le tout, vous aurez le cataplasme anodin, *cataplasma anodinum*, qu'il faut renouveler souvent, crainte qu'il ne s'aigrisse.

Lait. *Lac.*

Substance fluide, blanche, inodore, d'une saveur douce, donnée par plusieurs especes d'animaux, et susceptible de se séparer en petit-lait, en fromage et en beurre.

VERTUS. Le lait nourrit beaucoup, et se digere avec plus ou moins de facilité, suivant la disposition de l'estomac, la qualité et la quantité du lait, le genre d'exercice et le pays qu'on habite : lorsqu'il se digere bien, il constipe légérement, il ne cause ni soif, ni pesanteur, ni renvois, ni coliques, ni borborismes, ni diarrhée ; il ne répugne point ; au contraire, il se prend toujours avec un nouveau plaisir ; alors il répare les forces, favorise le jeu des poumons, les fortifie, engraisse, et souvent cause trop d'embonpoint ; les urines coulent librement et sans douleur ; la transpiration insensible s'opere avec facilité, et le corps, au moindre exercice violent, est disposé à la sueur ; l'appétit se soutient, les vives passions diminuent, et la tranquillité du corps et de l'esprit en est ordinairement le fruit. — Le lait dont on fait le plus d'usage en santé comme en maladie, est le lait de vache ; mais quand il faut aux malades un lait plus adoucissant et qui se digere mieux, on choisit le lait de femme, ensuite le lait de jument, le lait d'ânesse ; et à défaut de ces deux derniers, le lait de chevre. Les enfans et les jeunes gens digérent mieux le lait que les adultes et les vieillards ; les habitans des montagnes, que ceux des villes. Les especes de maladies où le lait est indiqué, sont très-nombreuses ; souvent, c'est le premier remede à conseiller, toutes les fois qu'il s'agit de rétablir les forces épuisées par de longues maladies, par mauvaise nourriture, par exercice violent, ou par évacuation trop abondante d'urines, d'insensible transpiration, de semence, de salive, de mucosité intestinale, de bile, etc. ; et lorsqu'il faut

combattre certaines especes de maladies de poitrine. Les
bons effets du lait sont bien plus certains , si l'on favorise son action par le repos et l'air pur des campagnes.
Quel est le Praticien qui n'a pas vu dissiper par l'usage
du lait, la toux catarreuse, la toux vive et opiniâtre par
suppression de transpiration, la toux par répercussion
d'une humeur morbifique, ou par vapeurs âcres, ou par
poison ; la phthisie récente par masturbation, la phthisie
récente par blessure des poumons, ou par inflammation,
ou par vapeurs âcres , etc. ? Et combien d'especes de
maladies douloureuses ne sont-elles pas calmées et même
dissipées par l'usage constant de cette substance ? Les
personnes attaquées de goutte et de rhumatisme chronique en éprouvent tous les jours de bons effets. Les symptômes qui suivent plusieurs especes d'hémoptysie, de vomissement de sang, d'hémorragie intestinale, de perte
de sang utérine, et où il n'existe ni pléthore, ni fievre,
ni inflammation, sont plutôt calmés et détruits par l'usage
du lait, que par toute autre substance. Le lait peut aussi
s'opposer à l'inflammation et aux progrès de plusieurs especes d'ulceres des poumons, accompagnées de fievre à
peine sensible. On a même vu le lait dissiper la diarrhée
avec spasme, la diarrhée par substances âcres, et la diarrhée par foiblesse et par irritation ; et d'un autre côté,
rétablir en très-peu de temps les forces épuisées du dyssentérique convalescent : le lait de femme, et, à son défaut, le lait de jument ou d'ânesse, soulagent fréquemment, et font disparoître quelquefois plusieurs especes
de maladies convulsives ; mais rarement le lait combat
les pâles couleurs ; encore faut-il que les malades habitent la campagne, y respirent un air tempéré et salubre,
et se promenent souvent à cheval. Les maladies où le lait
est contre-indiqué généralement, sont les fievres, les
maladies inflammatoires, les maladies du foie, de la rate,
du mésentere et du cerveau : le lait porte préjudice aux
scorbutiques, aux vérolés, aux scrophuleux, aux asthmatiques, aux pituiteux, aux mélancoliques.

Le petit-lait, *serum lactis*, rafraîchit, calme la soif,
nourrit peu, ne constipe pas, quelquefois fatigue l'estomac, et le rend moins propre à digérer, sur-tout lorsqu'il y a disposition des humeurs de l'estomac vers l'acide ;

Il diminue la chaleur et l'irritation des voies urinaires, leur inflammation, et l'âcreté des urines ; il en augmente souvent le cours et la quantité ; il appaise la chaleur trop considérable de tout le corps, il tempère l'ardeur excessive des poumons, et adoucit sensiblement plusieurs espèces d'humeurs morbifiques, telles que l'humeur dartreuse, l'humeur cancéreuse, l'humeur scorbutique, etc. ; dès qu'il commence à fatiguer l'estomac, à causer des coliques et la diarrhée, suspendez-en l'usage ; il feroit alors beaucoup de mal. — Le petit-lait en fomentation, en gargarisme, en lavement, rafraîchit, répercute légérement, calme l'inflammation, et facilite sa résolution : en bain, il est quelquefois employé avec succès contre les dartres. Intérieurement, ou extérieurement, ou sous forme de bain, il est souvent nuisible aux phthisiques. — Le mélange de petit-lait, une livre, et de vin généreux, deux onces, augmente beaucoup le cours des urines, ranime un peu les forces, et échauffe légérement.

La crême de lait, *cremor lactis*, pese souvent sur l'estomac, se digere lentement, nourrit, tient quelquefois le ventre libre ; extérieurement, elle relâche et diminue les fissures des levres par le froid ; en gargarisme, elle tempere quelquefois les excoriations de la bouche et de l'arriere-bouche ; en lavement, elle rafraîchit et affoiblit l'irritation produite par l'impression des matieres âcres.

Le beurre, *butyrum*, nourrit peu, lubréfie le gosier, l'arriere-bouche, l'œsophage, l'estomac et les intestins, et tient le ventre libre ; à haute dose, il cause un poids désagréable sur l'estomac, ralentit la digestion et purge un peu ; en lavement, il l'emporte sur l'huile d'amandes ou d'olives. Extérieurement, il relâche, diminue la transpiration insensible, et dispose les tumeurs inflammatoires à la suppuration.

Le fromage blanc, *caseus*, nourrit plus que le beurre, rafraîchit, appaise la soif, et se digere avec plus ou moins de facilité ; il ne convient pour nourriture, ni aux malades, ni aux convalescens ; extérieurement, il calme la chaleur, souvent la douleur et le gonflement des tumeurs inflammatoires, sur-tout de l'érysipele ; il les répercute en partie ; il diminue et fréquemment guérit les ulceres érysipélateux des jambes, si ordinaires aux tisserands et aux ouvriers en soie ; il appaise la chaleur, la démangeaison, et cuisson des dartres ; mais souvent il répercule une trop grande quantité d'humeur dartreuse.

Le sucre de lait , *sacharum lactis* , si vanté pour tempérer l'acreté de la bile , favoriser l'expectoration , réparer les forces des phthisiques , calmer la goutte , le rhumatisme et les dartres , se digere avec facilité , nourrit peu , favorise peu l'expectoration , et ne contribue point à la guérison de la phthisie , du rhumatisme et de la dartre.

=== Le lait est nuisible dans les maux de tête , dans les fievres, sur-tout aiguës ; il est encore nuisible à ceux qui ont les hypocondres météorisés , agités par des borborismes, aux fébricitans qui ont soif , à ceux qui rendent des selles bilieuses ; à ceux qui ont eu de grandes hémorragies ; à ceux qui ont une disposition à la phthisie , avec fievre à peine sensible : il peut encore être utile dans des fievres lentes , dans des maladies d'affoiblissement , pourvu qu'on n'apperçoive aucun des symptômes ci-dessus ; et dans tous les cas de dépérissement sans cause manifeste. *Hip. sect. V , aph.* 65.

PRÉPARATION. Le lait doit être pris , autant que cela se peut , aussitôt qu'il vient d'être trait , ou doué d'une chaleur approchant de celle dont il jouit après avoir été trait. — Lorsque le malade ne peut digérer facilement le lait , ajoutez – y à chaque livre , infusion de feuilles de menthe crépue , depuis une once jusqu'à quatre. Si les acides dominent dans les premieres voies , toutes les fois que vous prendrez du lait , délayez-y dans la premiere verrée , yeux d'écrevisses porphyrisés , depuis un grain jusqu'à quatre. Le lait se digere-t-il mal à cause de la trop grande quantité de beurre et de fromage , faites bouillir le lait jusqu'à réduction d'un tiers ; enlevez les pellicules qui se forment à la surface pendant l'ébullition, passez, et prenez ce lait tiede , par petites verrées , le matin à jeun , ou deux ou trois heures avant chaque repas.

Prenez lait de vache , trois livres ; faites bouillir , ajoutez vinaigre , une once ; lorsque le fromage est coagulé et rassemblé, passez, mêlez avec la colature, blanc d'œufs frais et battus, au nombre de six ; yeux d'écrevisses porphyrisés, dix grains ; faites bouillir le mélange jusqu'à ce que les blancs d'œufs soient coagulés ; filtrez à travers le papier gris, vous aurez le petit-lait clarifié, *serum lactis clarificatum.* Ceux qui préparent le petit-lait avec la présure, prennent lait de vache, quatre livres ; présure, demi-once, ou une petite cuillerée qu'ils agitent bien ; ils exposent le mélange à la plus douce chaleur pendant douze heures ; ils décantent, puis égoutent le petit-lait, qu'ils clarifient et filtrent comme ci-dessus sans y ajouter les yeux d'écrevisses.

Le petit-lait évaporé jusqu'à une sixieme partie et mis dans un endroit frais, donne le sucre de lait, *sacharum lactis*, qui se prépare en grande partie dans la Suisse ; depuis deux drachmes jusqu'à trois onces par jour, seul ou en solution dans eau sucrée, cinq onces.

Limaçon. Escargot. *Cochlea. Helix pomatia.*

Helix testa umbilicata subovata obtusa decolore, apertura subrotundo-lunata. (Linn. Faun. Suec. 1283. *Syst. Nat. Regn. Anim. pag.* 1244.)

Ver testacé. Dans les bois et vignes de France. Chair inodore, de saveur fade.

VERTUS. Le bouillon d'escargot adoucit, tempere, pese un peu sur l'estomac, ne donne ni coliques ni diarrhée ; nourrit médiocrement, favorise l'expectoration, calme l'âcreté des urines, l'ardeur et l'irritation de la poitrine, de l'estomac, des intestins et des voies urinaires ; il appaise la toux catarreuse, la toux par vapeur âcre, la toux convulsive, la toux vive et forte, avec douleur et sécheresse dans la poitrine; il soulage les phthisiques, tant que l'estomac peut le supporter; enfin, il diminue les coliques par matieres âcres, l'atrophie dorsale par masturbation, la diarrhée par substances âcres, l'hémoptysie par toux violente.

Le bouillon de vipere, *vipera*, nourrit médiocrement, se digere avec facilité, et n'échauffe point; il ne jouit d'aucune des vertus qu'on lui attribuoit si gratuitement, comme de combattre les maladies de la peau, de réparer promptement les forces des personnes épuisées par de longues maladies ou par de violens exercices.

Le serpent aquatique, *coluber aquaticus*, est aussi renommé pour attaquer les dartres, la lépre et la phthisie : pris pour unique nourriture, rôti ou apprêté avec du jus, ou sous forme de bouillon, il nourrit, répare les forces des sujets épuisés par excès de coït ou de masturbation, et quelquefois guérit la phthisie récente par masturbation.

Le ver de terre, *lumbricus terrestris*, n'attaque point l'ictere, les tumeurs du foie, de la rate et du mésentere, l'asthme humide, la phthisie et les maladies convulsives; extérieurement, mêlé avec l'huile, et en onction, il passe pour combattre les douleurs rhumatismales, fortifier et adoucir les ligamens articulaires et les muscles après les luxations; ces vertus sont imaginaires.

PRÉPARATION. Prenez limaçons mondés de leur coque, depuis vingt jusqu'à trente; racines de panais, deux onces; eau, deux livres et demie; faites bouillir pendant une heure, passez, pour bouillon à prendre par petites verrées dans le jour.

Coq. *Gallus. Phasianus Gallus.*

Phasianus caruncula compressa verticis geminaque gulæ, auribus nudis, cauda compressa adscendente. (*Linn. Syst. Nat. Regn. Anim.* 270.)

Oiseau. En Europe ; s'éleve dans les basses-cours.

Chair de coq rôtie, inodore, d'une saveur douce. — Œuf de poule, *ovum gallinaceum ;* inodore, d'une saveur douce et agréable. — Graisse de coq, *adeps galli ;* inodore, insipide. — Fiente de poule, *stercus galli :* d'une odeur piquante, d'une saveur très-âcre et amere.

VERTUS. Le bouillon de coq nourrit beaucoup, souvent fatigue l'estomac des convalescens, constipe, répare promptement les forces épuisées par des évacuations abondantes : rafermit la poitrine, augmente la force du pouls, rétablit l'embonpoint, et donne aux sens plus de vigueur : à petite dose répétée d'heure en heure, ou de deux en deux heures, il remédie à l'épuisement par allaitement, à l'épuisement par grandes hémorragies, par diarrhée copieuse, par urines très-abondantes, par salivation, par perte excessive de semence, ou par évacuation considérable de pus. Il est peu de convalescens qui n'éprouvent de bons effets de ce bouillon, à moins que les fonctions de l'estomac ne soient dérangées au point de le rendre incapable de soutenir et de digérer une nourriture aussi succulente. — La *gelée de coq* nourrit beaucoup plus que le bouillon : un très-petit nombre de personnes délicates, peuvent la supporter ; elle fatigue leur estomac, et les irrite.

Le bouillon de poulet, eau de poulet , *aqua pulli* , tempère la soif, ne pèse pas sur l'estomac, nourrit peu , adoucit la poitrine , l'estomac , les intestins , et les voies urinaires ; calme l'âcreté des urines , en accroît le cours , tient le ventre libre sans procurer la diarrhée , diminue la grande irritabilité du genre nerveux , et la disposition aux mouvemens convulsifs ; il appaise la toux convulsive, la toux par vapeurs âcres, les coliques et la diarrhée par matieres âcres ; il aide à combattre toutes les maladies où il faut peu nourrir , médiocrement rafraîchir , beaucoup adoucir et relâcher : défendez-en l'usage , dès que l'esto-mac et les intestins contiennent des humeurs trop dispo-sées à tourner vers l'acide ou la putridité , et que ces visceres sont affoiblis au point de mal digérer , et de favoriser le météorisme ; alors il dérange les fonctions de l'estomac et des intestins , il abat les forces vitales et musculaires , et par conséquent, les forces nécessaires pour une crise heureuse ; aussi ne doit-il pas être re-gardé comme la meilleure boisson dans les maladies aiguës.

L'œuf, *ovum* , présente la coquille d'œuf, *testa ovi ;* le blanc d'œuf, *albumen ovi ;* et le jaune d'œuf, *vi-tellus ovi.* L'œuf à la coque , ou œuf mollet, nourrit beaucoup , se digere bien , constipe , adoucit la poitrine et favorise l'expectoration ; quelquefois il donne des rapports nidoreux quand il y a disposition des humeurs de l'estomac à la fermentation putride : les enfans et les vieillards recherchent avec empressement l'œuf à la coque , et en sont très-rarement fatigués ; il est indiqué dans la toux essentielle, la toux convulsive, la toux catarreuse et la diarrhée par médicamens âcres ; en la-vement, pour nourriture, lorsque l'estomac ne peut rien supporter, il calme quelquefois le ténesme ; exté-rieurement il relâche et adoucit la peau. — Le jaune d'œuf rend les résines, les gommes résines et les hui-leux, miscibles avec l'eau. L'*huile par expression de jaune d'œuf,* extérieurement, calme, relâche, appaise l'ulcé-ration par brûlure, la douleur et la tension des hémor-roïdes, les excoriations et les fissures du mamelon et

des

des lèvres, les excoriations des parties génitales et de l'anus. — Le blanc d'œuf nourrit moins que le jaune d'œuf, et ne se digère pas avec autant de facilité : extérieurement, il ne convient ni dans l'ophtalmie, ni dans l'inflammation des paupières, ni dans les plaies et les brûlures récentes. — La coquille d'œuf porphyrisée absorbe les acides ; mais préférez les yeux d'écrevisses et la craie blanche. La coquille d'œuf calcinée et pulvérisée approche de l'âcreté de la chaux et s'unit rapidement avec les acides : elle a été mise en usage pour dissoudre les calculs et chasser les graviers ; des expériences répétées avec soin ont prouvé qu'elle était incapable de produire ces effets. — La *fiente de poule* favorise, par son application réitérée, le changement des tumeurs légèrement inflammatoires en abcès, et passe pour résoudre les tumeurs insensibles, dures et sans penchant au cancer. Plusieurs préfèrent la *fiente de pigeon*, plus active et plus âcre ; cette fiente macérée dans du vin blanc, a quelquefois rétabli les menstrues arrêtées par le froid.

PRÉPARATION. Prenez viande de coq, deux livres ; eau, quatre livres ; racine de panais, deux onces : faites bouillir lentement jusqu'à réduction de moitié, vous aurez le bouillon de coq, *jusculum galli,* à prendre par petites verrées dans le jour. Si vous faites cuire ce bouillon jusqu'à consistance de gelée, lorsqu'il est refroidi, en l'aromatisant avec de la canelle, ou de l'écorce d'orange, ou de l'eau de fleurs d'oranger, vous aurez la gelée de coq, *jusculum gelatum galli :* à prendre par cuillerées dans l'espace d'un, deux ou trois jours. — Prenez un jeune poulet ; eau, trois livres ; faites bouillir lentement pendant une heure et demie, passez, vous aurez le bouillon de poulet, *jusculum pulli;* s'il est nécessaire qu'il soit plus nourrissant, faites cuire le poulet dans eau, une livre et demie seulement. — Prenez œufs frais, vingt ; faites-les cuire jusqu'à ce qu'ils soient bien durcis ; séparez les jaunes d'œufs que vous diviserez et ferez sécher à un feu doux dans une terrine de grès, jusqu'à ce qu'ils deviennent secs et roux ; renfermez-les aussitôt dans un sac de coutil ;

exprimez, vous obtiendrez l'huile d'œuf par expression, *el um ex ovis expressum*, qu'il faut conserver dans un vase exactement bouché. — Prenez coquilles d'œufs que vous mettrez dans un creuset, faites-les rougir, ensuite refroidir, vous aurez les coquilles d'œuf calcinées, *testæ ovi calcinatæ*, qu'il faut porphyriser et conserver dans un flacon de verre bien bouché : c'est la base du remede de mademoiselle Stephens pour détruire les calculs; depuis trois grains jusqu'à quinze, mêlées avec le double de leur poids de sucre, et délayées dans une cuillerée de suc exprimé de racine de chicorée.

Bœuf. *Bos. Bos taurus.*

Bos cornibus teretibus extrorsum curvatis, palearibus laxis. (*Linn. Syst. Nat. Regn. Anim. pag.* 98.)

VERTUS. La chair de bœuf rôtie ou bouillie est une nourriture succulente et très-substantielle pour l'homme bien portant, mais trop difficile à digérer pour les convalescens : le bouillon de bœuf leur convient mieux ; les premiers jours il doit être très-léger ; augmentez la force de ce bouillon, à mesure que l'estomac acquiert plus de vigueur.

La chair de *vache* est plus dure et moins succulente ; celle de *taureau* plus dure et moins agréable. — La viande de *veau* fournit moins de suc ; quelquefois elle se digere mal et produit la diarrhée : le bouillon de veau est léger, adoucissant, tient le ventre libre, s'aigrit facilement, et peut quelquefois suppléer au bouillon de poulet.

Le bouillon fait de *poumons de veau* se digere avec assez de facilité, nourrit médiocrement, adoucit la poitrine, en tempere la chaleur et la sécheresse, favorise l'expectoration ; à la longue il relâche l'estomac et souvent le fatigue ; il tient le ventre plutôt libre qu'il ne

le constipe : en lavement, il calme la chaleur et les
douleurs d'entrailles. On a coutume de corriger la saveur fade de ce bouillon par les raves ou par la racine
de panais.

Le fiel de bœuf, *fel bovinum*, en onction, passe
pour faire mourir les vers, enlever les taches de la
peau, donner du mouvement aux membres paralysés et
déterger les ulceres sanieux et peu sensibles ; intérieurement pour résoudre les duretés du foie, de la rate,
du mésentere, et faire mourir les vers lombricaux : ces
vertus ne sont point fondées sur l'observation. Il a la
propriété de rendre les graisses et les huiles miscibles
avec l'eau.

La moelle de bœuf, *medulla bovis*, en onction sur les
tégumens, les relache, diminue l'insensible transpiration, calme rarement les douleurs par piqûres d'abeilles,
ne domte point le venin par morsure de vipere, ne
dissipe pas les douleurs rhumatismales et goutteuses ;
souvent elle les accroît et dispose les tumeurs inflammatoires à la suppuration.

L'*épiploon du veau ou du mouton*, appliqué tout chaud
sur le ventre, calme quelquefois les coliques spasmodiques, les coliques par suppression de transpiration,
par àcreté des humeurs, ou par excessive sensibilité
des tuniques de l'estomac et des intestins ; rarement
l'inflammation récente et spontanée des visceres du
ventre, et la douleur néphrétique spasmodique. Cette
espece de graisse est préférable à toutes autres especes
de graisses employées pour onguent, liniment, emplatre, onction. Pendant la convalescence, on préfere
souvent et avec raison le mouton au bœuf.

Le mouton rôti nourrit beaucoup, mais il se digere
avec plus de facilité que le bœuf, et convient aux
convalescens dont l'estomac est en état de soutenir les
alimens solides.

Le poisson d'eau douce nourrit moins que le mouton
et le poulet ; il est avantageux aux convalescens qui
ne peuvent pas supporter la viande et les plantes po-
tageres ; encore ne faut-il le donner qu'en petite quantité. Le poisson de mer ne l'emporte point ici sur le
poisson d'eau douce.

PRÉPARATION. Prenez chair de bœuf, une livre et demie ; racine de panais, deux onces ; eau, trois livres ; faites bouillir à un feu doux, écumez avec soin : dès que le bouillon sera réduit à une livre et demie environ, ajoutez un peu de sel, retirez du feu, passez à travers un linge trempé dans l'eau froide, versez la colature sur de la racine de panais broyée, ou sur des feuilles de chicorée hachées ; passez, exprimez, pour un bouillon que le convalescent prendra seul, ou avec du pain grillé en plus ou moins grande quantité : on peut substituer aux feuilles de chicorée, les feuilles de cresson, ou de cerfeuil, ou de fumeterre, ou la racine de patience fraîche, ou les raves coupées par tranches, ou les tiges de céleri, etc., suivant l'espèce de maladie dont le convalescent a été attaqué, et suivant l'état présent de son estomac.

SEIZIEME CLASSE.

FORTIFIANS.

PRINCIPES GÉNÉRAUX.

1. Les médicamens qui augmentent la force et la vélocité du pouls, qui accroissent la chaleur du corps, qui raniment le genre nerveux, qui réveillent l'appétit et qui accélerent la digestion, différent autant par l'odeur et la saveur que par leurs vertus et leurs effets particuliers.

2. Les amers échauffent médiocrement; ils attaquent avec plus ou moins de force le principe de la fievre intermittente : les aromatiques raniment plus promptement les forces vitales et musculaires, constipent et causent beaucoup de chaleur : les spiritueux agissent sur le cerveau, ils ennivrent ; pris modérément, ils fortifient, donnent de la gaieté, de la force, calment pour un instant la soif, augmentent plus ou moins le cours des urines, et échauffent.

3. Les fortifians amers conviennent dans un grand nombre de fievres continues, lorsqu'il est essentiel de ranimer les forces, de s'opposer à la disposition des humeurs vers la putridité, et de favoriser les efforts de la nature pour une crise salutaire ; mais tenez-vous en garde contre ces remedes, dès qu'il se montre un état inflammatoire ou convulsif.

4. Dans les fievres éruptives, les fortifians amers ne doivent être tentés qu'au moment où les forces sont trop abattues, pour faire parvenir l'éruption à une terminaison heureuse.

5. Dans la classe des fortifians amers se trouvent les spécifiques des fievres intermittentes, sur-tout le *quinquina*, qui jusqu'à présent n'a pu être remplacé par aucune autre substance.

6. Les fortifians amers si favorables dans les maladies du foie sans disposition à l'état inflammatoire, où à l'état convulsif, accroissent ordinairement les symptômes des maladies de poitrine.

7. Les fortifians amers attaquent avec plus ou moins de force les différentes especes de vers du corps humain ; mais pour assurer le succès de ces remedes, il faut toujours choisir le moment où il y a le moins d'agitation et de douleur.

8. Dans les maladies d'estomac et des intestins par foiblesse, lorsque la bile a de mauvaises qualités, qu'il faut rendre les urines plus abondantes et qu'on craint d'échauffer, on doit préférer les fortifians amers aux fortifians aromatiques.

9. Les fortifians amers augmentent ordinairement les maladies convulsives ; les fortifians aromatiques doux souvent les calment ; les fortifians spiritueux quelquefois les diminuent pour un instant, mais ensuite ils les rendent plus longues et plus rebelles.

10. Les fortifians amers accroissent fréquemment le vomissement et quelquefois la diarrhée ; les fortifians aromatiques arrêtent souvent le vomissement et la diarrhée sans disposition inflammatoire ; et les fortifians spiritueux nuisent communément dans l'un et l'autre genre de maladie.

11. Les fortifians, soit amers, soit aromatiques, soit spiritueux, font toujours beaucoup de mal dans toutes les especes d'hémorragie.

12. Dans les maladies soporeuses avec plénitude du pouls, les fortifians amers, ou aromatiques, ou spiritueux, accroissent toujours le danger ; à peine les fortifians aromatiques conviennent-ils dans les maladies soporeuses des vieillards et par sérosité.

A a 4

13. Les maladies de foiblesse, telles que les défaillances, les asphyxies, les especes de paralysie par sérosité, etc. etc. sont quelquefois dissipées par un fortifiant aromatique ou spiritueux ; mais il faut savoir appliquer à propos le remede convenable à l'espece de maladie.

14. Dans les maladies inflammatoires, les fortifians portent préjudice tant que les forces suffisent pour une crise salutaire ; si elles viennent à manquer, choisissez parmi les fortifians aromatiques le plus propre à ranimer les forces sans accroître l'inflammation.

15. Les aromatiques et les spiritueux sont souvent dangereux aux enfans, nuisibles aux jeunes gens, indifférens aux adultes, et avantageux aux vieillards.

16. Les personnes habituées à faire excès des aromatiques sont sujettes aux maladies inflammatoires et aux maladies convulsives ; et celles qui abusent des spiritueux, aux maladies soporeuses et à plusieurs especes de maladies convulsives, de rétention et de foiblesse.

17. Les femmes désirent plus les aromatiques, et en éprouvent plus de mal que les hommes : et les hommes aiment plus les spiritueux, et en ressentent moins de mal que les femmes.

18. L'homme peut vivre, et long-temps, sans aromates et sans spiritueux ; il est de même en état de parvenir à la vieillesse la plus avancée en faisant un usage modéré des aromates et des spiritueux, particuliérement s'il habite un pays froid et humide.

19. Les amers intérieurement s'opposent plus à la gangrene que les spiritueux et les aromatiques, et ils détergent avec plus de succès les ulceres sanieux et putrides ; mais les aromatiques et les spiritueux raniment davantage que les amers.

20. Si les aromatiques, et sur-tout les amers aromatiques, favorisent plus la résolution des tumeurs froides et indolentes que les spiritueux, ils sont au contraire moins utiles pour dissiper les contusions et les blessures superficielles.

21. Les Théoriciens qui ne voient dans les fortifians amers, ou aromatiques, ou spiritueux, que des médicamens calmans, tempérans, carminatifs, antispasmodiques, apéritifs, incisifs, diurétiques, sudorifiques, antiseptiques, exposent souvent les jeunes Praticiens à irriter, échauffer et contrarier les efforts de la nature, au lieu d'appaiser la chaleur, de diminuer l'irritation, et de favoriser ainsi le travail de la nature pour la résolution de l'inflammation et l'expulsion de la matiere morbifique.

22. Fonder la cure des maladies sur la méthode échauffante et la méthode rafraîchissante, c'est tomber dans une erreur très-dangereuse ; elle est encore plus funeste lorsque le Praticien admet exclusivement l'une ou l'autre méthode.

SEIZIEME CLASSE.

FORTIFIANS.

ORDRE PREMIER.

FORTIFIANS AMERS.

Fumeterre. *Fumaria. Fumaria officinalis.*

FUMARIA pericarpiis monospermis racemosis, caule diffuso. (*Linn. Spec. plant.* 984.)

Dans les champs cultivés d'Europe. *Fleurit en Prairial et Messidor.*

Feuilles inodores, d'une saveur amere. Semences inodores, d'une saveur amere. *Annuelle.*

VERTUS. Le suc exprimé des feuilles de fumeterre, depuis deux onces jusqu'à quatre, altere un peu, excite dans la région de l'estomac une douce chaleur, réveille

l'appétit, tient le ventre libre , accroît légérement le
cours des urines , ranime médiocrement les forces vitales ,
et dissipe pour l'ordinaire avec facilité la saveur et les
renvois acides ; il combat quelquefois la jaunisse par diminution subite de transpiration insensible ; la jaunisse
par fievre intermittente, lorsque l'état de spasme ne subsiste
plus ; les duretés et le gonflement du foie par fievre
intermittente ; rarement les dartres , et plus rarement le
scorbut : il n'est point nuisible aux goutteux, aux teigneux,
aux bilieux ; mais il fait moins de bien aux hystériques ,
aux hypocondriaques, et à ceux dont le genre nerveux
est très-irritable. Les feuilles seches de fumeterre ont
peu de vertus.

Préparation. Suc exprimé des feuilles de fumeterre ,
déposé et filtré , depuis deux onces jusqu'à huit , rarement
seul , ordinairement mêlé avec du petit lait , ou du bouillon
de poulet , ou du bouillon de tortue , ou du bouillon de
grenouilles , une livre , à prendre par petites verrées le
matin : suc exprimé et clarifié , en lavement , seul ou
mêlé avec parties égales d'un des fluides ci-dessus.

Noyer. *Nux juglans. Juglans regia.*

*Juglans foliolis ovalibus glabris subserra-
tis subæqualibus (Linn. Hort. Cliff. 449.
Spect. plant. 1415.)*

Arbre. En Europe. *Fleurit en Floréal.*

Feuilles d'une saveur amere et âcre , d'une
odeur légérement virulente; amande inodore,
d'une saveur douce , fade et un peu âcre
lorsqu'elle est seche.

VERTUS. Les feuilles de noyer broyées et appliquées sur les ulceres sanieux, ou putrides, ou infectés de vers, quelquefois les détergent, et donnent aux chairs une meilleure qualité. Le suc exprimé des feuilles agit avec plus de promptitude et d'efficacité, particuliérement sur les ulceres doués de peu de sensibilité.

Les noix, *nuces*, nourrissent peu, causent souvent une douleur gravative dans la région épigastrique, quelquefois la colique, irritent la poitrine pour peu qu'elle soit fatiguée.

L'huile de noix par expression, récente, ne se digere pas avec autant de facilité que l'huile d'olives ; elle tient le ventre plus libre et attaque avec plus de force les vers lombricaux : en lavement, elle s'oppose à la constipation, et quelquefois attaque les vers ascarides : en onction, elle ne combat ni les douleurs rhumatismales, ni les douleurs goutteuses : à haute dose elle fait vomir.

PRÉPARATION. Feuilles récentes légèrement froissées, ainsi que le suc exprimé des feuilles sur les ulceres : faites sécher les amandes de noix, exprimez-les entre deux plaques de fer, vous aurez l'huile de noix par expression, *oleum expressum ex nucibus juglandis*, limpide, transparente, inodore, presqu'insipide, à peine âcre : depuis une once jusqu'à quatre. En lavement, seule.

Fougere. *Filix. Polypodium Filix mas.*

Polypodium frondibus bipinnatis : pinnis obtusis crenulatis, stipite paleaceo. (*Linn. Hort. Cliff.* 475. *Spec. plant.* 1551.)

En Europe. *En vigueur pendant l'Automne.*

Racine inodore, d'une saveur visqueuse et amere. *Vivace.*

VERTUS. Racine de fougere pulvérisée, prise en substance plutôt qu'en décoction, fait ordinairement mourir
les vers lombricaux, très-rarement le ver solitaire; une
forte décoction en lavement quelquefois attaque les vers
ascarides : soit en poudre soit en décoction, elle fatigue
peu l'estomac, produit une espece d'anxiété, rarement
cause des coliques et la diarrhée. Plusieurs Praticiens
emploient avant son usage l'huile de noix intérieurement
et en lavement.

PRÉPARATION. Racine pulvérisée, depuis une drachme
jusqu'à demi-once, délayée dans cinq onces d'eau, ou
incorporée avec un sirop. Racine concassée, depuis demi-
once jusqu'à deux onces, en décoction dans douze onces
d'eau jusqu'à réduction de moitié.

Mousse de Corse.

Fucus helminthocorton. (*De la Tourette,
Journal d'Observ. sur la physique, par l'Abbé
Rozier tom. XX, pag. 166.*)

Dans la Méditerranée, principalement sur
les bords de l'Isle de Corse.

Inodore, d'une saveur saumâtre et un peu
amere.

VERTUS. Une forte décoction de mousse de Corse
fait souvent mourir les vers lombricaux; elle cause de
la soif, elle échauffe médiocrement, elle fatigue peu
l'estomac, elle donne rarement des coliques, elle tient
le ventre un peu libre; et après cet effet, ordinairement
elle constipe : en lavement, elle n'attaque pas d'une
maniere sensible les vers ascarides : en boisson et en

lavement, elle ne fait point mourir le ver solitaire et le cucurbitin.

Préparation. Réduite en poudre subtile, de vingt grains jusqu'à deux drachmes; en décoction, depuis une drachme jusqu'à une once, dans dix onces d'eau jusqu'à réduction de moitié; à prendre le matin à jeun : semblable décoction en lavement.

Germandrée. *Chamædris. Teucrium Chamædris.*

Teucrium foliis cuneiformi - ovatis incisis crenatis petiolatis, floribus subverticillatis ternis petiolatis. (*Linn. Hort. Cliff.* 303. *Spec. plant.* 790.)

En Allemagne, en Angleterre, en Italie, en Suisse, en France. *Fleurit en Messidor et Thermidor.*

Fleurs d'une odeur aromatique douce, d'une saveur médiocrement amere. Feuilles d'une odeur aromatique douce, d'une saveur amere et âcre. *Vivace.*

Vertus. Une forte infusion de germandrée altere médiocrement, cause une très-douce chaleur dans la région épigastrique; ne porte aucun sentiment désagréable dans l'estomac, réveille l'appétit, ne constipe pas d'une maniere sensible, ranime les forces vitales et musculaires, excite légérement le cours des urines, et attaque avec assez de force le principe des fievres intermittentes, et quelquefois celui de la fievre quarte ; souvent elle combat heureusement la fievre tierce et double tierce printa‑nieres, et la jaunisse par fievre intermittente ; elle con‑tribue beaucoup à la résolution des duretés du foie et de la rate par fievre intermittente ; quelquefois elle dissipe la leucophlegmatie par fievre intermittente, et rarement elle fait disparoître l'ascite récente et par fievre intermittente ; elle n'est pas à négliger dans les pâles couleurs, dans la suspension des menstrues par les corps froids, dans le rachitis et les écrouelles.

Houblon, *lupulus*, *humulus lupulus*. La décoction des feuilles de houblon ne peut remplacer celle de germandrée pour attaquer les fievres intermittentes et les duretés du foie ; elle excite un peu le cours des urines : les jeunes tiges de houblon apprêtées, accroissent le cours des urines et nourrissent très‑peu.

PRÉPARATION. Feuilles fraîches de germandrée, depuis quatre onces jusqu'à demi‑livre ; et seches, depuis une once jusqu'à deux ; eau, une livre ; faites infuser à un feu doux pendant une heure ; passez, exprimez fortement pour décoction à prendre le jour de l'intermittence et quatre ou cinq heures avant l'accès de fievre ; réitérez l'usage de cette décoction jusqu'à disparition de la fievre, et huit jours après ; diminuez ensuite par degrés la dose des feuilles et la quantité de la décoction. Pour empêcher le retour de la fievre, prenez feuilles seches, depuis deux drachmes jusqu'à une once ; eau, demi‑livre ; faites infuser, passez, exprimez : à boire le matin à jeun.

Chardon

Chardon étoilé. Chausse-trape. *Carduus stellatus. Centaurea calcitrapa.*

Centaurea calycibus subduplicato-spinosis sessilibus, foliis pinnatifidis linearibus dentatis, caule piloso. (*Linn. Hort. Ups.* 273. *Spec. plant.* 1297.)

En France. *Fleurit en Messidor et Thermidor.*

Feuilles inodores, d'une saveur très-amere. **Racine inodore**, d'une saveur visqueuse et amere. *Annuelle.*

VERTUS. Suc exprimé des feuilles de chardon étoilé, depuis trois onces jusqu'à six, cause une douce chaleur et un sentiment un peu désagréable, ou de l'anxiété dans la région de l'estomac ; il altere, il augmente le cours et la quantité des urines, il constipe : c'est peut-être, après le quinquina et la germandrée, la substance qui combat avec le plus d'avantage les fievres intermittentes, particuliérement les fievres intermittentes printanieres ; il a quelquefois dissipé la fievre quarte printaniere, l'ictere par suppression de transpiration, les duretés du foie, et sur-tout celles du foie ou de la rate par fievre intermittente : mêlé avec parties égales de bierre ou de vin généreux, ou aiguisé d'une petite quantité d'eau de vie, il se digere souvent avec plus de promptitude, et agit quelquefois avec plus d'efficacité contre la fievre ; cependant préféréz de l'administrer, les premiers jours, seul ou mêlé avec parties égales d'eau sucrée.

La décoction de la racine accroît beaucoup le cours des urines, et convient dans l'hydropisie par fievre intermittente.

Chardon bénit, *carduus benedictus, centaurea benedicta.* Le suc exprimé des feuilles possede, suivant quelques Praticiens, les mêmes vertus que le chardon étoilé ; il falloit ajouter, à un degré bien inférieur : ce suc ne fait point vomir, à moins qu'on ne l'administre au moment où l'accès de fievre commence : à défaut des feuilles fraîches, on peut employer les feuilles seches à haute dose en décoction dans l'eau. Les feuilles infusées, depuis une once jusqu'à deux, dans une livre de vin blanc, et données le matin à jeun au lit, depuis deux onces jusqu'à quatre, passent pour être très-utiles dans le rhumatisme chronique ; alors elles excitent une douce chaleur et une légere sueur. La racine fraîche, depuis deux onces jusqu'à quatre, en décoction dans eau, une livre et demie, excite le cours des urines et dissipe quelquefois l'hydropisie et les duretés du foie par fievre intermittente. Les feuilles fraîches qui viennent de paroître sont moins ameres et moins désagréables ; assaisonnées, elles nourrissent très-légérement, fortifient l'estomac, excitent et augmentent l'appétit : à administrer comme le chardon étoilé.

Chardon-marie, *carduus mariæ.* Le suc exprimé des feuilles de chardon-marie, plus foible que le suc de chardon bénit, peut, à défaut de ce dernier et du chardon étoilé, être employé dans les mêmes maladies où le suc de chardon étoilé est indiqué. Le suc de chardon-marie ne guérit ni la rage, ni l'inflammation de poitrine, ni la goutte, ni le scorbut. La décoction de la racine n'attaque pas avec autant de force l'hydropisie par fievre intermittente, que les racines des deux chardons ci-dessus.

Chardon-roland, *eryngium campestre.* La racine ne l'emporte point en vertus sur les racines de chardon étoilé et de charbon bénit.

Préparation. Suc exprimé des feuilles de chardon étoilé, depuis quatre onces jusqu'à huit, seul ou à mêler avec parties égales de vin ou de bierre, ou d'eau à aiguiser avec eau de vie, une once, suivant le tempérament, la constitution et l'âge du malade, et à prendre quatre ou cinq heures avant l'accès. Feuilles fraîches, depuis demi-livre jusqu'à une livre ; hachez-les et faites-les bouillir un instant dans une livre d'eau ; passez, exprimez : à prendre par verrées dans la matinée. A défaut de feuilles fraîches, prenez feuilles seches, depuis demi-livre jusqu'à une livre ; eau, deux livres ; faites bouillir jusqu'à réduction de moitié ; passez, exprimez ; à prendre par verrées. Racine fraîche, divisée en petits morceaux, depuis deux onces jusqu'à huit, en décoction dans eau, une livre et demie, pendant demi-heure ; passsez, exprimez fortement, pour boisson à édulcorer avec du sucre, et à prendre par petites verrées.

Trefle d'eau. *Trifolium palustre. Menyanthes trifoliata.*

Menyanthes foliis ternis. (*Linn. Flor. Suec.* 163. *Spec. plant.* 208.)

En Europe ; sur les bords des marais et dans les endroits marécageux. *Fleurit en Floréal.*

Feuilles inodores, d'une saveur amere.

Vertus. Le suc exprimé des feuilles de trefle d'eau, depuis une once jusqu'à quatre, mêlé avec eau ou petit lait, huit onces, échauffe médiocrement l'estomac, altere plus ou moins, accroît la force du pouls et le cours des urines, réveille l'appétit, constipe légérement, ranime les forces musculaires, irrite peu le genre nerveux, favorise l'expectoration, et à haute dose il cause quelquefois de l'enrouement et de la difficulté de respirer ; il est souvent plus utile que le cresson dans le scorbut ; il attaque quelquefois avec avantage l'asthme humide, les maladies cachectiques, l'ictere par sup-

pression de transpiration, les duretés du foie et de la
rate par fievre intermittente , et même la fievre tierce
printaniere : ses bons effets contre le rhumatisme chronique et la goutte ne sont pas confirmés par l'observation. Il fatigue souvent les hystériques, les hypocondriaques, les phthisiques, les personnes sujettes aux
hémorragies , et celles douées de beaucoup de sensibilité ; il accroît les symptômes de la colique néphrétique,
spasmodique, ou par graviers ; il préserve souvent du
scorbut, de la fievre intermittente et de l'hydropisie ,
ceux qui habitent les bords de la mer, les pays marécageux, les prisons, les vaisseaux et les hôpitaux :
les feuilles seches ont beaucoup moins de vertus que
les feuilles fraîches. — L'extrait de trefle d'eau ne
doit jamais être préféré au suc et à l'infusion des
feuilles fraîches , même des feuilles seches. Extérieurement le suc exprimé des feuilles tend à déterger les
ulceres sordides, les ulceres scorbutiques , et les fistules
récentes avec pus de mauvaise qualité.

PRÉPARATION. Suc exprimé des feuilles de trefle d'eau,
depuis une once jusqu'à quatre , mêlé avec eau sucrée ,
une livre ; à prendre par petites verrées dans la matinée.
Feuilles seches, depuis demi-once jusqu'à deux onces,
infusées dans eau , une livre ; passez , exprimez et édulcorez la colature avec du sucre ; à prendre par verrées.
On peut substituer à l'eau, du petit lait ou du bouillon
de grenouilles, ou de tortue , ou de poulet.

Quinquina. *China china. Cortex peruvianus.*

Cinchona panicula brachiata. (Linn. Spec. plant. 244.)

Arbre ; au Pérou.

Ecorce des branches , *écorce du Pérou*, *écorce de quinquina* ; compacte , inodore , de couleur rougeâtre ou jaunâtre , d'une saveur amere et médiocrement austere.

VERTUS. Quinquina mâché et avalé , depuis une drachme jusqu'à deux , attire beaucoup de salive dans la bouche , y porte un peu de sécheresse , de constriction et de chaleur ; altere, échauffe légérement la région de l'estomac , réveille lappétit, se digere avec assez de facilité , et tient ordinairement le ventre libre les deux premiers jours. Quinquina pulvérisé , depuis deux drachmes jusqu'à demi-once , délayé dans eau , cinq onces, et pris le matin à jeun , produit un peu de sécheresse dans l'arriere-bouche , et d'altération , quelquefois une grande anxiété , et une très-légere chaleur dans la région de l'estomac ; sensations de plus ou moins longue durée, souvent accompagnées , les premiers jours, de nausées , d'envies de vomir , quelquefois de vomissement : au bout d'une ou deux heures, de coliques et d'une légere diarrhée ; ensuite il constipe , il ne rend pas les urines et la transpiration insensible plus abondantes ; il ranime l'appétit et les forces vitales et musculaires , sans beaucoup irriter le genre nerveux ; il ne nuit point à la poitrine, et ne laisse pas de mauvaises impressions sur l'estomac ; il s'oppose à la disposition des fluides et des solides vers la gangrene ; il détruit le principe des fievres intermittentes ; enfin, il est le spécifique de toutes les especes de fievres intermittentes, des fievres continues intermittentes, des fievres intermittentes pernicieuses, des fievres aphteuses, du charbon et de la gangrene : souvent il combat avec avantage, sous forme de sirop, les aphtes, la coqueluche, les pâles couleurs, la toux catarreuse, la toux convulsive, la phthisie commençant par fievre intermittente, par toux catarreuse ou par inflammation ; la phthisie récente par masturbation, ou par blessure, et l'étysie dorsale. Le quinquina est encore indiqué dans plusieurs especes de fievres continues et de fievres éruptives où il faut ranimer les forces, détruire la disposition des humeurs vers la putridité ou vers la gangrene, et domter les mauvais effets d'un air corrompu par les vapeurs qui s'élevent des marais, des matieres en putréfaction, des cadavres, des malades ou des hommes rassemblés en trop grand nombre dans les hôpitaux, les prisons, les camps et les vaisseaux. — Il est utile dans le rachitis, mais rarement dans les écrouelles ; il prévient les fievres intermittentes, et les maladies qui naissent des boissons et des alimens putréfiés ; dans ce dernier cas, il est souvent utile de l'aiguiser avec la crême de tartre. — La décoction de quinquina, quelque forte qu'elle soit, a moins d'efficacité que la poudre ; et l'extrait de quinquina est proportionnellement plus foible que la décoction. Lorsque le malade ne peut supporter le quinquina, sous quelque forme qu'il l'avale, ou lorsqu'on craint qu'il irrite trop, administrez-le en lavement, en bain, en fomentation, et en cataplasme sur tout le ventre et la poitrine ; car de ces manieres, il passe souvent assez de quinquina dans le torrent de la circulation, particuliérement chez les enfans et les jeunes gens, pour vaincre la fievre intermittente ; employez le quinquina intérieurement et extérieurement, pour combattre le charbon et la gangrene : une forte décoction de quinquina en fomentation sur les ulceres cancéreux, semble retarder pour quelques jours les progrès du cancer, diminuer la suppuration, la gangrene, et empêcher l'hémorragie. — Après tant de vertus confirmées par l'expérience et l'observation, il n'est pas étonnant de voir des Praticiens se servir du quinquina, comme d'un remede presqu'universel; sur-tout s'ils font la médecine dans des pays marécageux, où la plupart des maladies sont plus ou moins compliquées avec la fievre intermittente. Le quinquina est nuisible aux scorbutiques, aux vérolés, aux hystériques, et aux hypocondriaques. Il fait beaucoup de mal dans les fievres inflammatoires, dans les maladies inflammatoires, dans les especes de fievres qui ne tiennent rien de la fievre intermittente, et qui sont avec tension et élévation des hypocondres, avec disposition au vomissement, avec vomissement par irritation. Enfin, il porte préjudice, en général, à ceux qui sont habitués à vomir, ou que la moindre irritation fait vomir; aux tempéramens bilieux et très-irritables, dont la peau est aride, le pouls dur et accéléré, l'urine crue ou très-foncée, l'arriere-bouche et la langue seches, la toux très-vive, les visceres obstrués, ou enflammés, ou très-irrités.

Cascarille, *cascarilla*, *croton cascarilla*. L'écorce d'une saveur très-amere, d'une odeur assez agréable approchant du musc, et plus forte, lorsqu'on la jette sur des charbons allumés, prise en poudre depuis trente grains jusqu'à trois drachmes, et en infusion depuis une drachme jusqu'à six, altere, échauffe, irrite, ranime les forces, attaque quelquefois les fievres intermittentes printanieres : elle réveille l'appétit, lorsque l'estomac est affoibli par vieillesse, par une grande quantité de mucus ou de sérosité, ou par une maladie de foiblesse; en pareille circonstance, si l'estomac ne se trouve ni irrité, ni disposé à l'inflammation, quelquefois elle combat la diarrhée séreuse ou pituiteuse, elle favorise l'action du quinquina; mais elle nuit toujours dans la dyssenterie; seulement après l'entiere disparition de la dyssenterie, elle peut quelquefois remédier à la foiblesse de l'estomac et des intestins.

PRÉPARATION. Prenez quinquina jaune; à son défaut, quinquina rouge ou brun; réduisez-le en poudre subtile que vous tamiserez, depuis deux drachmes jusqu'à demionce, à délayer dans cinq onces d'eau fraîche, et à prendre quatre ou cinq heures et plus, s'il est possible, avant l'accès de la fievre; si l'indication l'exige, et si le temps le permet, vous pouvez répéter cette dose deux heures après la premiere : quelquefois il est avantageux de délayer le quinquina pulvérisé, dans le vin blanc préférablement à l'eau.

1.° Administrez le quinquina après le troisieme ou le quatrieme jour d'intermittence des fievres intermittentes simples, et après le premier ou le second accès des fievres intermittentes pernicieuses : plus vous attendrez, plus les symptômes s'accroîtront ; et le malade sera obligé de faire usage long-temps, et à haute dose, du quinquina. Si Hippocrate avoit connu cette substance et ses effets, il n'auroit certainement pas dit qu'il falloit attendre sept accès avant de couper la fievre intermittente.

2.° Ne prescrivez ni émétiques, ni purgatifs, avant, pendant et après l'usage du quinquina ; vous rendriez la fievre plus forte dans les deux premiers cas, et vous la feriez reparoître dans le dernier.

3.° N'associez jamais le quinquina avec les purgatifs, ils en diminuent toujours l'efficacité ; d'ailleurs, plus le quinquina purge, moins il est avantageux ; au contraire, s'il constipe.

4.° Employez autant qu'il vous sera possible le quinquina seul, et ne l'associez avec d'autres substances, que lorsque l'expérience et l'observation ont démontré la nécessité de ces mélanges, comme dans les maladies du foie par fievre intermittente, avec un alkali fixe ; dans les fievres inflammatoires compliquées de disposition à la putridité ou à la gangrene, avec la crême de tartre et non avec les acides minéraux ; dans la fievre quarte automnale qui résiste au quinquina seul, avec la germandrée, ou la gentiane et les alkalis fixes.

5.° Faites toujours prendre le quinquina à beaucoup plus haute dose pour les fievres intermittentes automnales que pour les fievres printaniéres ; pour les fievres intermittentes pernicieuses, que pour les fievres intermittentes simples ; et pour la fievre quarte, que pour la fievre tierce.

6.° En donnant le quinquina le quatrieme ou le sixieme jour de la fievre tierce ou double tierce ; et le cinquieme ou le sixieme, le huitieme ou le neuvieme jour de la fievre quarte, faites boire dès la fin du premier accès une grande quantité de décoction légere de dent de lion ou de chichorée ; et pendant les accès , une légere décoction d'orge , ou une eau pannée très-légere : faites en même temps observer, les jours d'intermittence et les jours d'accès , soit avant et pendant l'usage du quinquina , une diete rigoureuse ; permettez seulement , le jour d'intermittence , des crêmes d'orge ou d'avoine à l'eau , édulcorées avec du sucre.

7.º Ne cessez pas l'usage du quinquina , parce que les premieres doses auront rendu les accès suivans plus forts ; ils s'éteindront bientôt , si l'on continue toujours le quinquina à haute dose. Lorsque la premiere et la seconde doses de quinquina purgent , ce n'est pas une raison pour l'interrompre ; d'ordinaire les doses suivantes purgent moins , et souvent constipent.

8.º Recommandez l'usage des lavemens d'infusion de fleurs de mauve , trois ou quatre heures après chaque accès de fievre , et deux heures avant de prendre le quinquina.

9.º Continuez l'usage du quinquina après la disparition de la fievre , au moins pendant huit jours ; et même pendant un mois pour les fievres intermittentes d'automne.

10.º Le principe de la fievre intermittente d'automne est si rebelle , et les retours de la fievre sont si fréquens , qu'il faut nécessairement s'y opposer par un très-long usage du quinquina et des amers , tels que la germandrée : pour prévenir les retours de la fievre , prescrivez le quinquina en substance , depuis une drachme jusqu'à trois ; et à proportion , en décoction ou sous forme de sirop , pendant deux décades , ou un ou deux mois ; et la germandrée en infusion pour boisson hors des repas.

══ Prenez quinquina concassé , depuis une once jusqu'à deux ; eau , une livre ; faites macérer pendant douze heures sur les cendres chaudes , dans un vase bien fermé ; ensuite faites bouillir à un feu doux jusqu'à réduction de six onces ; passez la décoction toute bouillante à travers un linge grossier ; ajoutez sucre , une once ; faites prendre la décoction tiede , en l'agitant d'avance , crainte que le malade n'avale pas ce qui seroit déposé : lorsque l'estomac ne peut supporter le kina sous aucune forme , et qu'il faut le prescrire en lavement , triplez la quantité de quinquina et celle de l'eau, et faites bouillir jusqu'à réduction de moitié pour lavement; en même temps employez le quinquina en cataplasme et en fomentation sur le ventre. — Si l'estomac se refuse à la décoction de quinquina, ou si l'espece de maladie exige une préparation de quinquina plus douce, employez-le sous forme de sirop. Prenez le quinquina le plus choisi et concassé, quatre onces; eau bouillante, deux livres; faites macérer pendant douze heures, ensuite bouillir jusqu'à réduction d'une livre; passez à travers un linge grossier; aussitôt après faites fondre sucre blanc, deux livres moins trois onces; remuez, faites bouillir un instant; retirez du feu, vous aurez le *sirop de quinquina*, qu'il ne faut point clarifier : bouchez exactement les flacons où il sera contenu, et conservez-les dans un endroit frais : à prendre par cuillerées dans le jour, depuis deux onces jusqu'à huit. — Prenez quinquina choisi et concassé, une livre; eau, huit livres; faites macérer pendant vingt-quatre heures à une douce chaleur, ensuite bouillir jusqu'à réduction de moitié; passez à travers une étoffe de laine; faites bouillir de nouveau le résidu de quinquina dans eau, huit livres, jusqu'à réduction de moitié; passez, réunissez les deux décoctions; faites-les bouillir jusqu'à réduction de deux livres; ensuite faites évaporer cette décoction au feu le plus doux sur des assiettes, jusqu'à consistance solide, vous aurez l'*extrait de quin-quina* : depuis deux drachmes jusqu'à demi-once.

Petite Centaurée. *Centaurium minus.* *Gentiana Centaurium.*

Gentiana corollis quinquefidis infundibuliformibus, caule dichotomo. (Linn. Spec. plant. 332.)*

En Europe , sur les montagnes arides et incultes. *Fleurit en Thermidor et Fructidor.*

Fleurs inodores , d'une saveur amere et médiocrement âcre. Feuilles inodores , d'une saveur amere et médiocrement âcre. *Annuelle.*

VERTUS. Une forte infusion des fleurs et des feuilles de petite centaurée , donne un peu de soif et une douce chaleur dans la région de l'estomac ; excite l'appétit , accroît la force du pouls , échauffe , augmente médiocrement la transpiration et l'irritation du genre nerveux ; tient quelquefois le ventre libre ; attaque le principe de la fievre intermittente ; combat souvent les fievres intermittentes printanieres , et dissipe quelquefois l'ictere par fievre intermittente , et l'ictere par suppression de transpiration ; elle convient dans les maladies d'estomac par foiblesse , par surabondance de mucosité , ou par humeurs disposées à l'acidité. Elle nuit aux hystériques , aux hypocondriaques , aux pléthoriques et aux mélancoliques. Extérieurement , elle tend quelquefois à déterger les ulceres putrides , sanieux et vermineux , et à borner la gangrene humide.

PRÉPARATION. Sommités de petite centaurée seches , depuis une drachme jusqu'à une once , en infusion peu-

dant une heure, dans eau, demi-livre ; passez, exprimez, édulcorez la colature avec du sucre, à prendre en
deux verrées, et à réitérer dans le jour suivant l'indication.

Grande Absinthe. Absinthe vulgaire. *Absinthium romanum. Artemisia ab- sinthium.*

Artemisia foliis compositis multifidis, flo- ribus subglobosis pendulis : receptaculo vil- loso. (Linn. Hort. Cliff. 404. Spec. plant. 1188.)

Dans les endroits escarpés et arides de l'Europe. *Fleurit en Messidor et Thermidor.*

Feuilles d'une odeur aromatique médio- crement forte, d'une saveur très - amere. *Vivace.*

Vertus. Une forte infusion de feuilles d'absinthe
procure de la soif, de la chaleur dans la région de l'estomac et dans tout le corps ; accroît la force du pouls et
des muscles, l'irritation du genre nerveux, l'appétit, le
cours des urines et la transpiration insensible ; constipe,
fait mourir les vers lombricaux, et attaque le principe
des fievres intermittentes. Edulcorée avec du miel, elle
aide à l'expectoration des matieres muqueuses, lorsqu'il
n'y a ni inflammation, ni irritation ; adoucie avec du
sucre, elle dissipe quelquefois l'ictere par suppression de
transpiration : cette infusion dompte souvent les fievres
intermittentes printanieres, le dégoût et la perte d'appétit par alimens huileux ou graisseux, par abondance
d'humeurs muqueuses ou séreuses, par cachexie, par
humeurs tendant à l'acide, par vieillesse, par langueur

après les fievres intermittentes, et par maladie de foiblesse. Intérieurement et extérieurement, elle est, après le quinquina, le remede le plus sûr contre la gangrene humide. Cette infusion rappelle souvent le flux menstruel supprimé par l'impression des corps froids ; elle diminue quelquefois les pâles couleurs, les coliques venteuses sans inflammation ni convulsion, le gonflement du foie ou de la rate par fievre intermittente.

L'infusion vineuse des feuilles d'absinthe sert à combattre un grand nombre de maladies de foiblesse, telles que les maladies paralytiques par sérosité ; elle guérit quelquefois l'hydropisie récente par fievre intermittente, et préserve souvent des mauvais effets de l'air contagieux des marais, des prisons, des hôpitaux, des camps, et des terres neuves qu'on remue profondément en été et en automne. L'absinthe nuit à ceux qui sont sujets aux maladies convulsives, aux hystériques, aux hypocondriaques, aux phthisiques, aux épileptiques, aux apoplectiques sanguins, aux enfans, aux femmes enceintes et à celles qui nourrissent.

L'infusion des feuilles aqueuses ou vineuses, suivant l'indication, est préférable au sirop, à la conserve, à l'extrait et à l'essence d'absinthe. — L'huile essentielle des feuilles d'absinthe, à très-petite dose, porte dans l'estomac une ardeur brûlante ; altere, échauffe, constipe, et rend les urines très-âcres ; elle ne convient point, comme l'infusion des feuilles, dans la langueur à la suite de la fievre intermittente ; elle accroît les douleurs d'estomac, et rarement calme les coliques par des vers.

Genepi, *absinthium Alpinum, artemisia glacialis*. L'infusion des feuilles de genepi échauffe, altere et augmente la vélocité, la force du pouls et la transpiration insensible, plus que l'absinthe ; mais elle irrite davantage, et ne doit pas lui être préférée dans toutes les maladies où cette derniere est indiquée : elle excite des sueurs abondantes, pour peu que le corps y soit disposé naturellement, ou par l'art ; elle accroît beaucoup l'inflammation de poitrine, et n'en favorise pas la résolution, comme le prétendent plusieurs Empiriques ; enfin, elle est rarement utile dans le rhumatisme chronique et dans la fievre tierce printaniere.

Auronne , *abrotanum* , *artemisia abrotanum*. L'infusion des feuilles est plus acre et plus irritante que celle d'absinthe ; elle produit quelquefois de bons effets dans les maladies soporeuses par sérosité , et les maladies de foiblesse qui ne sont accompagnées ni de spasme, ni d'inflammation ; elle accroît la perte blanche et la toux , quelle qu'en soit l'espece ; souvent elle attaque les vers lombricaux , fatigue les enfans et leur donne des coliques ; extérieurement , elle borne quelquefois la gangrene humide.

Tanaisie , *tanacetum* , *tanacetum vulgare*. L'infusion des feuilles altere , échauffe , irrite, excite la transpiration, cause souvent des coliques et augmente l'âcreté des urines ; elle attaque rarement la fievre tierce printaniere ; elle provoque quelquefois le flux menstruel supprimé par l'impression des corps froids ; elle nuit aux goutteux , aux hystériques, aux hydropiques ; quelquefois elle fait mourir les vers lombricaux , et en lavement rarement les vers ascarides : les semences pulvérisées , depuis quinze grains jusqu'à une drachme , échauffent beaucoup , et agissent avec plus de force sur les vers lombricaux ; mais en lavement il est rare qu'elles attaquent les vers ascarides.

Sementine , *sementina* , *artemisia judaïca*. Les semences de cette plante, connues sous le nom de semence contre les vers , *semen contra vermes* , enveloppées de sucre, échauffent , tiennent quelquefois le ventre libre , et font souvent mourir les vers lombricaux ; en lavement, elles font rarement mourir les vers ascarides. Ces semences l'emportent dans ces cas sur l'absinthe ; depuis cinq grains jusqu'à quinze , elles causent de la chaleur dans l'estomac et les intestins, et souvent de la douleur ; mais, à haute dose, elles peuvent les enflammer ou les irriter considérablement.

Sebadille , *sebadillum*. Les semences ne se prescrivent point intérieurement ; réduites en poudre et mises entre les cheveux et sur les tégumens, elles font mourir les poux , sans produire beaucoup d'irritation ; rarement elles enflamment la peau : les feuilles d'absinthe et les autres plantes ci-dessus, pulvérisées, ne produisent point autant d'effet sur les insectes.

PRÉPARATION. Feuilles fraîches d'absinthe, depuis une drachme jusqu'à deux onces, infusées pendant une heure dans eau, une livre; passez, exprimez, adoucissez la colature avec du sucre ou du miel; à prendre par verrées, dans le jour ou le matin : lorsqu'on ne peut avoir des feuilles fraîches, prenez feuilles seches, depuis demi-drachme jusqu'à une once, à faire infuser comme ci-dessus, dans la même quantité d'eau : infusion des feuilles fraîches ou des feuilles seches, en fomentation, lavement, bain et douche. — Prenez feuilles fraîches et hachées d'absinthe, une livre ; vin généreux, huit livres; faites macérer à froid dans une bouteille exactement fermée ; au bout de quatre ou cinq mois, vous aurez le vin d'absinthe, *vinum absinthii,* depuis une once jusqu'à six. — Prenez feuilles seches d'absinthe, quatre onces ; esprit de vin rectifié, seize onces; faites digérer à une très-douce chaleur pendant huit jours dans une bouteille exactement fermée ; exprimez, filtrez, vous aurez l'essence d'absinthe, *essentia absinthii,* depuis quinze grains jusqu'à une drachme, à mêler avec eau sucrée, trois onces. — Prenez sommités d'absinthe récemment desséchées et divisées, vingt-cinq livres ; eau, cinquante livres ; faites macérer pendant trois jours, ajoutez sel commun, trois livres ; distillez à un feu gradué, jusqu'à la troisieme partie, vous aurez l'huile essentielle d'absinthe, *oleum essentiale absinthii,* qui nage sur l'eau contenue dans le récipient, d'une couleur verte lorsque la plante est récente, et d'un jaune brun lorsqu'elle est seche ; d'une saveur brûlante : depuis deux gouttes jusqu'à dix, à mêler avec sucre, une drachme.

Gentiane. *Gentiana. Gentiana lutæa.*

Gentiana corollis quinquefidis rotatis verticillatis, calycibus spathaceis. (*Linn. Spec. plant.* 329.)

Sur les Pyrénées, sur le Mont-Pilat et autres montagnes élevées de France. *Fleurit en Prairial et Messidor.*

Racine d'une odeur aromatique très-légere; d'une saveur très-amere, médiocrement àcre et légérement nauséabonde. *Vivace.*

VERTUS. La décoction de racine de gentiane jette dans la région de l'estomac, de la chaleur accompagnée d'un sentiment désagréable et passager ; elle altere et augmente l'appétit, lorsque l'estomac est affoibli par sérosité, par abondance de matieres pituiteuses, ou par humeurs disposées vers l'acide ; elle accroît beaucoup l'irritabilité des nerfs, ranime les forces, échauffe tout le corps, excite légérement le cours des urines, constipe, et pour l'ordinaire augmente la transpiration ; elle dissipe quelquefois les fievres intermittentes printanieres, très-rarement les fievres intermittentes automnales, particuliérement la fievre quarte ; elle combat quelquefois la suppression du flux menstruel par cachexie ; elle contribue souvent à la guérison de plusieurs especes de maladies soporeuses par sérosité ; de maladies de foiblesse par la même cause ; de maladies vermineuses sans disposition inflammatoire ni convulsive ; d'indigestions par foiblesse d'estomac et des intestins ; enfin, de diarrhée par surabondance de matieres muqueuses sans colique, ni spasme, ni disposition inflammatoire ; elle favorise

quelquefois

quelquefois l'effet du quinquina, dans les fievres intermit-tentes automnales. Elle est nuisible aux goutteux, aux hystériques, aux calculeux, aux bilieux, aux sanguins, aux chlorotiques, aux ictériques et aux hydropiques. On l'emploie extérieurement pour les ulceres sanieux, pu-trides et gangreneux ; mais elle n'est pas toujours suivie d'heureux effets. — L'extrait de gentiane, beaucoup plus amer et plus échauffant, ne possede point les mêmes ver-tus que la décoction ; il échauffe, il irrite trop, pour lui être préféré, quoiqu'administré à petite dose.

La décoction de racines d'aristoloche ronde, *aristolo-chia rotunda*, plus amere et plus âcre que celle de racines d'aristoloche longue, *aristolochia longa*, est très-peu usi-tée ; et ni l'une ni l'autre racine ne l'emportent sur la racine de gentiane : elles échauffent beaucoup la région de l'estomac et tout le corps ; elles raniment puissamment les forces vitales et musculaires, irritent, alterent, cons-tipent, et quelquefois rétablissent chez les femmes d'un tempérament pituiteux, le flux menstruel supprimé par l'impression des corps froids : elles peuvent être de quel-que utilité dans les maladies soporeuses par sérosité, et dans la paralysie par même cause. Pulvérisées et mises sur des ulceres sanieux, rebelles, et presqu'insensibles, des jambes ou des parties génitales, rarement elles les détergent et en détruisent les chairs fongueuses : inté-rieurement, en poudre, depuis dix grains jusqu'à demi-drachme ; et en décoction, depuis demi-drachme jusqu'à deux drachmes, dans eau, huit onces.

PRÉPARATION. Racine de gentiane concassée, depuis demi-drachme jusqu'à deux drachmes, en décoction dans eau, huit onces, jusqu'à réduction de moitié, à adoucir avec du sucre. — Semblable décoction en lavement, fo-mentation, injection, douche et bain.

═Racines de gentiane pulvérisées, demi-livre ; vin généreux, trois livres ; fermez le tout dans une bouteille que vous exposerez au soleil pendant un mois, avec la précaution d'agiter de temps en temps le mélange ; vous aurez le vin de gentiane, *vinum gentianæ*, depuis demi-once jusqu'à deux onces : substituez au vin, de l'esprit-de-vin, trois livres ; vous aurez la teinture de gentiane,

C c

tinctura gentianæ, depuis trente gouttes jusqu'à soixante. — Faites évaporer à un feu doux une forte décoction de racines de gentiane, jusqu'à consistance de miel très-épais, vous obtiendrez l'extrait de gentiane, *extractum gentianæ*; depuis six grains jusqu'à demi-drachme, en solution dans eau sucrée ou vin, deux onces. — Les racines de gentiane ramassées au printemps, broyées et fermentées, donnent par la distillation, une liqueur spiritueuse, dont les effets ne diffèrent point de ceux de l'esprit de vin.

Suie de cheminée. *Fuligo.*

Dans nos cheminées.

Produit de la combustion des substances végétales et animales ; noire, solide, brillante, inodore, d'une saveur âcre et très-amere ; en partie soluble dans l'eau et dans l'esprit de vin ; et en partie insoluble dans l'un et l'autre fluide ; susceptible de se décomposer dans les vaisseaux clos. La suie produite de la combustion du bois est préférable à celle qui résulte de la combustion du charbon de terre ou de la tourbe ; et la suie solide et brillante, à celle qui se trouve dans les cheminées sous forme de poussiere, d'une saveur moins amere et moins âcre.

VERTUS. La suie de cheminée, réduite en poudre subtile et porphyrisée, depuis deux drachmes jusqu'à demi-once, délayée dans eau, six onces, altere, cause une sensation désagréable et une chaleur plus ou moins forte dans la région de l'estomac, tient le ventre libre,

quelquefois donne des coliques ; augmente la force et la
vélocité du pouls , l'irritabilité du genre nerveux , la
chaleur générale du corps et provoque la transpiration :
elle fait mourir tous les vers contenus dans l'estomac et
dans les intestins ; elle n'épargne pas même le ver solitaire , et agit sur cette espece de ver avec plus de force
qu'aucun vermifuge connu : des expériences multipliées
me l'ont prouvé de la maniere la plus frappante. La suie
est encore estimée dans l'asthme humide , l'ictere , les duretés du foie par fievre intermittente, la fievre quarte , la
suppression des menstrues par l'impression des corps
froids , etc. ; mais il faut de nouvelles observations pour
admettre ces vertus.

PRÉPARATION. Prenez suie solide , brillante, et réduite
en poudre impalpable ; pour les vers lombricaux , depuis
dix grains jusqu'à deux drachmes , délayée dans quatre onces de lait ; à prendre le matin à jeun , et à réitérer une
fois chaque jour , jusqu'à ce que tous les vers soient dissipés : pour les vers ascarides , depuis deux drachmes jusqu'à six ; à délayer dans une livre de lait tiede , et à donner en lavement , deux heures après avoir pris intérieurement la dose de suie pour les vers lombricaux. Pour le
ver solitaire , depuis une once jusqu'à une once et demie ,
où vous ajouterez aloès, quarante grains ; divisez le tout
en trois doses égales , à prendre la premiere dose, le matin
à jeun , délayée dans lait , six onces ; la seconde dose ,
quatre heures après ; la troisieme dose , si le ver solitaire
n'est pas sorti, quatre heures après la seconde. Ayez la
précaution de faire observer au malade , huit jours d'a-
vance , le régime suivant : 1.º pour nourriture , des végétaux apprêtés avec beurre ou huile ; 2.º chaque soir ,
avant le coucher, un lavement d'huile de noix ; 3.º la
veille du remede , le soir, au lieu de souper, huile vierge
de noix , quatre onces, et deux heures après , un lavement
d'huile de noix ; lavement qu'il faut réitérer le lendemain ,
trois heures après chaque prise de suie.

ORDRE SECOND.

FORTIFIANS AROMATIQUES.

Camomille romaine. *Chamæmelum no-
bile. Anthemis nobilis.*

*Anthemis foliis pinnato-compositis lineari-
bus acutis subvillosis. (Linn. Spec. plant.
1260.)*

Dans les prés de l'Europe méridionale. Se
cultive dans nos jardins. *Fleurit en Thermidor
et Messidor.*

Fleurs d'une odeur aromatique forte, d'une
saveur amere et médiocrement àcre. *Annuelle.*

VERTUS. L'infusion des fleurs de camomille romaine
altere un peu, cause dans la région de l'estomac une
chaleur très-douce, favorise et accélere la digestion ,
réveille l'appétit, excite foiblement le cours des urines ,
constipe, calme l'irritabilité du genre nerveux, ranime
les forces vitales et musculaires, dissipe souvent avec assez
de promptitude les coliques venteuses de l'estomac et des
intestins, et combat quelquefois avec succès le vomissement
par humeur séreuse ou pituiteuse, et les douleurs d'estomac
par spasme, par excès d'alimens, par alimens acides ,
ou par humeurs tendant vers l'acide ; prise très-froide ,
elle s'oppose à la passion hystérique , à l'affection hypo-

condriaque, et souvent elle en prévient les accès : rarement elle rétablit le flux menstruel, les fleurs blanches, les lochies, et le flux hémorroïdal, supprimés ou diminués par spasme ou par impression des corps froids. Elle répare les forces des convalescens et des personnes douées de beaucoup de sensibilité ; elle n'attaque point la goutte, le rhumatisme, les fievres intermittentes, les fievres dites putrides, ni les fievres bilieuses ; mais souvent elle est utile dans la diarrhée habituelle, et dans la diarrhée par foiblesse d'estomac et des intestins. Les fleurs de camomille romaine en fomentation, en cataplasme, aident souvent à la résolution des contusions et tumeurs inflammatoires avec peu de chaleur, de rougeur et de douleur, et calment quelquefois les coliques venteuses. Les fleurs de camomille vulgaire sont beaucoup moins actives. — L'huile essentielle de camomille romaine ne possede point les vertus des fleurs ; elle est âcre, brulante, échauffe et irrite. — L'extrait des fleurs de camomille romaine differe beaucoup de l'infusion, il échauffe et irrite. Les fleurs réduites en poudre sont plus actives que l'infusion, elles échauffent et alterent davantage : elles peuvent cependant être employées sous cette forme dans les especes de maladies où les fleurs infusées seroient incapables de ranimer les forces de l'estomac et des intestins, et de produire les effets qu'on a droit d'attendre de l'infusion.

Les Praticiens qui donnent la préférence aux fleurs de tilleul sur celles de camomille, sont dans l'erreur.

Tilleul, *tilia*, *tilia europæa*. L'infusion des fleurs de tilleul tempere un peu la soif, ranime très-légèrement les forces, facilite le cours des urines, diminue l'irritation du genre nerveux, et quelquefois les douleurs spasmodiques de l'estomac ; elle favorise rarement la sueur, encore faut-il que la peau y soit disposée par le repos et par une douce chaleur, et que la transpiration ait été supprimée par spasme. L'infusion refroidie appaise souvent les maladies convulsives, particuliérement les accès hystériques et hypocondriaques. Les fleurs fraiches ont plus de vertus que seches. L'écorce moyenne de tilleul ne dissout point le calcul.

Les feuilles et les fleurs de mille-feuille ne méritent pas plus la préférence sur les fleurs de camomille romaine, que les fleurs de tilleul dans toutes les especes de maladies où la camomille est indiquée.

Mille-feuille, *mille-folium*, *achillea mille-folium*. L'infusion des fleurs de mille-feuille, plus active que celle des fleurs de tilleul, est réputée pour combattre les mêmes maladies; cependant elle tempere et adoucit moins; elle ne calme pas la colique néphrétique par graviers, très rarement la colique néphrétique par spasme et l'accès hystérique; jamais les hémorragies par spasme.

Le suc exprimé des feuilles, d'une saveur un peu amere et astringente, diminue rarement les hémorragies accompagnées de foiblesse et de relachement; il n'est d'aucune utilité pour empêcher les pollutions nocturnes. D'ailleurs, il est démontré que l'infusion des fleurs ne l'emporte point sur l'infusion des fleurs de camomille romaine, pour calmer et dissiper les accès hystériques et les coliques spasmodiques, quoique plusieurs Praticiens aient regardé la mille-feuille comme le spécifique de la passion hystérique. Il en est ainsi du caille-lait.

Caille-lait, *galium luteum :* l'infusion des fleurs si vantées pour guérir l'épilepsie, les maladies soporeuses, les maladies de foiblesse dépendantes du cerveau, les maladies convulsives, la passion hystérique, et pour suspendre les hémorragies, n'est d'aucune utilité.

Préparation. Fleurs de camomille romaine pulvérisées, depuis cinq grains jusqu'à une drachme, délayées dans eau, quatre onces, à prendre le matin à jeun et à répeter avant chaque repas.—Fleurs de camomille romaine, depuis le nombre de vingt jusqu'à cent, en infusion dans eau, deux livres; à prendre très-froide pour les affections hystériques ou convulsives, et tiede pour les indigestions. — Semblable infusion en lavement, fomentation, douche et bains. — Agitez long-temps fleurs de camomille romaine, depuis cinquante jusqu'à cent, dans eau fraîche, deux livres: pour boisson pendant les repas : lorsqu'il y a chaleur et vive irritation, substituez à l'eau pure l'eau de poulet plus ou moins forte.

Angélique. *Angelica. Angelica archan-gelica.*

Angelica foliorum impari lobato. (Linn. Flor. Lapp. 101. Spec. plant. 360.)

En Europe, sur les Alpes, etc. *Fleurit en Thermidor et Fructidor.*

Tiges et feuilles d'une odeur aromatique douce ; d'une saveur un peu amere et légérement âcre. Racine d'une odeur aromatique douce ; d'une saveur àcre, médiocrement amere et légérement douce. *Bisannuelle.*

VERTUS. Racine d'angélique pulvérisée, depuis quinze grains jusqu'à une drachme, délayée dans eau, deux onces, altere médiocrement, échauffe un peu la région de l'estomac, constipe, accroit la force du pouls, rend quelquefois la transpiration insensible plus abondante, ranime les forces musculaires abattues par la vieillesse ou par de longues maladies, réveille l'appétit languissant par foiblesse d'estomac ou par abondance des humeurs muqueuses ou séreuses, et dissipe le dégoùt, l'anxiété et les rapports venteux par alimens venteux, ou par excès d'alimens, ou par foiblesse d'estomac et des intestins. L'infusion de la racine produit quelquefois de meilleurs effets dans semblables maladies ; elle calme le météorisme et les coliques venteuses sans spasme ni disposition inflammatoire, et diminue la diarrhée habituelle par foiblesse d'estomac et des intestins, ainsi que les maladies de foiblesse par sérosité. La racine machée détermine une sécrétion plus abondante de salive, fortifie les gencives, les muscles de la langue et du voile du palais. Les tiges d'angélique confites sont beaucoup moins actives, elles rétablissent quelquefois l'appétit dérangé par foiblesse d'estomac ou par sérosité : les Lapons et autres habitans du Nord, les mangent crues et en sont friands La racine de pivoine n'a point les mêmes vertus que la racine d'angélique.

Pivoine, *pæonia*, *pæonia officinalis* : la racine échauffe, ne fatigue pas sensiblement l'estomac ; elle n'est point le spécifique de l'épilepsie, quelle qu'en soit l'espece; rarement elle a calmé l'épilepsie par peur, l'épilepsie séreuse ; elle ne combat pas l'éclampsie des enfans, la toux convulsive, et autres especes de maladies convulsives ; pulvérisée, depuis une drachme jusqu'à trois, délayée dans une verrée d'eau fraiche, le matin et le soir.

PRÉPARATION. Racine d'angélique pulvérisée, depuis dix grains jusqu'à une drachme, délayée dans eau, trois onces. Racine seche réduite en petits morceaux, depuis une drachme jusqu'à demi-once, infusée pendant six heures, dans eau, douze onces ; édulcorez l'infusion avec du sucre : à prendre en trois verrées. Semblable infusion de racine d'angélique en fomentation, lavement, douche et bain.

Racine pulvérisée, deux onces ; vin généreux, une livre ; faites digérer au soleil pendant huit jours, dans une bouteille exactement bouchée : agitez, conservez, vous aurez le vin d'angélique, *vinum angelicæ :* depuis une once jusqu'à deux.

Petite valériane. *Valeriana minor. Valeriana officinalis.*

Valeriana floribus triandris, foliis omnibus pinnatis. (*Linn. Hort. Cliff* 15. *Spec. plant.* 45.)

En Europe ; dans les forêts humides. *Fleurit en Messidor et Thermidor.*

Racine d'une odeur aromatique forte et approchant de celle du bouc, d'une saveur médiocrement âcre, plus amere que la racine de la grande valériane. *Vivace.*

VERTUS. La racine de valériane pulvérisée, depuis une drachme jusqu'à trois, délayée dans eau, quatre onces, et prise le matin à jeun, altere un peu, excite quelquefois des nausées, un sentiment désagréable et passager dans la région de l'estomac, y porte une douce chaleur, diminue l'irritation du genre nerveux, constipe, et n'accroît pas d'une maniere sensible la transpiration et le cours des urines : elle combat quelquefois avec un succès plus ou moins marqué, la catalepsie, l'épilepsie par vives passions, l'épilepsie par suppression du flux menstruel à la suite d'une forte passion ; son infusion calme et souvent éloigne les accès de passion hystérique et d'affection hypocondriaque ; rarement elle appaise la toux convulsive et la foiblesse de la vue par spasme ; ordinairement elle n'est pas d'une grande utilité dans la danse de S. Gui, et dans les fievres intermittentes, même dans les fievres intermittentes printanieres : l'extrait de valériane ne l'emporte pas sur son infusion.

La grande valériane, *valeriana major,* est fort peu en europe. Sa racine d'une odeur très-forte, malheureusement âcre et amere, ne doit pas être préférée à la racine de petite valériane; il paroît que cette derniere à plus d'activité.

PRÉPARATION. Racine de valériane concassée, depuis deux drachmes jusqu'à demi-once, dans eau, une livre ; faites infuser au bain-marie pendant douze heures, passez pour infusion que les hystériques prendront très-froide et par petites verrées. Pareille infusion en fomentation, bain, insession et lavement. Racine de valériane pulvérisée, depuis quinze grains jusqu'à demi-drachme, à délayer dans eau, cinq onces : pour les épileptiques, racine pulvérisée, depuis demi-once jusqu'à deux onces par jour, divisée par dose de deux drachmes, à délayer dans eau sucrée, cinq onces ; à prendre le matin à jeun, et à réitérer d'heure en heure.

Menthe crépue. *Mentha crispa.*

Mentha spicis capitatis, foliis cordatis dentatis undulatis sessilibus, staminibus corollam æquantibus. (**Linn. Hort. Cliff.** 306. **Spec. plant.** 805.)

En Sibérie. Se cultive dans nos jardins. *Fleurit en Messidor , Thermidor et Fructidor.*

Feuilles d'une odeur aromatique forte ; d'une saveur amere, âcre et légérement piquante. *Vivace.*

VERTUS. L'infusion des feuilles de menthe crépue procure une douce chaleur dans la région de l'estomac, ranime les forces vitales et musculaires, favorise la digestion, échauffe, constipe, fortifie l'estomac affoibli par de longues maladies, par des digestions laborieuses, ou par abondance d'humeur pituiteuse, séreuse ou tendant vers l'acide ; dans cette dernière espèce de débilité d'estomac, il est utile de délayer dans l'infusion de menthe, yeux d'écrevisses pulvérisés, quatre, six, ou dix grains ; elle appaise les coliques venteuses d'estomac et des intestins, sans inflammation ni spasme ; la colique habituelle par pituite ou par sérosité ; très-rarement le colera morbus, lorsque même il n'y a point d'inflammation ; elle fait quelquefois disparoître le hoquet et le vomissement par matière séreuse ou pituiteuse ; et souvent elle est favorable dans le rachitis, les maladies cachectiques et de foiblesse ; elle ne calme pas la toux convulsive ; elle accroît plus fréquemment l'irritabilité des nerfs qu'elle ne la diminue. Intérieurement et extérieurement, elle favorise rarement la résolution des tumeurs laiteuses des mamelles, sans inflammation ni douleur très-vive. — L'eau distillée des feuilles de menthe, ne jouit point des vertus de l'infusion ; elle ne fortifie point l'estomac, et ne facilite pas la digestion comme l'infusion des feuilles. — *L'huile essentielle de menthe* est âcre et brûlante ; elle irrite beaucoup et cause une très-grande chaleur dans l'estomac et dans les autres parties du corps : en vain on la mêle avec beaucoup de sucre, elle nuit toujours aux personnes qui ont le genre nerveux très-sensible. Les feuilles de menthe sauvage, *menta silvestris*, nous paroissent moins actives que les feuilles de menthe crépue.

Menthe poivrée, *menta piperita* ; l'infusion des feuilles irrite et échauffe beaucoup plus que celle des feuilles de menthe crépue ; on ne doit employer la menthe poivrée que lorsque la précédente est trop foible. — L'huile essentielle de menthe poivrée est encore plus nuisible aux sujets délicats et irritables, que l'huile essentielle de menthe crépue. — L'infusion des feuilles de menthe poivrée aide moins à la digestion du lait que celle de menthe crépue ; — extérieurement en cataplasme, bain et fomentation, les feuilles de menthe poivrée fortifient, échauffent et raniment le genre nerveux ; elles conviennent sous cette forme dans plusieurs maladies de foiblesse, telles que la paralysie par sérosité, la foiblesse des ligamens articulaires, les coliques venteuses, etc. etc. La mélisse ne produit point les mêmes effets que la menthe crépue.

Mélisse, *melissa, melissa officinalis*. L'infusion des feuilles de mélisse combat très-rarement les accès de passion hystérique et d'affection hypocondriaque, les défaillances et l'abattement des forces par vive passion : elle ne dissipe pas les affections soporeuses et paralytiques ; elle ne rétablit pas le flux menstruel et les pertes blanches supprimés par impression de corps froid et avec foiblesse ; elle ne fortifie pas l'estomac, et ne ranime pas les forces vitales et musculaires comme la menthe crépue ; mais elle est moins désavantageuse dans les maladies convulsives que la menthe.

L'eau spiritueuse de mélisse, eau des carmes, plus célébrée que l'infusion pour dissiper les maladies soporeuses, l'épilepsie, la colique venteuse, les asphixies, et la passion hystérique, doit la plus grande partie de sa célébrité à l'esprit de vin, qui en fait la base ; malgré les éloges qu'on lui a donnés, cette eau spiritueuse rend la plupart de ces maladies plus facheuses, excepté l'asphixie et les défaillances, où l'eau pure et l'odeur du vinaigre ne produisent aucun effet : on l'emploie alors extérieurement et intérieurement, depuis une drachme jusqu'à une once, mélée avec poids égal d'eau sucrée.

Ivette, *chamæpitis, teucrium chamæpitis*, diffère beaucoup de la menthe crépue, tant par son caractere spécifique que par ses vertus. L'infusion des feuilles ne guérit point le rhumatisme chronique, la goutte ni la sciatique, comme certains empiriques l'annoncent ; très-rarement elle calme ces deux especes de rhumatisme : il en est ainsi de la *poudre d'portland*, si renommée contre la goutte, et composée de racine d'aristoloche ronde et de gentiane, des feuilles d'ivette et de petite centaurée, parties égales ; prise le matin à jeun, depuis dix grains jusqu'à demi-drachme, pendant deux ans.

Préparation. Feuilles seches de menthe crépue, depuis une drachme jusqu'à demi-once, en infusion dans eau, une livre, à édulcorer avec du sucre, et à prendre par verrées. — Semblable infusion en lavement, fomentation, douche et bain. Feuilles sous forme de cataplasme ; feuilles pulvérisées, depuis six grains jusqu'à demi-drachme, délayées dans eau sucrée, deux onces. — Prenez feuilles fraîches de menthe crépue, une livre ; eau pure, quatre livres ; faites macérer six heures, et distillez à un feu très-doux jusqu'à ce que vous en ayez retiré trois livres, vous aurez l'eau distillée de menthe, depuis deux onces jusqu'à six. — L'huile essentielle de menthe, *oleum essentiale menthe*, se prépare comme celle d'absinthe ; depuis deux gouttes jusqu'à quatre, mêlée avec sucre, une drachme.

Anis. *Anisum. Pimpinella anisum.*

Pimpinella foliis radicalibus trifidis incisis. (*Linn. Spec. plant.* 379.)

En Egypte. Se cultive à Malthe ; en France, dans plusieurs de nos Départemens, et dans les jardins. *Fleurit en Prairial et Messidor.*

Semence d'une odeur aromatique douce, d'une saveur médiocrement âcre, piquante et douce. *Annuelle.*

VERTUS. Les semences d'anis, mâchées et avalées, depuis quinze grains jusqu'à une drachme, donnent de la chaleur dans la bouche, l'œsophage et la région de l'estomac, favorisent l'expulsion des vents contenus dans l'estomac et les intestins ; accélerent la digestion, échauffent, constipent, accroissent l'irritabilité des nerfs, calment les coliques venteuses sans spasme ni disposition inflammatoire. — L'huile essentielle d'anis ne possede point les mêmes vertus ; au contraire, elle est nuisible dans toutes les maladies où l'anis est indiqué ; en onction sur les ecchymoses, soit anciennes, soit sans inflammation, elle les enflamme plus souvent qu'elle ne les résout. — Les semences et les feuilles fraîches, broyées jusqu'à consistance de cataplasme, ont quelquefois aidé à la résolution des tumeurs dures presqu'indolentes, et sans disposition au cancer.

Anet, *Anethum, anethum graveolens*. Les semences, si recommandées pour calmer le hoquet, les coliques venteuses avec foiblesse et sans inflammation, et la difficulté de respirer par abondance de matieres pituiteuses, produisent très-rarement ces effets : elles alterent, elles échauffent, elles irritent, elles constipent, et ne méritent pas d'être substituées aux semences d'anis.

Cumin, *Cuminum, cuminum cyminum*. Les semences fortifient l'estomac affoibli par abondance d'humeurs séreuses ou pituiteuses, par vieillesse et par excès d'alimens ; elles échauffent, augmentent quelquefois l'appétit, appaisent les coliques venteuses sans inflammation ni spasme, et n'accroissent pas sensiblement le cours des urines et de la transpiration ; elles sont inutiles dans la difficulté de respirer par matieres pituiteuses : extérieurement, elles favorisent très-rarement la résolution des tumeurs dures, peu dolentes, et sans disposition au cancer. On les fait entrer quelquefois dans l'assaisonnement des mets, préférablement aux semences d'anis.

Coriandre, *Coriandrum, Coriandrum sativum*. Les semences jouissent, à peu de chose près, des mêmes vertus que celles de Cumin. Les Allemands et les Suisses les emploient souvent dans leurs mets, pour réveiller l'appétit, ranimer leurs forces, et favoriser la digestion trop lente.

Carvi, *Carvi, carum carvi*. Les semences de carvi réveillent l'appétit, fortifient l'estomac, et sont indiquées dans les mêmes maladies que les semences d'anis ; elles ont moins d'activité que les semences de cumin. — L'huile essentielle de carvi est moins âcre que celle d'anis. Les Suisses et les Allemands font souvent entrer dans leur pain et dans leurs ragoûts, des semences de carvi ; ils les mêlent avec l'esprit de vin, de froment, qu'ils distillent, et en obtiennent une liqueur qui paroît plus forte.

Livesche, *Levisticum* , *ligusticum levisticum*. Les semences passent pour combattre les mêmes maladies que
celles d'anis , mais on ne peut rien prononcer sur leurs
vertus particulieres, faute d'observation.

Ammi , *Ammi*, *sison ammi*. Les semences échauffent, raniment les forces, calment quelquefois les coliques venteuses sans disposition inflammatoires , augmentent rarement le cours des urines , la transpiration et
le flux menstruel.

PRÉPARATION. Semences d'anis pulvérisées , depuis six grains jusqu'à demi-drachme , délayées dans
eau sucrée, quatre onces ; semences d'anis concassées ,
depuis une drachme jusqu'à une once , en infusion dans
eau , une livre, à prendre par verrées le matin : prenez
semences d'anis concassées, quatre livres ; eau , seize
livres; sel commun, une livre ; faites macérer le tout
pendant trois jours ; distillez jusqu'aux trois quarts de
ce qui est contenu dans la cornue ou la cucurbite , vous
aurez l'huile essentielle d'anis , *oleum essentiale anisi* ,
blanche , d'une odeur pénétrante, et de la consistance
du beurre, qu'il faut séparer de l'eau, et conserver dans
un vase bien bouché. Semences macérées à une douce
chaleur, dans une petite quantité d'eau, ensuite broyées
jusqu'à consistance ; à appliquer sur le ventre, ou sur une
partie qu'il faut fortifier, ou sur une tumeur qu'on veut
résoudre.

Sauge. *Salvia. Salvia officinalis.*

*Salvia foliis lanceolato-ovatis integris cre-
nulatis, floribus spicatis, calycibus acutis.
(Linn. Hort. Cliff. 12. Spec. plant. 34.*

Arbsisseau. En Italie , en France. Se cultive dans nos jardins. *Fleurit en Prairial et
Messidor.*

Fleurs d'une odeur aromatique douce ,
d'une saveur médiocrement âcre. Feuilles
d'une odeur aromatique douce, d'une saveur
médiocrement amère et âcre.

VERTUS. L'infusion des feuilles de sauge porte de
la chaleur dans l'estomac, altere, cause un peu d'irritation, ranime puissamment les forces vitales et musculaires, constipe, et n'augmente pas sensiblement le cours
des urines et de la transpiration : adoucie avec du miel ,
elle contribue à l'expectoration des matieres muqueuses ;
mêlée avec l'oxymel, elle échauffe moins les poumons ,
et quelquefois facilite plus l'expectoration des matieres
pituiteuses : l'infusion simple combat quelquefois avec
succès les maladies soporeuses et la paralysie par sérosité ,
la toux habituelle et pituiteuse, la difficulté de respirer par surabondance de mucosité, l'abolition d'appétit par excès d'humeur muqueuse dans l'estomac, le
tremblement par vieillesse, la foiblesse par excès de
travail ou à la suite des maladies séreuses, les sueurs
nocturnes par affoiblissement ou après de longues maladies, le rachitis, l'incontinence d'urine par foiblesse, et
les pales couleurs , sans irritation ni chaleur : on
emploie souvent dans les mêmes maladies semblable infusion

sion en lavement, bain, fomentation et douche, suivant
l'indication : en gargarisme, elle dissipe souvent la difficulté d'avaler par pituite, et le relâchement du voile
du palais, ou de la luette par sérosité ou par mucosité.
— Les feuilles desséchées et en fumigation à la place
du tabac, réveillent les sens sans beaucoup les irriter ;
elles font doucement expectorer les matieres pituiteuses,
et légérement saliver sans causer trop de sécheresse dans
la bouche : il seroit à souhaiter que dans plusieurs circonstances on substituât, pour fumer, les feuilles de
sauge à celles de tabac. On assaisonne souvent les mets
avec cette plante. — L'huile essentielle de sauge échauffe
et irrite beaucoup ; elle ne convient point dans les maladies où l'infusion de sauge procure de grands avantages ; cette huile, en onction sur les parties paralysées, et sur celles affectées de rhumatisme chronique,
les enflamme légérement, et par ce moyen elle produit
quelquefois du calme. L'eau distillée des feuilles de
sauge ne jouit point des vertus de l'infusion : elle échauffe
peu, et ne favorise pas l'expectoration.

Serpolet, *serpyllum*, *thymus serpyllum*. L'infusion des
feuilles est moins avantageuse que celle de sauge pour
aider à l'expectoration ; elle irrite et constipe davantage.

A administrer comme la sauge.

Thym, *thymus*, *thymus vulgaris*. L'infusion des feuilles
a moins d'activité que celle de sauge ; on l'emploie en
boisson, en fomentation, en gargarisme, en lavement
et en bain dans les mêmes maladies où les feuilles de sauge
sont si estimées ; mais les effets sont rarement les mêmes.

Lavande, *lavendula*, *lavendula spica*. L'infusion des
fleurs et feuilles, si vantée dans les maladies soporeuses
par sérosité, la paralysie par sérosité, la foiblesse des
sens par sérosité ou par vieillesse, ne l'emporte point en
efficacité et en force, soit intérieurement, soit extérieurement, sur la sauge. — *L'huile essentielle de lavande,*
de quelque réputation qu'elle jouisse, n'est pas supé-
rieure à celle de sauge. — *L'eau distillée aqueuse de la-*
vande, et *l'eau distillée spiritueuse de lavande*, si différentes l'une de l'autre, approchent beaucoup des vertus
des eaux spiritueuses et aqueuses de sauge.

A administrer comme la sauge.

Dd

Calament, *calamintha*, *melissa calamintha*. L'infusion des feuilles, plus foible que l'infusion de sauge et de Lavande, est louée pour combattre toutes les maladies où la sauge a du succès ; mais l'observation n'a pas déterminé l'espece de maladie, ni le temps où l'infusion de calament produit de meilleurs effets que celle de sauge : elle ne convient ni dans l'ulcere des reins et de la vessie, ni dans le crachement de sang.

A administrer comme la sauge.

Origan, *origanum*, *origanum vulgare*. L'infusion des sommités fleuries d'origan, adoucie avec du miel, calme à peine la toux pituiteuse et la difficulté de respirer par pituite : l'infusion de sauge miellée est préférable. L'origan est encore moins actif que la menthe.

A administrer comme la sauge.

Romarin, *rosmarinus*, *rosmarinus officinalis*. L'infusion des feuilles, d'une saveur plus âcre que l'infusion de sauge, échauffe beaucoup, altere, constipe, et quelquefois combat avec avantage les maladies soporeuses par sérosité où la sauge n'est pas assez active : plusieurs en font grand cas dans les pâles couleurs ; mais prenez garde à l'irritation, et à l'accroissement de la fievre et de l'oppression. L'infusion des fleurs de romarin, moins âcre que celle des feuilles, est rarement aussi efficace que l'infusion de sauge, sur-tout dans les maladies de poitrine par pituite. — L'eau spiritueuse de romarin, eau de la Reine d'Hongrie, *aqua spirituosa rorismarini*, si estimée intérieurement et extérieurement pour les défaillances et les asphixies, tient ses principales vertus, comme celle de sauge et de mélisse, de l'esprit de vin ; mais l'odorat, qui a ses jouissances aussi bien que les autres sens, donne la préférence. Il est des mets où l'on emploie le romarin pour l'assaisonner tantôt à l'eau de lavande, tantôt à l'eau de mélisse, tantôt à celle de romarin.

Laurier, *laurus*, *laurus nobilis*. L'infusion des feuilles, et particuliérement l'infusion des baies, plus active que celle des feuilles, échauffe, irrite, et quelquefois dissipe les coliques venteuses avec foiblesse, et sans spasme ni inflammation ; elle augmente les symptômes des pâles couleurs, et la difficulté de respirer par humeur pituiteuse. Les baies de laurier en substance échauffent beaucoup et provoquent quelquefois le flux menstruel supprimé par l'impression des corps froids; autrefois on les employoit dans l'assaisonnement des mets, comme aujourd'hui on emploie les feuilles à ce même usage. — L'huile de laurier, *oleum lauri*, composée des feuilles et baies de laurier, broyées et cuites dans une petite quantité d'eau, ensuite mêlées avec de la graisse de porc et du suif de mouton récens et fondus; enfin, cuites ensemble à un feu doux, jusqu'à évaporation de toute humidité, est employée en onction sur le ventre pour calmer les coliques venteuses par foiblesse; sur les articulations, pour en fortifier les ligamens; sur les parties paralysées, pour leur rendre le mouvement et le sentiment, et sur les parties affectées de rhumatisme chronique, pour en appaiser les douleurs : rarement ce remede est suivi d'un bon succès. Les cuisiniers en font beaucoup usage.

Marjolaine, *majorana*, *moriganum majorana*. L'infusion des feuilles, dont on fait tant de cas dans les maladies soporeuses par sérosité, et dans les maladies pituiteuses de poitrine sans spasme, ni ardeur, ni inflammation, ne doit pas être aussi estimée intérieurement et extérieurement que l'infusion de sauge. Les feuilles seches et pulvérisées, aspirées par le nez, font quelquefois éternuer et déterminent une évacuation plus ou moins abondante de sérosité; sous forme de cataplasme, on prétend qu'elles facilitent la résolution des tumeurs laiteuses; mais l'expérience prouve qu'elles les enflamment, et en accélerent, par cet effet, la suppuration : on les emploie aussi pour assaisonnement des mets.

A administrer comme la sauge.

Marum, *marum*, *teucrium marum*. L'infusion des feuilles de marum, plus active que l'infusion de marjolaine, ne guérit point l'hydropisie; elle n'est point le spécifique de l'asthme humide, du rachitis et des maladies soporeuses : on peut tenter cette infusion dans la paralysie par sérosité, lorsque la sauge a été donnée sans effet. En substance, depuis quinze grains jusqu'à une drachme.

A administrer comme la sauge.

PRÉPARATION. Feuilles seches de sauge, depuis une drachme jusqu'à demi - once ; fraîches , depuis deux drachmes jusqu'à deux onces ; eau, une livre ; faites infuser comme du thé ; passez, adoucissez la colature avec du sucre, ou du miel , ou de l'oxymel, suivant l'espece de maladie. Feuilles pulvérisées, depuis dix grains jusqu'à une drachme , délayées dans eau, deux onces : feuilles fraîches, depuis deux onces jusqu'à quatre , en infusion dans eau , quatre livres, pour gargarisme, lavement, fomentation ou bain. — *L'eau distillée simple de sauge* , à retirer par la distillation des feuilles, comme celles de menthe. — Prenez feuilles de sauge un peu seches , une livre ; eau de vie, quatre livres ; distillez à un feu très-doux jusqu'aux trois quarts, vous aurez l'*eau spiritueuse distillée de sauge*. — Prenez feuilles de sauge desséchées , vingt-cinq livres ; eau , soixante et quinze livres ; sel commun , trois livres ; distillez comme pour l'huile essentielle d'anis, vous aurez l'huile essentielle de sauge , *oleum essentiale salviæ* : depuis trois gouttes jusqu'à dix , mêlées avec le double de sucre : extérieurement , seule ou mêlée avec un jaune d'œuf, ou avec de l'huile d'olives.

Impératoire. *Imperatoria. Imperatoria ostruthium.*

Imperatoria. (*Linn. Hort. Cliff* 103. *Spec. plant.* 371.)

En Europe, au bas des montagnes de la Suisse et de certaines montagnes de France. *Fleurit en Messidor.*

Racine d'une odeur aromatique forte, d'une saveur acre , amere et piquante. *Vivace.*

VERTUS. La racine d'impératoire , concassée , depuis une drachme jusqu'à demi-once, et infusée dans eau ou vin, une livre, ou bien administrée sous forme de poudre, depuis douze grains jusqu'à demi - drachme, irrite et échauffe plus que semblable dose de racine d'angélique ; elle augmente la force et la vélocité du pouls, excite souvent la transpiration, lorsque le corps y est disposé, et fortifie aussi l'estomac affoibli par des humeurs séreuses ; elle peut contribuer à la guérison des maladies de foiblesse par sérosité ; mais elle ne dissipe point l'hydropisie ; quelquefois elle rétablit le flux menstruel supprimé par impression de corps froids et avec cachexie ; elle combat rarement les progrès du rachitis ; elle ne convient ni dans les pâles couleurs, ni dans les fievres intermittentes ; elle est nuisible aux hystériques et aux hypocondriaques : la racine mâchée provoque une salivation plus ou moins abondante : réduite en poudre et aspirée par le nez, elle fait souvent éternuer et rendre beaucoup de mucosité.

Polygale du Sénégal, *Senega*, *polygala Senega*. La racine, si célébrée pour chasser les graviers des reins et de la vessie, pour combattre plusieurs espèces d'hydropisies, le rhumatisme chronique, la sciatique, la goutte, l'asthme humide, la morsure de vipere, et sur-tout l'inflammation de poitrine pituiteuse, et la phthisie pulmonaire ; cette racine ne convient point dans la plupart de ces maladies ; elle provoque médiocrement le cours des urines, quelquefois la transpiration ; elle échauffe, altere, augmente l'inflammation et la fievre, et rarement tient le ventre libre. La plupart de ceux qui la préferent à la racine d'impératoire, n'ont ordinairement employé ni l'une ni l'autre seule, et par conséquent ils n'ont pu comparer ni leurs vertus, ni leurs effets.

Roseau aromatique, *calamus aromaticus*, *acorus calamus*. La racine pulvérisée, depuis dix grains jusqu'à demi-drachme, passe pour restaurer les forces des vieillards, rétablir l'appétit détruit par matieres séreuses ou pituiteuses, et pour etre utile dans les maladies de foiblesse. C'est à l'expérience et à l'observation à confirmer ces vertus, ainsi que celles de la racine d'impératoire.

Serpentaire de Virginie, *serpentaria Virginiana*, *aristolochia serpentaria*. La racine échauffe beaucoup, rarement excite le cours des urines, augmente la transpiration lorsqu'il y a disposition, et constipe; quelque vantée qu'elle soit pour combattre la gangrene, les fievres intermittentes et les maladies de foiblesse par sérosité, pour restaurer les forces épuisées par l'âge ou par de longues maladies, et pour fortifier les efforts languissans de la nature dans les fievres continues ou éruptives; il faut toujours se ressouvenir qu'elle irrite l'estomac et dispose à l'inflammation : d'ailleurs, la serpentaire de Virginie, soit en infusion, soit en poudre, ne convient point dans les maladies convulsives, les maladies douloureuses et les maladies inflammatoires. Ceux qui mêlent une partie de cette racine avec deux parties de quinquina pour détruire les fievres intermittentes automnales, ne doivent attribuer leurs succès qu'au seul quinquina.

Galanga, *galanga*, *maranta galanga*. La racine le dispute pour l'âcreté et la qualité échauffante, à la racine d'impératoire, sans en avoir les vertus : mâchée, elle fait couler beaucoup de salive; aspirée par le nez, elle fait éternuer; elle échauffe beaucoup, et réveille l'appétit diminué par sérosité ou par pituite : elle ne convient dans aucune espece de vomissement. On la préfere pour l'apprêt des mets à la racine de gingembre, parce qu'elle est moins âcre.

Santal, *santalum*. Le bois de santal, quelle qu'en soit l'espece, est banni depuis long-temps de la pratique.

PRÉPARATION. Racine d'impératoire pulvérisée, depuis dix grains jusqu'à une drachme, à délayer dans eau sucrée, deux onces; lorsqu'il faut tempérer la grande chaleur de la racine, il faut la mêler avec partie égale de son poids, de nitre : racine pulvérisée, depuis vingt grains jusqu'à deux drachmes, en macération sur les cendres chaudes, huit onces, jusqu'à réduction de moitié; semblable infusion en lavement, bain, douche et fomentation.

Muscadier. *Myristica.*

Myristica. (*Linn. Mat. Med.* 509.)

Arbre. aux Isles Moluques, et particuliérement à Banda.

Fruit privé de ses enveloppes, noix muscade, *nux moschata* ; d'une odeur aromatique douce, d'une saveur très-âcre ; extérieurement, d'une couleur cendrée ; intérieurement, d'un jaune pâle, entrecoupée de veines d'un rouge brun et blanchâtre. La seconde des enveloppes du fruit, appelée macis, *macis* ; mince, compacte, de couleur rougeàtre, d'une odeur aromatique douce, d'une saveur moins âcre que la noix muscade.

VERTUS. La noix muscade pulvérisée, depuis six grains jusqu'à quinze, cause une chaleur assez vive dans la bouche et dans la région de l'estomac, altere, échauffe tout le corps, augmente les forces vitales et musculaires, constipe, fortifie l'estomac affoibli par des alimens trop aqueux ou huileux, irrite plus ou moins le genre nerveux ; n'accroît pas la transpiration, ne favorise pas l'expectoration, et rend les urines plus âcres. L'infusion de noix muscade rarement provoque le flux menstruel suspendu par impression de corps froids et avec cachexie : quelquefois elle rétablit les forces abattues par l'excès du travail, ou par abus du coït, ou par de longues maladies ; elle dissipe les défaillances, réveille l'appétit perdu par abondance d'humeur séreuse ou pituiteuse ; calme

les coliques venteuses exemptes de spasme et d'inflammation, attaque les maladies de foiblesse par sérosité, et la
paralysie séreuse ; enfin, elle est quelquefois utile dans le
rachitis.

L'huile par expression de noix muscades, en onction sur
les parties paralysées, ne rend pas le mouvement et le
sentiment ; en onction sur le ventre, très-rarement elle
diminue la diarrhée par foiblesse d'estomac et des intestins, les vomissemens par surabondance de matiere pituiteuse ou soporeuse, et les coliques venteuses; mise sur
les tempes des enfans, elle ne leur procure point le
sommeil. — Le parfum de la noix muscade enflammée,
introduit dans le nez et la bouche, calme souvent l'accès
hystérique ; quelquefois dissipe l'asphyxie, sur-tout si on
dirige cette vapeur dans le fondement.

Canellier, *canellifera, laurus cinnamomum*. L'écorce appelée canelle, *cinnamomum*, soit en poudre, soit en infusion, est plus usitée que la noix muscade pour combattre les maladies où cette derniere est indiquée : la canelle échauffe et ranime plus les forces vitales et musculaires ; elle est avantageuse dans le rachitis, dans les maladies cachectiques et dans les maladies de foiblesse par
sérosité ; au contraire, elle est nuisible dans les fievres,
dans les maladies convulsives, douloureuses, et inflammatoires, et dans celles de poitrine. Elle entre dans les
apprêts des alimens souvent avec plus d'inconvénient que
d'avantage. — L'huile essentielle de canelle, *oleum essentiale cinnamomi*, plus active, plus âcre et plus échauffante que celle de noix muscade, ne doit être prescrite
qu'extérieurement ; elle enflamme les tégumens; et en solution dans l'esprit de vin, elle n'attaque jamais avec succès la carie des os. La canelle est souvent mise en usage
pour l'apprêt des mets.

Giroflier, *caryophyllus, caryophyllus aromaticus*; clous
de girofle en poudre et en infusion échauffent et irritent
pour le moins autant que la canelle : on les emploie dans
les mêmes maladies que la noix muscade et la canelle. —
L'huile essentielle de girofle, *oleum essentiale caryophyllo-
rum*, est un peu plus âcre et plus brûlante que celle de
canelle; on ne s'en sert qu'extérieurement sur la carie
des os et des dents; dans ce dernier cas, l'application

de cette huile est quelquefois préférable à celle du fer
rouge, mais jamais pour la carie des autres os. — On
l'emploie plus dans la cuisine que dans la pharmacie.

Casse odorante, *cassia odorata*, *laurus cassia*. L'écorce
moins active que la canelle, en poudre et en infusion,
n'attaque pas avec autant de force que la noix muscade
les maladies de foiblesse, les maladies venteuses, le dégoût et l'inappétence par matiere muqueuse ou par foiblesse d'estomac ; elle diminue rarement la diarrhée avec
foiblesse ou par abondance de mucosité ou de sérosité
sans douleur ni disposition inflammatoire : elle est très-
peu usitée.

Canellier blanc, *canellifera alba*, *canella Wintherania*.
L'écorce en poudre et en infusion échauffe et irrite plus
que la canelle ; elle altere, constipe, et peut convenir
dans les maladies de foiblesse, séreuses ou pituiteuses, et
dans la paralysie séreuse, lorsqu'il n'existe pas de disposition inflammatoire : mâchée, elle accroît beaucoup la
sécrétion de la salive : son usage n'est pas ordinaire en
médecine.

Vanille, *vanilla*, *epidendrum vanilla*. La silique de vanille en poudre, depuis cinq grains jusqu'à quinze, mêlée avec le quadruple de son poids, de sucre délayée
dans eau, deux onces, et prise le matin à jeun, échauffe,
ranime les forces languissantes des vieillards, excite l'appétit, facilite la digestion des substances graisseuses ou
huileuses ; provoque à l'acte de la génération les personnes
affoiblies par constitution cachectique ; elle n'agit pas avec
la même efficacité sur les personnes stériles par abus du
coït, par masturbation, ou à la suite d'une longue maladie ; elle passe pour attaquer avec succès plusieurs especes de maladies de foiblesse par sérosité, la paralysie
séreuse, les maladies d'estomac et des intestins par matiere séreuse ou pituiteuse, sans pléthore ni spasme : mais
souvent elle ne produit pas tout le bien qu'on désire.

Si on mêle la vanille, à petite dose, avec les amandes
de cacao, elle semble en favoriser la digestion, et réparer plus promptement les forces que le mélange de
cacao avec la canelle : mais le premier mélange irrite et
échauffe beaucoup plus. La vanille est nuisible aux hystériques, aux mélancoliques, aux bilieux et aux sanguins ;

elle accroît les fievres et les maladies convulsives, douloureuses et inflammatoires.

PRÉPARATION. Noix muscade pulvérisée, depuis trois
grains jusqu'à quinze, mêlée avec le double de sucre, et
délayée dans eau, deux onces; noix muscade concassée,
depuis six grains jusqu'à une drachme en infusion dans
eau, huit onces; à édulcorer avec du sucre, et à prendre
en deux verrées : mêlée avec les alimens, lorsque l'estomac est affoibli par des humeurs séreuses et pituiteuses.
—— Prenez noix muscades réduites en petits morceaux,
quatre onces ; renfermez-les dans un sac de coutil que
vous exposerez à la vapeur de l'eau bouillante; exprimez,
vous aurez l'huile par expression de noix muscade, *oleum
nucis muschatæ expressum :* en onctions sur les différentes
parties du corps.

Camphrier. *Laurus Camphorifera. Laurus Camphora.*

Laurus foliis triplinerviis lanceolato-ovatis.
(*Linn. Mat. Med.* 192. *Spec. plant.* 528.)

Arbre. Au Japon.

Des branches et de la racine on retire une
substance appelée camphre, *camphora* ; légere, blanche, transparente, d'une odeur
aromatique très-forte, d'une saveur âcre, légérement amere, laissant un sentiment de
fraicheur dans la bouche ; insoluble dans
l'eau ; soluble dans l'esprit de vin, les jaunes
d'œufs, les huileux, les graisses, les acides
minéraux et la bile ; peu soluble dans le vin

et le vinaigre ; volatile dans les vaisseaux clos comme dans les vaisseaux ouverts ; se dissipant entièrement par le seul contact de l'air libre ; très - inflammable , même en nageant sur l'eau ; ne laissant après sa combustion , ni fumée , ni charbon.

VERTUS. Le camphre , depuis deux grains jusqu'à huit , mêlé avec partie égale de sucre , cause dans l'arriere-bouche un sentiment d'àcreté , de fraîcheur , ensuite de chaleur et d'amertume légere : dans la région de l'estomac et le reste du corps , il procure une douce chaleur sans aucune sensation douloureuse ; à peine il altere : il ranime les forces vitales et musculaires , il constipe , il favorise quelquefois la transpiration insensible et le cours des urines , principalement lorsqu'on l'unit avec le double ou le triple de son poids de nitre ; il ne provoque pas à la génération , mais il n'en détruit pas le pouvoir : ce mélange jouit de la réputation qu'il mérite dans la plupart des maladies inflammatoires et des fievres continues , lorsque les forces ne sont pas suffisantes pour obtenir une crise heureuse. Ne vous arrêtez donc pas aux réflexions de certains Praticiens qui ont cherché à décrier les bons effets du camphre : dans l'inflammation de poitrine , après les saignées suffisantes suivant l'àge du sujet et l'espece , souvent il augmente l'expectoration , rend la respiration plus facile , et favorise la résolution ; dans la petite vérole , il aide à l'éruption quand les forces sont abattues , et qu'il y a disposition vers la gangrene ; dans la folie par vive passion et avec pléthore , après une abondante évacuation de sang au moyen des sangsues appliquées en grand nombre aux cuisses , il calme quelquefois les violens accès de folie , sur-tout si l'on ajoute au camphre un peu d'opium ; dans les maladies soporeuses , après l'application des sangsues et des sinapismes aux extrémités inférieures , il ranime quelquefois le mouvement et le sentiment , au moins pour quelques instans ; dans l'irritation des voies urinaires par les mouches cantharides , il diminue la douleur et la difficulté d'uriner ; dans les maladies rhumatismales, quelquefois il rend la transpiration plus abondante, et soulage ; dans les maladies par répercussion d'une humeur morbifique, comme dartre, teigne, goutte, rhumatisme, etc. il provoque rarement la sortie de l'humeur répercutée ; dans les fievres continues avec abattement des forces, et disposition à la gangrene, telles que la plupart des fievres des prisons, des camps, des hôpitaux, et des vaisseaux, ordinairement il réveille les forces anéanties, et dissipe la disposition à la gangrene, sur-tout en été, dès qu'il y a penchant à l'inflammation gangreneuse. — Extérieurement, mêlé avec un jaune d'œuf, il favorise quelquefois la résolution des tumeurs inflammatoires ; uni à l'huile de lin et en onction, il calme rarement le rhumatisme chronique ; en poudre sur les ulceres fongueux et les parties gangrenées, il n'est pas prouvé qu'il diminue les fongosités, et s'oppose à la gangrene ; après l'avoir agité dans une petite quantité d'eau fraîche, aiguisée de nitre, on en verse quelques gouttes dans l'œil pour faciliter la résolution de l'ophtalmie catarreuse ancienne ; mais souvent ce topique ne reussit pas. Mêlé avec l'opium, et en onction sur le ventre, il calme quelquefois le vomissement spasmodique, les coliques spasmodiques ; et sur la région des reins, la colique néphrétique spasmodique ; dissout dans l'eau de vie, en fomentation et en friction, il fortifie les ligamens, les muscles et les tendons violemment distendus par une luxation ou par une entorse : il résout les ecchymoses et les contusions récentes, dissipe l'œdeme des pieds et les ampoules par une marche forcée, il contribue à la cicatrice des plaies légeres et avec contusion ; quelquefois il s'oppose aux progrès de la gangrene humide : appliqué sur le front, il ne calme pas les violentes douleurs de tête catarreuses. Les épileptiques, les sujets attaqués de tétanos ou de toux convulsive, les hystériques, les personnes disposées aux maladies convulsives, les pléthoriques, les bilieux et les enfans atteints de convulsion, éprouvent ordinairement de mauvais effets du camphre.

Préparation. Camphre, depuis demi-grain jusqu'à six grains, divisé et mêlé avec sucre, demi-drachme ; à incorporer avec sirop de capillaire, pour deux ou trois petits bols, à prendre seuls, ou à délayer dans eau sucrée, demi-once. — Prenez camphre, dix grains ; nitre purifié, trente grains ; pulvérisez, mêlez exactement, depuis deux grains jusqu'à quinze, avec parties égales de sucre, et à prendre comme ci-dessus ; dose qu'on peut réitérer de deux en deux heures, suivant l'espece et le temps de la maladie. — Prenez camphre , demi-once; esprit de vin, une livre, que vous renfermerez dans une bouteille exactement bouchée ; conservez, vous aurez l'esprit de vin camphré, *spiritus vini camphoratus.*

Musc. *Moschus.*

Moschus folliculo umbilicali. (*Linn. Syst. Nat. Regn. Anim.* 91.)

Musc. Substance animale contenue dans un follicule proche de l'ombilic du quadrupede *porte-musc* , venant de la Tartarie et de la Chine; onctueuse au toucher, seche, d'une couleur brune, d'une odeur aromatique très-forte, d'une saveur âcre , légérement amere ; inflammable ; cédant à l'esprit de vin beaucoup de parties aromatiques, et très-peu à l'eau ; soluble en plus grande quantité dans l'eau que dans l'esprit de vin ; soluble en grande partie dans les jaunes d'œufs.

VERTUS. Le musc, depuis dix grains jusqu'à vingt , mêlé avec partie égale de sucre, produit peu de chaleur dans la région de l'estomac et le reste du corps ; il n'augmente pas sensiblement la soif, la force et la vélocité du pouls; il diminue l'irritabilité du genre nerveux; il rend le

sommeil tranquille , il fortifie les nerfs , il provoque l'appétit vénérien, il accroît beaucoup la transpiration insensible : mêlé avec le double de nitre , il contribue à combattre un grand nombre de maladies aiguës , la disposition
aux mouvemens convulsifs, et quelquefois les convulsions,
pourvu qu'elles ne dépendent pas des vers , ou d'une
substance vénéneuse , ou d'une humeur âcre ou d'un
corps étranger : très-rarement il calme la toux convulsive. Quelquefois il appaise les accès de passion hystérique , et d'affection hypocondriaque Les enfans éprouvent souvent des bons effets du musc dans le rachitis , dans les maladies convulsives avec présence d'humeurs acides dans les premieres voies , principalement
si on le mêle avec des terres absorbantes ; et pour le rachitis , avec du safran de mars. Le musc favorise souvent
l'éruption des boutons de la petite vérole , de rougeole ,
trop lents à sortir par foiblesse ou par spasme ; quelquefois il chasse au dehors l'humeur dartreuse , galeuse ,
teigneuse , goutteuse ou rhumatismale , répercutée par
spasme ; il passe pour attaquer la folie par vive passion , si on le donne à haute dose , après chaque bain de
riviere qu'on fait répéter deux fois par jour : l'observation a rarement confirmé cette vertu.

Les Chinois le donnent contre la morsure des chiens
enragés , depuis dix grains jusqu'à quarante , mêlé avec
le double de cinabre , chaque jour avant le développement
de la rage. L'observation n'est pas favorable à ce mélange.

Le musc , à petite dose , est ordinairement sans effet.
Pour répéter souvent les expériences et les observations
faites sur cette substance , il seroit à souhaiter qu'elle fût
moins falsifiée , et à meilleur marché. — La *poudre de
tunchin* passe pour jouir des mêmes vertus que le musc ;
elle échauffe beaucoup plus , et ranime davantage.

La civette , *zibetum ,* substance animale , onctueuse ,
d'une odeur forte et suave , d'une couleur blanchâtre ,
est estimée dans les pays septentrionaux pour combattre
les maladies où l'on vante l'usage du musc ; il est douteux
que les effets soient semblables : la civette , en général ,
ne jouit pas de la réputation de calmer aussi souvent les
mouvemens convulsifs.

PRÉPARATION. Choisissez le musc de l'odeur la plus forte, qui s'enflamme facilement, et ne laisse après sa combustion qu'une quantité presque imperceptible de cendres. Musc choisi et pulvérisé, depuis six grains jusqu'à quarante, mêlé avec partie égale ou le double de sucre, ou bien avec partie égale de nitre ou le double, suivant l'espece de maladie. — Prenez musc, depuis vingt grains jusqu'à quarante, mêlé avec le double de cinabre, à prendre chaque matin à jeun. Peut-être que ce remede n'est pas si actif ni si bien préparé ici qu'en Chine, car en Europe il ne combat pas la rage. — Prenez musc, seize grains, racine de valériane pulvérisée, vingt-quatre grains, camphre, six grains ; mêlez exactement, vous aurez la poudre de tunchin, *pulvis tunchinensis*, depuis dix grains jusqu'à trente ; célébrée dans toutes les maladies où le musc et la racine de valériane sont indiqués.

Huile animale de Dippel. *Oleum animale Dippellii.*

Substance animale, fluide, transparente, insoluble dans l'eau, soluble dans l'esprit de vin ; inflammable ; prenant une couleur jaunâtre, et perdant une partie de sa fluidité par le seul contact de l'air libre ; d'une odeur empyreumatique, d'une saveur âcre ; approchant de la volatilité des huiles essentielles tirées des substances animales.

VERTUS. L'huile animale de Dippel, depuis dix gouttes jusqu'à quarante, mêlée avec sucre, demi-drachme, imprime dans l'arriere-bouche un sentiment d'âcreté et de chaleur, et dans la région de l'estomac une chaleur douce qui se communique à tout le corps ; elle constipe, très-rarement diminue la grande irritabilité, elle accroît souvent la transpiration, elle ranime les forces vitales et musculaires ; elle passe pour dompter l'épilepsie par peur ou par colere, ou par suppression du flux menstruel ; cette huile a quelquefois calmé ces especes d'épilepsies ; encore faut-il qu'il n'existe ni pléthore ni disposition inflammatoire : elle détruit les vers lombricaux, et quelques Praticiens ont prétendu qu'elle faisoit mourir et chassoit le vers solitaire ; l'observation n'a pas encore prononcé ; quelquefois elle affoiblit l'action du virus teigneux sur les tégumens, les muscles et les os : on peut l'essayer intérieurement et extérieurement pour combattre le rhumatisme chronique et sans pléthore, la foiblesse de la vue à la suite des douleurs catarreuses de là tête, et les maladies soporeuses par sérosité ; mais son usage intérieur et extérieur est dangereux pendant les accès de goutte et au commencement des accès de fievre intermittente ; elle ne calme point les douleurs de goutte, elle ne dissipe pas le froid fébril, au contraire ; elle fait craindre d'un côté la répercussion de l'humeur goutteuse, et de l'autre l'accroissement et la plus grande durée de l'accès de fievre.

PRÉPARATION. Prenez moelle de bœuf, deux livres ; argille bien desséchée et pulvérisée, ou chaux éteinte, quatre livres ; mêlez exactement, distillez à un feu gradué ; séparez l'huile empireumatique, distillez-la de nouveau à un feu doux avec poids égal d'argille desséchée ou de chaux éteinte, vous obtiendrez une huile limpide qu'il faut distiller seule à un feu très-doux ; vous aurez alors *l'huile animale de Dippel ;* depuis trois grains jusqu'à demi-drachme, à mêler avec sucre pulvérisé, une drachme, à prendre le matin à jeun : dose qu'on peut réitérer plusieurs fois le jour, suivant l'espece de maladie.

Ambre

Ambre gris. *Ambra grisea. Ambra ambrosoica.*

Ambra grisea. (*Linn. Syst. Nat. Regn. Min.* 107.)

Sur les bords de la mer et dans la mer même ; particuliérement dans les mers des Indes orientales.

Substance inflammable, opaque, grasse au toucher, se ramollissant et se fondant à une douce chaleur comme la cire ; d'un gris cendré, d'une odeur aromatique douce, d'une saveur médiocrement âcre et piquante ; laissant à peine vestige de cendres après sa combustion ; soluble dans l'esprit de vin tartarisé ; soluble aussi en grande partie dans les huiles et dans les jaunes d'œufs.

VERTUS. L'ambre gris pulvérisé, depuis quinze grains jusqu'à trente, et mêlé avec partie égale de sucre, porte dans la région de l'estomac une douce chaleur ; le pouls acquiert de la force, de la célérité et de la plénitude ; la transpiration devient plus abondante : une espece de chatouillement ou frémissement voluptueux se fait sentir dans tous les membres ; les forces s'accroissent, les sens se développent, l'esprit est plus disposé au travail, et le corps à l'acte vénérien : cet état dure une heure, suivant l'observation de plusieurs Praticiens. On a proposé l'ambre gris pour combattre les maladies de foiblesse par sérosité, la paralysie séreuse, etc. : les vieillards éprouvent

E e

quelquefois de bons effets de ce remede ; il semble ranimer les forces languissantes de l'estomac et de tous les
visceres essentiels à la vie ; il semble même prolonger
l'existence d'une maniere agréable.

L'essence d'ambre liquide est beaucoup plus échauffante
que l'ambre gris seul ; à peine convient-elle aux vieillards
les plus froids : une infinité de personnes ne peuvent en
soutenir l'odeur.

PRÉPARATION. Ambre gris pulvérisé, depuis dix grains
jusqu'à trente, mêlé avec sucre, une drachme, à prendre
le matin à jeun. — Prenez ambre gris, vingt grains ; faites
liquéfier à un feu très-doux ; ajoutez éther vitriolique,
deux onces ; musc pulvérisé, quatre grains ; conservez le
mélange dans un flacon de verre bien bouché, vous aurez
l'essence d'ambre, *essentia ambræ liquida* ; depuis dix
gouttes jusqu'à trente, mêlée avec sucre, une drachme.

ORDRE TROISIEME.

FORTIFIANS SPIRITUEUX.

Vin. *Vinum.*

Fluide produit par la fermentation des raisins ; d'une saveur piquante et agréable,
d'une odeur spiritueuse ; susceptible de se
changer en vinaigre, par une nouvelle fermentation ; donnant un sel acide nommé tartre ; fournissant par la distillation une liqueur
volatile, inflammable, miscible avec l'eau et
les huiles essentielles, nommée esprit de vin.

VERTUS. Le vin cause une sensation agréable dans la bouche, et une douce chaleur dans la région de l'estomac; il restaure promptement les forces vitales et musculaires, favorise la digestion, accroît le cours des urines, nourrit, donne de la gaieté et du courage, ranime les sens, dispose à l'amour et provoque les épanchemens de cœur : il tend à corriger les mauvaises impressions de l'air humide ou chargé de parties hétérogenes, comme l'air des prisons, des pays marécageux, des hôpitaux et des camps : — à haute dose, il altere, fatigue l'estomac, dérange la digestion, produit des rapports vineux, des nausées, le vomissement, l'ivresse et le délire : la marche est vacillante au point que les jambes ne peuvent plus soutenir le corps; à cet état succede un sommeil profond avec respiration stertoreuse et gonflement des vaisseaux sanguins du cou et du visage. — Pris à petite dose, il ranime les forces du sujet affecté d'une fievre continue, lorsqu'il y a abattement sans pléthore, ni inflammation, ni spasme, et lorsque le vin ne s'aigrit pas dans l'estomac; mêlé avec beaucoup d'eau, il rafraîchit et fortifie ; mais pris de cette maniere en grande quantité dans le jour, il nourrit, altere, rend la marche un peu vacillante et occasionne un léger délire ; pris modérément, il combat les défaillances et quelquefois les maladies de foiblesse par sérosité, par excès de travail ou par abondante évacuation : il convient aux convalescens, aux personnes obligées de respirer un air impur ou de faire de violens exercices, aux vieillards, aux cachectiques, aux pituiteux, et aux hommes très-adonnés à cette liqueur, quelle que soit leur maladie. Il nuit aux sanguins, aux bilieux, aux sujets d'une grande irritabilité, aux hystériques, aux hypocondriaques, aux enfans et aux hommes attaqués de maladies soporeuses par pléthore ou par spasme. — Extérieurement, il remédie aux contusions, aux blessures; il raffermit les chairs lâches des ulceres, et corrige quelquefois les ulceres dont le pus tend vers la putridité. En gargarisme et en lavement, il donne de la force et de la fermeté aux parties intérieures de la bouche et aux intestins, et il échauffe ; sous forme de bain, il produit quelquefois du soulagement aux paralytiques, aux hydropiques et aux personnes attaquées de rhumatisme chronique et de sciatique : on prétend qu'ils ressentent de meilleurs effets des bains de grappes de raisins encore chaudes; souvent l'un et l'autre bains accroissent les douleurs, l'hydropisie, et ne rémédient point à la paralysie. — L'usage immodéré du vin diminue les forces de l'esprit et du corps; la mémoire s'affoiblit, l'imagination devient tardive, l'amour de l'étude s'efface; on est dominé par le désir de boire et de se reposer; les extrémités, particuliérement les supérieures sont attaquées de tremblement; la graisse s'accumule; il se forme des obstructions dans les visceres du ventre; les jambes deviennent œdémateuses, et l'homme meurt ordinairement apoplectique ou hydropique.

La bierre, *cerevisia*, espece de vin préparé avec l'orge et le houblon, ne se digere pas avec autant de facilité que le vin : à dose modérée, elle porte moins à la tête et nourrit davantage; elle est venteuse, excite le cours des urines, très-rarement s'aigrit sur l'estomac, très-rarement produit une évacuation par l'uretre de matiere blanchâtre; prise en grande quantité, elle cause une ivresse très-forte, qui laisse ordinairement après-elle des douleurs de tête, une pesanteur et un accablement général : la *petite bierre*, ou la bierre très-légere, prise modérément seule ou avec de l'eau, est plus avantageuse que le vin dans plusieurs especes de maladies fébriles, où il faut ranimer sans beaucoup échauffer, et exciter le cours des urines sans enflammer les voies urinaires; elle est plus utile que le vin, aux scorbutiques, aux personnes dont le genre nerveux est très-irritable, aux bilieux, et à ceux qui se rétablissent d'une fievre intermittente.

Préparation. Choisissez le vin le plus généreux aux malades; depuis une once jusqu'à deux, seul ou mêlé avec de l'eau : dose qu'on peut répéter plusieurs fois dans le jour, suivant l'age et les habitudes du malade, le temps et l'espece de la maladie.

Esprit de vin. *Spiritus vini.*

Fluide retiré du vin par la distillation ; d'une odeur spiritueuse forte ; causant à la bouche un sentiment de chaleur et de sécheresse ; volatil, transparent, limpide ; susceptible d'une grande raréfaction a une chaleur médiocre ; humectant à peine, lorsqu'il est pur, l'alkali fixe de tartre le plus sec ; très-inflammable, ne formant point de suie pendant sa combustion, ne laissant après ni charbons, ni cendres ; dissolvant les résines, les huiles essentielles et un petit nombre de sels neutres ; n'attaquant pas sensiblement les corps dits gommeux ; préservant de la putréfaction ·les substances animales qui y sont plongées ; ne se décomposant ni dans les vaisseaux clos, ni dans les vaisseaux ouverts ; ne pesant environ que six drachmes et quarante huit grains, dans un vase du contenu d'une once d'eau distillée ; donnant par l'évaporation un froid assez considérable ; s'unissant avec les acides et avec l'eau : lorsqu'il n'est uni qu'avec petite quantité d'eau, on l'appelle eau de vie, *aqua vitæ.*

VERTUS. L'eau de vie, prise en petite quantité, procure une douce chaleur dans la bouche et dans la région de l'estomac ; elle dessèche un peu la langue, ranime puissamment les forces vitales et musculaires, excite

Ee 3

beaucoup de gaieté et de courage ; elle tempere la soif au milieu des chaleurs excessives et des travaux les plus pénibles : elle diminue alors la transpiration. A haute dose, elle produit une vive chaleur dans la région épigastrique, de la sécheresse dans la bouche, et une soif plus ou moins grande ; elle donne la gaieté, fait délirer, cause le vertige, rend la marche chancelante, excite des nausées, des coliques, le vomissement, souvent un délire furieux, accompagné d'un sommeil profond, et suivi de violentes douleurs de tête et d'abattement. Plus l'eau de vie est rectifiée, plus son action sur le cerveau et sur les nerfs est vive : et lorsqu'on abuse de cette liqueur, les forces disparoissent, la mémoire se perd, l'appétit se détruit, les visceres s'obstruent, le balbutiement survient, le visage est pale, le corps tremble, la marche chancelle, et l'assoupissement est plus ou moins considérable ; à ces maux succedent ordinairement l'hydropisie ou l'apoplexie. Intérieurement et extérieurement, l'eau de vie sert à combattre les défaillances, l'asphyxie par vapeurs des fosses d'aisance et des caveaux, ou par vive passion ; melée avec partie égale de vinaigre, elle corrige avec plus d'efficacité l'air infect des hôpitaux, des prisons, des camps et des vaisseaux. — L'eau de vie seule en fomentation, ou en friction, dissipe les contusions récentes, contribue à la réunion des bords d'une plaie récente qui n'intéresse que les tégumens, s'oppose à la putridité des ulceres, raffermit les ligamens, les muscles et les tendons violemment distendus par luxation ou entorse : melée avec le digestif, elle favorise la détersion des ulceres sanieux et putrides.

L'*esprit de vin rectifié*, appliqué à l'aide d'un plumasseau sur l'ouverture d'un vaisseau, coagule le sang, resserre l'extrémité du vaisseau, et arrête les petites hémorragies, comme celle qui provient de la morsure d'une sangsue : il attaque la carie avec plus de force, d'efficacité et de promptitude que les huiles essentielles ; il guérit souvent les plaies et les ulceres qui intéressent le périoste, les tendons, les aponévroses, les ligamens et les nerfs.

L'eau de vie retirée de la biere, esprit de froment, *spiritus frumenti*, qui possede, à peu de chose prés, les mêmes qualités que l'eau de vie du vin, est, suivant quelques Auteurs, plus avantageuse pour dissoudre le sublimé corrosif, et favoriser son action sur la vérole ; des expériences multipliées ont appris que l'une et l'autre eaux de vie sont aussi convenables.

L'eau de vie tirée du sucre, *taffia*, d'après quelques Chirurgiens, guérit plus promptement les contusions et les blessures que l'eau de vie simple. L'expérience ne montre à cet égard aucune différence.

L'eau de vie tirée du riz fermenté, *arax*, a les mêmes qualités que l'esprit de vin, quoiqu'elle en diffère par la saveur; il en est ainsi de l'eau de vie tirée des cerises fermentées, *esprit de cerises;* en Allemand, *kirsch-en-waser,* et de l'eau de vie tirée de la racine de gentiane.

Le *baume du Commandeur*, quelque préconisé qu'il soit pour les blessures de la tête, particuliérement pour celles qui intéressent les aponévroses, les tendons, le périoste et les os, l'emporte rarement sur la teinture de térébenthine. — L'eau de vie, mêlée à petite dose avec une grande quantité d'infusion de thé, provoque la transpiration; mais elle échauffe, irrite et altère.

PRÉPARATION. Remplissez d'un vin généreux, les trois quarts d'une cucurbite; placez-la dans un bain-marie ; armez la cucurbite de son chapiteau ; adaptez-y un vaste récipient; lutez le tout avec des bandes de toile enduites d'une colle faite avec la farine et le blanc d'œuf; pratiquez un trou avec une épingle à la jonction du chapiteau avec le récipient; renouvelez fréquemment l'eau contenue dans le réfrigérant ; distillez, et ne cessez la distillation que lorsqu'il ne passera plus de fluide contenant de l'esprit de vin, vous aurez l'eau de vie, *aqua vitæ;* d'une odeur, d'une saveur et d'une activité plus forte que celle du commerce qu'on retire à feu nu : depuis demi-drachme jusqu'à trois onces, édulcorée avec plus ou moins de sucre. Prenez eau de vie de la meilleure qualité, douze livres, que vous distillerez au feu le plus doux, jusqu'à ce que vous en ayez retiré huit livres de liqueur inflammable; vous aurez l'esprit de vin rectifié, *spiritus vini rectificatus*, depuis demi-drachme jusqu'à demi once, mêlé avec partie égale de sucre. — Distillez une seconde fois l'esprit de vin rectifié à une plus douce chaleur, jusqu'à ce que vous en ayez retiré la moitié, vous aurez l'esprit de vin très-rectifié, *spiritus vini rectificatissimus*, à employer extérieurement pour arrêter les hémorragies et détruire la carie. — Prenez benjoin, mirrhe, oliban, de chacun deux onces; alès succotrin, deux drachmes; baume du Pérou, solide, une once; pulvérisez, mêlez avec esprit de vin rectifié, deux livres; faites digérer pendant huit jours dans un matras bien bouché; filtrez, vous aurez le baume du Commandeur, *balsamum Commendatoris*, avec lequel vous panserez les plaies.

Éther vitriolique. *Æther vitriolicus.*

Fluide formé par la combinaison de l'esprit de vin avec l'acide vitriolique; transparent, limpide, très-inflammable, très-volatil; d'une odeur suave et forte; d'une saveur piquante avec un sentiment de fraîcheur a la langue et au toucher; peu miscible avec l'eau; s'unissant avec le sucre, les huiles essentielles et les résines; produisant un très-grand froid par son évaporation ou par son mélange avec la glace.

VERTUS. L'éther vitriolique, depuis quatre gouttes jusqu'à quinze, versé sur une drachme de sucre, et avalé, procure dans la bouche une espece de froid accompagné de chaleur, et dans la région de l'estomac une chaleur plus ou moins forte; il ranime subitement les forces vitales et musculaires, accelere la digestion, constipe, diminue un peu le cours des urines et la transpiration, donne du courage, réveille les sens, et augmente l'excitabilité des nerfs : par l'usage trop réitéré de l'éther, les forces s'abattent et l'irritabilité s'accroît; afin de soutenir le même degré d'activité d'esprit et de sensibilité, il faut augmenter de temps en temps la dose de la liqueur. A haute dose, l'éther produit des accidens beaucoup plus fâcheux que ceux qui proviennent de l'abus de l'esprit de vin; il fait une très-vive impression sur le genre nerveux, cause une sécheresse considérable dans la bouche, une constriction douloureuse dans l'épigastre, et une espece d'ivresse : à dose médiocre et répétée pendant plusieurs semaines consécutives, il fatigue l'estomac, rend la digestion plus lente, et augmente l'irritabilité des nerfs.

A entendre les modernes, l'éther calme les douleurs, combat la putridité des humeurs et la gangrene, dissipe les accès hystériques, le vomissement convulsif, le vomissement par humeur pituiteuse, les affections convulsives, les maladies putrides, les maladies soporeuses, la paralysie, la goutte, les maux de tête, l'épilepsie et le rhumatisme; donne de nouvelles forces à la femme en travail; extérieurement, appaise les douleurs de dents par carie, et desseche l'ulcere qui forme le panaris. L'observation n'admet pas toutes ces vertus : l'éther ne calme que pour un instant l'accès hystérique, et rend les accès suivans plus forts et plus rapprochés. — Extérieurement et intérieurement, il combat plusieurs especes de défaillance et d'asphyxie; il est beaucoup moins utile dans l'apoplexie et dans la paralysie séreuse; quelquefois il tempere les douleurs de tête par spasme; et mis sur la carie des dents, il en appaise quelquefois les douleurs; il ne guérit point les panaris; il s'oppose souvent aux mauvais effets des vapeurs infectes qui regnent dans les prisons, les hôpitaux et les habitations proche des marais. *La liqueur minérale anodine d'Hoffman*, plus foible que l'éther vitriolique, est prodiguée par les Empiriques dans toutes les maladies où l'on a célébré l'éther vitriolique; comme ils la mêlent ordinairement avec l'opium pour calmer les douleurs spasmodiques, ils attribuent au premier médicament l'effet du dernier : l'un et l'autre remedes sont autant de poisons entre leurs mains. — Lorsque les maladies de foiblesse sans pléthore, les défaillances et les asphyxies indiquent la *liqueur minérale*, ayez la précaution de l'employer à très-petite dose et par temps éloignés, sans vous laisser éblouir par les premiers effets, afin d'éviter ainsi les accidens que son usage réitéré a coutume de produire. — Extérieurement sur le front et les tempes, elle soulage quelquefois les douleurs de tête spasmodiques; en friction sur les tempes et proche du nez, elle combat avec avantage l'asphyxie par vapeurs de charbon, et l'asphyxie par vive passion.

L'esprit vitriolique spiritueux, composé de parties égales d'esprit de vin rectifié et d'acide vitriolique, ne possede aucune des vertus de l'éther. (*Voyez* à l'article de l'*acide vitriolique*, décrit dans la classe des caustiques, ce qui concerne l'*esprit vitriolique* et l'*eau de Rabel*.)

L'éther nitreux, beaucoup plus actif que l'éther vitriolique, ne doit être employé qu'extérieurement dans les asphyxies où l'éther vitriolique seroit trop foible.

L'esprit de nitre dulcifié ne mérite point les éloges qu'on lui a accordés; il vaut beaucoup mieux administrer l'*esprit de sel marin dulcifié* : quelques Praticiens assurent avoir observé des bons effets de l'esprit de sel dulcifié, dans les especes de maladies dépendantes de la disposition des humeurs à la putridité, dans la gangrene et dans les coliques venteuses sans inflammation. Il est extraordinaire qu'il combatte avec succès ces maladies : ne l'employez jamais dans la dyssenterie, la diarrhée, l'affection hystérique et hypocondriaque, les hémorragies, la goutte, les affections soporeuses pléthoriques et le scorbut; mêlé avec du miel et appliqué sur les ulceres de la gorge peu sensibles, il tend à les déterger.

L'éther acéteux est le moins actif des éthers. Déjà plusieurs Praticiens le préferent aux éthers minéraux, dans tous les cas où l'on est en usage de les employer. L'observation seule prouvera si l'éther acéteux doit l'emporter sur les éthers minéraux.

PRÉPARATION. Prenez esprit de vin rectifié, acide vitriolique concentré, de chacun une livre; versez l'acide vitriolique sur l'esprit de vin contenu dans une grande cornue de verre; adaptez-y sur-le-champ un récipient qui sera adapté lui-même à un autre récipient; donnez aussitôt un degré de chaleur très-douce, mais capable de faire bouillir légérement le mélange ; distillez jusqu'à moitié environ du mélange, vous obtiendrez l'éther vitriolique, *œther vitriolicus*, qu'il faut conserver dans des flacons de verre bien bouchés : il ne doit avoir ni odeur de soufre, ni saveur acide ; depuis quatre gouttes jusqu'à douze, à mêler avec sucre, une drachme.

Prenez esprit de vin très-rectifié, quatre livres, que vous mettrez dans une grande cornue de verre ; versez-y acide vitriolique concentré, une livre ; bouchez exactement ; laissez macérer pendant huit jours ; ensuite distillez jusqu'à ce que vous ayez retiré trois livres environ de mélange, vous aurez l'esprit de vitriol dulcifié, liqueur minérale anodine d'Hoffman, *spiritus vitrioli dulcis*, *liquor anodinus mineralis Hoffmani ;* liqueur subtile, inflammable, d'une odeur et d'une saveur très-vive et agréable : depuis quinze gouttes jusqu'à soixante, avec sucre, une drachme.

Prenez esprit de vin très-rectifié, une once, que vous mettrez dans une très-grande bouteille d'un verre fort, et environnée de grosses cordes ; plongez-la dans de la glace pilée ; versez sur l'esprit de vin, acide nitreux, une once ; bouchez exactement ; renouvelez continuellement la glace jusqu'à ce qu'il surnage une espece de liqueur verdâtre, vous aurez l'éther nitreux, *œther nitrosus*, qu'il faut séparer à l'aide d'un entonnoir, et conserver dans un flacon exactement bouché : depuis deux gouttes jusqu'à six, mêlé avec sucre, une drachme.

Prenez esprit de vin très-rectifié, deux livres, que vous placerez dans une vaste cornue ; versez sur l'esprit de vin, acide nitreux, trois onces ; adaptez à la cornue un grand récipient percé d'un petit trou ; laissez digérer pendant quelques heures ; ensuite donnez le degré de feu le plus doux, vous obtiendrez l'esprit de nitre dulcifié, *spiritus nitri dulcificatus*, que vous conserverez dans un flacon de verre bien bouché : depuis six gouttes jusqu'à quarante, à mêler avec sucre, une drachme.

Prenez esprit de vin très-rectifié, une livre, que vous mettrez dans une grande cornue ; versez sur l'esprit de vin, acide marin concentré, une livre ; bouchez très-exactement ; laissez digérer pendant deux mois ; ensuite distillez à un feu doux, vous obtiendrez l'éther marin, *œther marinus ;* depuis quatre gouttes jusqu'à douze, à mêler avec sucre, une drachme.

Prenez esprit de vin très-rectifié, douze onces, que vous mettrez dans une grande cornue ; versez par-dessus acide marin concentré, deux onces ; adaptez à la cornue un vaste récipient ; donnez un feu doux et gradué, vous obtiendrez l'esprit de sel marin dulcifié, *spiritus salis marini dulcificatus,* qu'il faut conserver dans un flacon de verre exactement bouché ; depuis dix gouttes jusqu'à soixante, à mêler avec sucre, une drachme. — Prenez esprit de vin très-rectifié, vinaigre distillé de la terre foliée de tartre, de chacun une livre ; faites digérer ce mélange dans une bouteille bien bouchée, jusqu'à ce qu'il ne donne plus l'odeur ni du vinaigre, ni de l'esprit de vin ; alors distillez, et cessez dès que la moitié du mélange environ aura passé dans le récipient, où vous ajouterez alkali fixe de tartre, six drachmes, dissout dans eau, suffisante quantité ; agitez, séparez, vous aurez l'éther acéteux, *œther acetosus,* qu'il faut conserver dans un vase exactement bouché : depuis dix gouttes jusqu'à soixante, à mêler avec sucre, une drachme.

F I N.

NOMENCLATURE

CHIMIQUE-MÉDICALE

DES CHIMISTES MODERNES.

NOMENCLATURE

CHIMIQUE-MÉDICALE

DES CHIMISTES MODERNES.

A

Acétates. Sels formés par l'union du vinaigre radical avec différentes bases.

Acétites. Sels formés par l'union du vinaigre distillé avec différentes bases.

Acétite d'ammoniaque. Sel acéteux ammoniacal. — Esprit de Mindérer.

Acétite de chaux. Sel acéteux calcaire.

Acétite de cuivre. Verdet acéteux, verdet cristallisé, verdet.

Acétite de mercure. Sel mercuriel acéteux, terre foliée mercurielle, sel mercuriel anti-vénérien de Keiser.

Acétite de plomb. Sel de saturne.

Acétite de potasse. Terre foliée de tartre.

Acétite de soude. Terre foliée d'alkali fixe de soude, terre foliée minérale.

Acide acéteux. Vinaigre, acide du vinaigre.

Acide acétique. Vinaigre radical, esprit de Vénus.

Acide arsenique. Obtenu en distillant acide nitreux, six parties, sur chaux d'arsenic, une partie. (Poison très-actif.)

Acide benzoïque. Sel de benjoin.

Acide benzoïque sublimé. Fleurs de benjoin.

Acide bombique. Acide retiré des chenilles. (Il n'est point connu en médecine.)

Acide boracique. Sel sédatif d'Homberg.

Acide camphorique. Acide du camphre, retiré à l'aide

de l'acide nitreux distillé sur le camphre ; il se cristallise, (Inconnu en médecine.)

Acide carbonique. Air fixe, acide aérien, acide méphitique, acide crayeux. (Contraire à la respiration.)

Acide citrique. Suc du citron, acide du citron.

Acide fluorique. Obtenu par la distillation de parties égales d'acide nitreux et de spath vitreux ; spath fusible, lequel spath fusible se nomme maintenant spath phosphorique ; fluor spathique ; fluate de chaux. (D'aucune utilité en médecine.)

Acide formique. Acide retiré des fourmis par la distillation. (Inconnu en médecine : redoutez-en les effets.)

Acide gallique. Acide tiré de la noix de galle et susceptible de se cristalliser. (Il n'est pas employé en médecine.)

Acide lactique. Acide du petit lait. (Inutile en médecine.)

Acide lithique. Acide du calcul, obtenu par le refroidissement de l'eau où l'on a fait bouillir long-temps un calcul de la vessie. (Jusqu'à présent inutile en médecine.)

Acide malique. Acide de pomme. (Ses bons et mauvais effets en médecine, inconnus)

Acide muriatique. Acide marin. (Sa vapeur irrite les poumons, elle est plus ou moins nuisible suivant la disposition des poumons, la quantité et le degré de force de l'acide.)

Acide muriatique oxigéné. Acide marin déphlogistiqué, obtenu par la distillation de la manganèse, sur laquelle on a versé à plusieurs reprises et en petite quantité, de l'acide marin. (Intérieurement, nuisible, même à très-petite dose ; extérieurement, plus ou moins nuisible aux poumons, quelque vanté qu'il soit pour purifier l'air corrompu.)

Acide nitrique. Acide nitreux, acide nitreux non fumant, acide nitreux déphlogistiqué.

Acide nitreux blanc. Esprit de nitre, eau forte. (Nuisible en médecine.)

Acide nitreux. Acide nitreux fumant, acide nitreux concentré, acide nitreux rutilant, acide nitreux phlogistiqué. (Dangereux en médecine.)

Acide

Acide nitro-muriatique. Eau régale, combinaison d'acide marin et d'acide nitreux. (Très-dangereux en médecine.)

Acide oxalique. Acide de l'oseille, acide du sucre, acide sacharin. (Inutile en médecine.)

Acide phosphorique. Acide phosphorique non fumant, tiré du phosphore. (Dangereux en médecine.)

Acide phosphoreux. Acide phosphorique fumant, acide volatil du phosphore. (Dangereux en médecine.)

Acide Prussique. Acide retiré du bleu de Prusse, distillé avec l'acide vitriolique. (Il n'a jamais été employé en médecine : redoutez l'usage de cet acide malgré son odeur agréable et sa saveur douce.)

Acide pyroligneux. Acide retiré du bois par la distillation. (Il n'est pas d'usage en médecine.)

Acide pyromuqueux. Acide retiré par la distillation de tous les corps muqueux susceptibles de fermentation spiritueuse. (Inutile en médecine.)

Acide sébacique. Acide graisseux, acide retiré de la graisse par la distillation. (Inutile en médecine.)

Acide sacho-lactique. Acide du sucre de lait. (Inutile en médecine.)

Acide succinique. Sel de succin.

Acide sulfurique. Acide vitriolique, huile de vitriol.

Acide sulfureux. Acide sulfureux volatil, esprit de soufre.

Acide tartareux. Acide de la crême de tartre.

Alkool. Esprit de vin.

Alumine. Argile pure, terre d'alun, base de l'alun.

Ammoniaque. Alkali volatil.

Arome. Esprit recteur, principe odorant des plantes.

B

BARITE. Terre pesante. (Seule inutile en médecine.)

Borate d'ammoniac. Sel ammoniaque sédatif, borax ammoniacal, union du sel sédatif avec l'alkali volatil. (Il n'est pas employé en médecine.)

Borate de potasse. Sel sédatif uni avec l'alkali végétal. (Il n'est pas usité en médecine.)

Borate de soude. Borax.

Borate d'antimoine. Borax d'antimoine , sel sédatif uni avec l'antimoine. (Il n'est pas employé en médecine.)

Borate de mercure. Sel sédatif mercuriel , sel sédatif uni avec le mercure , borax mercuriel. (Nuisible en médecine.)

Benzoates. Sels formés par l'union de l'acide du benjoin avec différentes bases. (Ces sels ne sont point usités en médecine.)

Bombiates. Sels formés par l'union de l'acide bombique avec différentes bases. (Inconnus en médecine.)

C

Calorique. Principe inflammable , principe de la chaleur , phlogistique , fluide igné , feu principe.

Camphorates. Sels formés par l'union de l'acide du camphre avec différentes bases. (Inconnus en médecine.)

Carbone. Charbon pur.

Carbonates. Sels formés par l'union de l'acide carbonique avec différentes bases. (Inconnus en médecine.)

Carbonate d'alumine. Lait de lune , *lac lunæ* , terre blanche trouvée dans les entrailles de la terre argileuse , combinée avec l'acide carbonique. (Inutile en médecine.)

Carbonate d'ammoniac. Alkali volatil concret , alkali volatil crayeux , sel volatil d'Angleterre.

Carbonate de barite. Sel composé d'acide carbonique et de barite ou terre pesante. (Elle n'est pas employée en médecine.)

Carbonate de chaux. Pierre calcaire , pierre à chaux , combinaison de la terre calcaire avec l'acide carbonique. (Inutile en médecine.)

Carbonate de fer. Mine de fer spathique. (Inutile en médecine.)

Carbonate de magnésie. Union de la magnésie avec l'acide carbonique. (Inutile en médecine.)

Chaux. Terre calcaire.

Citrates. Sels formés par la combinaison de l'acide du citron avec différentes bases. (La plupart inconnus en médecine.)

E

Eau nitrate; eau mercurielle. Dissolution du sel mercuriel dans l'eau mercurielle.

Ether muriatique. Ether marin.

Ether nitreux. Ether nitreux.

Ether sulphurique. Ether vitriolique.

F

Fluates. Sels formés par l'acide fluorique, combiné
avec différentes bases. (Inconnus en médecine.)

Formiates. Sels formés par la combinaison de l'acide
formique avec différentes bases. (Inconnus en médecine.)

G

Gaz ammoniacal. Gaz alkalin, gaz alkalin volatil.
(Il irrite les poumons.)

Gaz acide carbonique. Air fixe. (Contraire à la respiration.)

Gaz acide muriatique. Gaz acide marin. (Il détruit en
partie les mauvaises qualités de l'air corrompu ; mais,
en même-temps, il irrite plus ou moins les poumons.)

Gaz acide muriatique oxigéné. Gaz acide marin déphlogistiqué. (Il peut corriger l'air corrompu ; mais,
en même-temps, il affecte avec plus ou moins de force
les poumons.)

Gaz acide sulfureux. Gaz acide vitriolique. (Il corrige
l'air jusqu'à un certain point ; mais il irrite les bronches
pulmonaires, et augmente sensiblement les mauvaises
qualités des ulceres des poumons et les ulceres des parties extérieures du corps.)

Gaz azote. Gaz nitrogene. Air phlogistiqué ; air méphitique, mofette. (Contraire à la respiration.)

Gaz hydrogene. Air inflammable. (Contraire à la respiration.)

Gaz nitreux. Gaz nitreux. (Nuisible à la respiration.)

Gaz oxigene. Gaz oxigéné. Air vital. (Les chimistes

affirment que ce gaz est le seul propre à la respiration, et le seul capable de purifier l'air ; mais les moyens de se servir de l'air vital avec avantage, sont encore ignorés ; car, la maniere dont on l'a administré jusqu'à présent aux personnes attaquées de maladie de poitrine, quelle qu'en fût l'espece, n'a servi qu'à l'accroître. On n'a pas seulement employé l'air vital pour purifier le sang et favoriser le jeu des poumons ; on l'a mis particuliérement en usage pour désinfecter l'air des prisons, des hôpitaux, des vaisseaux, des caveaux et des maisons contenant le germe des maladies contagieuses : pour cela, *prenez manganese pulvérisée, 5 drachmes, 17 grains ; sel marin pulvérisé, 3 onces, 2 drachmes et 10 grains ; mettez ce mélange dans une capsule de verre ; ajoutez eau, 1 once, 2 drachmes et 53 grains ; ensuite versez ou tout-à-la-fois ou à diverses reprises, acide vitriolique, 1 once, 2 drachmes, 50 grains.* Cette dose suffit, à ce qu'on prétend, pour désinfecter une salle d'hôpital ou de prison, contenant dix lits : il faut avoir la précaution, pendant le temps de cette opération, de faire transporter les malades hors de la salle, crainte que leur poitrine ne soit affectée de cette vapeur.)

Gaz phosphorique. Gaz retiré du phosphore par les alkalis ou par les acides. (Inutile en médecine et dangereux aux poumons.)

Gaz hydrogene sulfuré. Gaz hépatique. (Inutile et nuisible en médecine.)

L

*L*ACTATES. Sels formés par la combinaison de l'acide du petit-lait aigre, nommé *acide lactique*, avec différentes bases. (Inconnus en médecine.)

Lithiates. Sels formés par la combinaison de l'acide du calcul de la vessie avec différentes bases. (Ils n'ont pas été employés en médecine.)

M

Malates. Sels formés par la combinaison de l'acide de pommes avec différentes bases. (Ils ne sont pas encore d'usage en médecine.)

Molybdates. Sels formés par la combinaison de l'acide molybdique avec différentes bases. (Inconnus en médecine.)

Muriates. Sels formés par la combinaison de l'acide marin avec différentes bases.

Muriate d'alumine. Sel marin à base de terre d'alun, alun marin, sel marin argilleux. (Inusité en médecine.)

Muriate d'ammoniaque. Sel ammoniac.

Muriate d'antimoine. Sel marin d'antimoine. (Très-dangereux en médecine.)

Muriate d'antimoine fumant. Beurre d'antimoine.

Muriate d'argent. Lune cornée, argent corné. (Poison. Il n'est pas employé en médecine.)

Muriate d'arsenic sublimé. Beurre d'arsenic. (Poison.)

Muriate de baryte. Sel marin de baryte. (Ce sel a été employé dans les traitemens des écrouelles ; il n'est pas le spécifique de cette espece de maladie, car l'expérience et l'observation ont forcé les Praticiens à le rejeter et à regarder son usage intérieur, à quelque petite dose qu'il soit prescrit, comme très-dangereux.)

Muriate de bismuth. Sel marin de bismuth. (Inconnu en médecine. Craignez-en l'usage.)

Muriate de bismuth sublimé. Beurre de bismuth. (Poison.)

Muriate de chaux. Sel marin calcaire, sel marin à base terreuse, eau mere. (Inutile en médecine.)

Muriate de cobalt. Encre de sympathie. (Inutile et dangereux en médecine.)

Muriate de cuivre. Sel marin cuivreux. (Poison.)

Muriate de cuivre ammoniacal sublimé. Fleurs ammoniacales cuivreuses. (Poison.)

Muriate d'etain. Sel de Jupiter. (Poison)

Muriate d'etain concret. Etain corné, beurre d'étain solide. (Poison.)

Muriate d'étain fumant. Liqueur fumante de Libavius. (Poison.)

Muriate de fer. Sel marin de fer. (Il n'est pas employé en médecine.)

Muriate de fer ammoniacal sublimé. Fleurs ammoniacales martiales.

Muriate de magnésie. Sel marin à base de magnésie, sel d'Epsom marin, sel marin à base de sel d'Epsom. (Inutile en médecine.)

Muriate de mercure corrosif, *muriate suroxigéné de mercure.* Sublimé corrosif.

Muriate de mercure doux. Mercure doux, sublimé doux.

Muriate de mercure doux sublimé. Aquila alba.

Muriate de mercure et d'ammoniaque. Sel alembroth. (Inutile et nuisible en médecine.)

Muriate de mercure par précipitation. Sel marin mercuriel , précipité blanc.

Muriate de plomb. Plomb corné. (Poison.)

Muriate de potasse. Sel fébrifuge de Sylvius.

Muriate de soude. Sel marin.

N

NITRATES. Sels formés par la combinaison de l'esprit de nitre avec différentes bases.

Nitrate d'alumine. Nitre argileux, alun nitreux. (Inconnu en médecine.)

Nitrate d'ammoniaque. Nitre ammoniacal , sel ammoniacal nitreux. (Inconnu en médecine.)

Nitrate d'argent. Nitre d'argent, cristaux de lune.

Nitrate d'argent fondu. Pierre infernale.

Nitrate de baryte. Nitre de terre pesante. (Inutile et dangereux en médecine.)

Nitrate de fer. Nitre de fer , nitre martial. (Inconnu en médecine.)

Nitrate de magnésie. Nitre de magnésie , nitre magnésien (Inconnu en médecine.)

Nitrate de mercure. Sel nitreux mercuriel. (Dangereux en médecine.)

Nitrate de potasse. Nitre , salpêtre.

Nitrate de soude. Nitre cubique, nitre rhomboïdal. (Inconnu en médecine.)

Nitrites. Sels formés par la combinaison de l'acide nitreux fumant ou concentré avec différentes bases.

O

O*XALATES.* Sels formés par la combinaison de l'acide du sel d'oseille avec différentes bases. (La plupart inconnus en médecine.)

Oxalate acidule de potasse. Sel d'oseille.

Oxalate de mercure. Sel d'oseille mercuriel. (Inconnu en médecine.)

Oxide d'antimoine par l'acide muriatique et l'acide nitrique. Bézoard minéral. (Inutile et dangereux en médecine.)

Oxide blanc et lavé d'antimoine, par la nitrate de potasse. Chaux blanche et lavée d'antimoine, par le nitre; antimoine diaphorétique lavé.

Oxide blanc d'antimoine non lavé et avec potasse. Antimoine diaphorétique non lavé.

Oxide blanc d'antimoine, par l'acide muriatique. Poudre d'Algaroth. (Poison.)

Oxide blanc d'antimoine sublimé. Fleurs d'antimoine, neige d'antimoine. (Nuisible en médecine.)

Oxide gris d'antimoine. Chaux grise d'antimoine. (Nuisible en médecine.)

Oxide d'antimoine sulfuré vitreux. Verre d'antimoine.

Oxide d'antimoine sulfuré rouge. Kermès minéral.

Oxide d'antimoine sulfuré orangé. Soufre doré d'antimoine. (Inutile et dangereux en médecine.)

Oxide d'antimoine sulfuré demi-vitreux. Safran des métaux.

Oxide d'antimoine sulfuré. Foie d'antimoine.

Oxide blanc d'arsenic. Arsenic blanc, chaux d'arsenic. (Poison.)

Oxide d'arsenic blanc sublimé. Fleurs d'arsenic. (Poison.)

Oxide d'arsenic sulfuré jaune. Orpiment. (Poison.)

Oxide d'arsenic sulfuré rouge. Réalgar, arsenic rouge. (Poison.)

Oxide blanc de bismuth, par l'acide nitrique. Blanc de fard, blanc de perle, magistere de bismuth. (Poison.)

Oxide de bismuth sublimé. Fleurs de bismuth (Inutile et dangereux en médecine.)

Oxide bleu de cuivre. Chaux bleue de cuivre. (Poison)

Oxide vert de cuivre. Chaux verte de cuivre, vert-de-gris. (Intérieurement poison.)

Oxide de fer. Safran de mars , chaux.

Oxide de fer brun. Safran de mars brun.

Oxide de fer jaune. Ocre.

Oxide noir de fer. Éthiops martial.

Oxide rouge de fer. Rouille.

Oxide rouge de fer par l'acide sulfurique. Colcothar.

Oxide jaune de mercure par l'acide nitrique Turbith nitreux. (Très-dangereux en médecine.)

Oxide jaune de mercure par l'acide sulfurique. Turbith minéral , précipité jaune. (Dangereux en médecine.)

Oxide rouge de mercure par l'acide nitrique. (Précipité rouge.)

Oxide rouge par le feu. Précipité *per se.* (Il n'est pas employé en médecine.)

Oxide noirâtre de mercure. Éthiops *per se.*

Oxide sulfure noir de mercure. Éthiops minéral.

Oxide sulfure rouge de mercure. Cinabre.

Oxide blanc de plomb par l'acide acéteux. Blanc de plomb.

Oxide blanc de plomb par l'acide acéteux , mélé de craie. Céruse.

Oxide gris de plomb. Chaux grise de plomb. (Inutile en médecine.)

Oxide jaune de plomb. Massicot , chaux jaune de plomb.

Oxide rouge de plomb. Chaux rouge de plomb. *Minium.*

Oxide de plomb demi-vitreux. Litharge.

Oxide de zinc. Tuthie.

Oxide de zinc sublimé. Fleurs de zinc , pompholix, coton philosophique , laine philosophique. (Employées de nos jours, depuis demi-grain jusqu'à deux , dans le traitement de plusieurs espèces de maladies convulsives, mais sans succès. Ordinairement elles fatiguent l'estomac et augmentent l'irritation de ce viscère , et en général celle de tout le système nerveux ; ainsi, bien loin de calmer les maladies, soit convulsives, soit spasmodiques , elles les accroissent.

Oxigène. Base de l'air vital. Principe acidifiant.

P

*P*HOSPHATES. Sels formés par l'union de l'acide phosphorique avec différentes bases. (Inconnus en médecine.)

Phosphate d'ammoniaque. Sel volatil urineux , soluble
dans l'eau servant à fondre toutes les especes de terre ;
mis sur les charbons, il répand une odeur d'alkali volatil ;
et traité avec du charbon, il donne du phosphore. (Inutile et dangereux en médecine.)

Phosphate de soude. Sel fusible urineux ; traité avec le
charbon, il ne donne point de phosphore. (Inconnu
en médecine.)

Phosphate de soude et d'ammoniaque. Sel natif d'urine.
(Inconnu en médecine)

Phosphate calcaire. Phosphate de chaux. Terre animale,
terre des os. (Inutile en médecine.)

Phosphate de fer. Mine de fer de marais. (Inusité en
médecine.)

Phosphites. Sels formés par la combinaison de l'acide
phosphoreux avec différentes bases. (Inconnus en médecine.)

Pyrolignites. Sels formés par la combinaison de l'acide
pyroligneux avec différentes bases. (Inconnus en médecine.)

Pyromucites. Sels formés par la combinaison de l'acide
pyromuqueux avec différentes bases. (Inconnus en médecine.)

Potasse. Alkali végétal, alkali fixe végétal du tartre ,
alkali fixe du nitre.

Potasse fondue. Pierre à cautere.

Pommade oxigénée. Composé d'esprit de nitre (acide
nitrique), deux onces ; de graisse récente de porc ,
une livre ; approchant du moyen degré de chaleur de
l'eau bouillante , melez alors l'acide nitreux avec la
graisse, dans un mortier de verre, ou de porcelaine ,
ou de porphyre. (Pommade célébrée de nos jours pour
combattre la gale et le virus vénérien : mais l'expérience
et l'observation ont démontré , 1.° que communément
elle répercutoit la gale, et produisoit alors des accidens
fâcheux ; 2.° qu'elle ne guérissoit jamais la vérole.)

Prussiates. Sels formés par la combinaison de l'acide Prussique ou matiere colorante du bleu de Prusse avec différentes bases. (Inconnus en médecine.)

S

Saccho-lates. Sels formés par l'acide tiré du sucre de lait avec différentes bases. (Inconnus en médecine.)

Savons acides. Combinaisons des huiles grasses ou fixes avec différens acides. (La plupart inconnus en médecine.)

Savon d'alumine. Savon composé d'huile grasse unie avec l'argile. (Inutile en médecine.)

Savon ammoniacal. Savon composé d'huile grasse unie avec l'alkali volatil. (Extérieurement à tenter dans plusieurs especes de maladies où il faut irriter et ranimer.)

Savon de chaux. Composé d'huile grasse unie avec la chaux. (Quelquefois utile en médecine.)

Savon de magnésie. Savon composé d'huile grasse unie avec la magnésie. (Inutile en médecine.)

Savon de potasse. Savon composé d'huile grasse unie avec l'alkali fixe végétal. (Utile en médecine.)

Savon de soude. Savon composé d'huile grasse unie avec l'alkali fixe marin. (Utile en médecine.)

Savons métalliques. Combinaisons des huiles grasses ou fixes avec les substances métalliques. (Beaucoup inconnus en médecine.)

Savonules. Combinaisons des huiles essentielles ou volatiles avec différentes bases. (La plupart inutiles ou inconnus en médecine.)

Savonules acides. Combinaisons des huiles essentielles ou volatiles avec ces différens acides. (Inconnus en médecine.)

Savonule ammoniacal. Savon composé d'huile essentielle avec l'alkali volatil. (Extérieurement souvent utile en médecine.)

Savonule de chaux. Savon composé d'huile essentielle unie avec la chaux. (Extérieurement souvent utile en médecine.)

Savonule de potasse. Savon composé d'huile essentielle unie avec l'alkali fixe végétal. Savon de Starkei. (Quelquefois extérieurement, rarement intérieurement, utile en médecine.)

Savonule de soude. Savon composé d'huile essentielle unie avec l'alkali fixe marin. (Quelquefois extérieurement, rarement intérieurement, utile en médecine.)

Savonules métalliques. Savons composés d'huiles essentielles unies aux substances métalliques. (La plupart inconnus en médecine.)

Sebates. Sels formés par la combinaison de l'acide de la graisse avec différentes bases. (Inconnus en médecine.)

Silice. Terre silicée. Terre vitrifiable , terre quartzeuse. Inutile en médecine.)

Soude. Alkali fixe marin , alkali marin , alkali minéral.

Soufre sublimé. Fleurs de soufre.

Succinates. Sels formés par la combinaison de l'acide du succin avec différentes bases. (Inconnus en médecine.)

Sulphates. Sels formés par la combinaison de l'acide vitriolique avec différentes bases.

Sulphate d'alumine. Alun.

Sulphate ammoniacal. Sel ammoniacal vitriolique , sel ammoniacal secret de Glauber , vitriol ammoniacal. (Plus souvent nuisible qu'utile en médecine.)

Sulphate de chaux. Selenite , gypse , vitriol de chaux , vitriol calcaire. (Inutile en médecine.)

Sulphate de cuivre. Coupe - rose bleue , vitriol bleu , vitriol de cuivre , vitriol de Chypre.

Sulphate de fer. Vitriol verd , coupe-rose verte , vitriol martial.

Sulphate de magnésie. Sel d'Epsom , sel de Sedlitz.

Sulphate de mercure. Vitriol de mercure. (Intérieurement dangereux en médecine.)

Sulphate de potasse. Tartre vitriolé , sel *de duobus*, sel polychreste de Glaser. *Arcanum duplicatum.*

Sulphate de soude. Sel de Glauber. Vitriol de soude.

Sulphate de zinc. Vitriol de zinc , coupe-rose blanche , vitriol blanc.

Sulfites. Sels formés par la combinaison de l'acide sulfureux volatil avec différentes bases. (Inconnus en médecine.)

Sulfures alkalins. Foies de soufre alkalins , hépars alkalins.

Sulfure ammoniacal. Foie de soufre alkalin volatil , liqueur fumante de Boyle. (Inutile en médecine.)

Sulfure d'antimoine. Antimoine.

Sulfure d'antimoine natif. Mine d'antimoine. (Inutile en médecine.)

Sulfure calcaire. Foie de soufre calcaire. (Inutile en médecine.)

Sulfure d'huile fixe. Baume de soufre avec huile grasse, ou huile par expression.

Sulfure d'huile volatile. Baume de soufre avec l'huile essentielle.

Sulfure de potasse. Baume de soufre avec l'alkali fixe végétal.

Sulfure de soude. Baume de soufre avec l'alkali minéral.

Sulfure de soude antimonié. Foie de soufre antimonié avec l'alkali minéral. (Dangereux en médecine.)

T

TARTRITES. Sels formés par la combinaison de l'acide tartareux avec différentes bases.

Tartrite d'ammoniaque. Sel ammoniac tartareux, tartre ammoniacal. (Inconnu en médecine.)

Tartrite acidule de potasse. Crème de tartre, tartre.

Tartrite de chaux. Tartre calcaire. (Inconnu en médecine.)

Tartrite de fer. Sel ferrugineux de tartre.

Tartrite de mercure. Sel mercuriel tartareux.

Tartrite de potasse. Sel végétal, tartre d'alkali fixe végétal, tartre tartarisé, tartre soluble.

Tartrite de potasse antimonié. Tartre émétique, tartre antimonié, émétique, tartre stibié.

Tartrite de potasse ferrugineux. Tartre chalibé, tartre martial soluble.

Tartrite de soude. Sel de Seignette, sel polychreste de la Rochelle, tartre de soude.

Fin de la Nomenclature, etc.

TABLE
DE COMPARAISON
Entre les Poids anciens et nouveaux.

Dénomination et subdivision des anciens Poids.	Dénomination et subdivision décimale des nouveaux Poids.
1 livre divisée . . . en 16 onces.	1 kilogram. divisé en 10 hectogr.
1 once . . . . en 8 gros.	1 hectogram. . . en 10 décagr.
1 gros ou drachme . en 72 grains.	1 décagram. . . . en 10 gram.
Grain semblable à celui des orfèvres.	Gramme correspondant au grain.

Réduction des Poids anciens en Poids nouveaux.

Livre ancienne.	Kilogramme ou livre nouvelle.
1 livre vaut	0,489,506.
1 once.	0,030,594.
1 gros.	0,003,824.
1 grains.	0,000,053.

TABLE ALPHABÉTIQUE

DES MÉDICAMENS.

T A B U L A

MEDICAMENTORUM.

Finis Tabularum.

ADDITIONS ET CORRECTIONS

De la MATIERE MÉDICALE.

Page 15, *ligne* 23, convulsion, *lisez* convulsions.

Page 25, *ligne* 4, a été, *lisez* est.

Page 19, *ligne* 26, trois grains, *lisez* un grain et demi.

Page 20, *ligne* 32, sur l'ipécacuanha, *ajoutez* il faut cependant excepter les affections catarreuses, ou pituiteuses, ou séreuses de la poitrine, qui ne présentent aucune disposition, soit à l'inflammation, soit au crachement de sang.

Page 24, *ligne* 25, dangereux, *ajoutez* écoutez encore l'observation et l'expérience, elles vous diront qu'aucun n'est mort pour n'avoir pas pris le tartre émétique, et que tous les jours il meurt un très-grand nombre de malades pour l'avoir pris.

Page 25, *ligne* 13, particulieres, *lisez* particuliers.

Page 30, *ligne* 12, les soutenir, *lisez* le soutenir.

Page 37, *ligne* 15, ou nauséabondes, *effacez.*

Page 43, *ligne* 27, rhubarhe, *lisez* rhubarbe.

Page 44, *ligne* 2, dyssenterie, *ajoutez* elle nuit aux femmes enceintes et aux hémorroïdaires.

Page 46, *ligne* 8, des rapports nauséabondes, *lisez* des nausées.

Page 53, *ligne* 19, y attire, *lisez* y détermine.

Page 59, *ligne* 5, détourné, *lisez* perdu.

Page 59, *ligne* 35, à base calcaire, *lisez* à base de magnésie. — *Ligne* 36, du nitre à base terreuse, *lisez* à base de magnésie.

Page 60, *ligne* 1, à base calcaire, *lisez* à base de magnésie.

Page 71, *ligne* 23, minéralisé avec le soufre, *lisez* minéralisé par le soufre, et *ligne* 25, uni avec de la graisse, *lisez* uni à de la graisse.

Page 75, *ligne* 26, disparution, *lisez* disparition.

Page 78 , *ligne* 12 , dès que la salivation veut s'établir , *ajoutez* la méthode suivante est souvent préférable lorsque le sujet est délicat, que le mercure porte facilement à la bouche , et qu'il faut
promptement domter le virus vénérien : tous les
jours deux bains et une friction avec l'onguent
mercuriel , depuis une drachme jusqu'à trois ; un
bain le matin et l'autre le soir, deux heures avant
la friction. Toutes les fois que le malade présente
les signes avant-coureurs de la salivation, retardez
de deux ou trois jours la friction mercurielle ; employez pour tout le traitement de la vérole, onguent
mercuriel à moitié , depuis 8 onces jusqu'à 14 :
les frictions doivent être faites comme ci-dessus ,
par le malade , sur les extrémités , les unes après
les autres.

Page 78 , *ligne* 29 , dispendieuse, *ajoutez* de nos jours
on a découvert le moyen d'obtenir plus promptement , et à peu de frais, le *précipité Perse ;* mais
on attend que l'expérience et l'observation aient
décidé s'il est utile ou nuisible dans les maladies
vénériennes.

Page 90 , *ligne* 23 , convulsions , fréquemment suivie , *lisez* convulsions fréquemment suivies.

Page 99 , *ligne* 15 , elle mérite , *lisez* elles méritent.

Page 100 , *ligne* 3 , nourrit, *effacez ;* et *ligne* 18 , ne
sont ordinairement , *lisez* ne sont pas ordinairement ; et *ligne* 10 , choisies, *ajoutez* saupoudrées
de sel marin.

Page 101 , *ligne* 21 , regardées lorsqu'elles sont fraîches particuliérement comme le spécifique de la
dyssenterie , *lisez* regardées comme le spécifique
de la dyssenterie , particuliérement lorsqu'elles
sont fraîches.

Page 104 , *ligne* 1 , nourrit, *lisez* VERTUS. La racine
nourrit.

Page 111 , *ligne* 23 , sous l'appui, *lisez* sans l'appui.

Page 113 , *ligne* 5 , fleurs, *lisez* les fleurs.

Page 124 , *ligne* 12 , vive et passagere, *lisez* vif et
passager.

Page 129 , *ligne* 10 , une légere chaleur, *lisez* de la
chaleur.

Page 134 , *ligne* 1.ere , electrinum , *lisez* electricum.

Page 135 , *ligne* 18 , seul, *lisez* seulement. *Ligne* 34 , usitées, *lisez* usités.

Page 141 , *ligne* 1 , fovorisent, *lisez* favorisent. *Ligne* 27 , mulculaires , *lisez* musculaires.

Page 150 , *ligne* 14 , rapports nauséabondes , *lisez* nausées.

Page 153 , *ligne* 14, quelques , *lisez* quelque.

Page 157 , *ligne* 12 , Racine seche peu utile à moins que les forces ne soient abattues , *lisez* racine seche moins utile que la racine fraîche , particuliérement lorsque les forces sont abattues.

Page 159 , *ligne* 3 , à l'infusion des fleurs, *lisez* à l'infusion , des fleurs.

Page 161 , *ligne* 7 , flaminibus , *lisez* staminibus.

Page 172 , *ligne* 1 , solube , *lisez* soluble. *Ligne* 17 , mêlé à , *lisez* mêlé avec.

Page 175 , *ligne* 37 , l'effet de ces remedes est , *lisez* les effets de ces remedes sont.

Page 178 , *ligne* 13 , onguent , *lisez* oximel.

Page 191 , *ligne* 13 , cataplasme de la grandeur de deux mains , *lisez* cataplasme plus ou moins grand suivant l'étendue de la partie affectée.

Page 193 , *ligne* 8 , froté , *lisez* frotté.

Page 194 , *ligne* 1 , effet , *lisez* action.

Page 198 , *ligne* 25 , fementation , *lisez* fermentation.

Page 200 , *ligne* 17 , supprimée, *lisez* supprimées. *Ligne* 17, rétablissent: *lisez* rétablissent, *Ligne* 19, opérer , *ajoutez* mais dans toutes les especes de suppression de lochies avec disposition inflammatoire, ou avec transport de cette humeur et du sang sur un viscere, préférez toujours aux emménagogues , soit légers , soit forts , l'application des sangsues aux cuisses.

Page 201 , *ligne* 10, ceux-là , lisez ceux-ci.

Page 211 , *ligne* 13 , onces, en friction , *lisez* onces : en friction.

Page 218 , *ligne* 4 , de la succion , *effacez*.

Page 215 , *ligne* 10 , l'exostose vénérienne des os , *lisez* l'exostose vénérienne ,

Page 220 , *ligne* 14 , dartreuse ou , *effacez*.

Page 222 , *ligne* 2 , sont moins , *lisez* sont quelquefois moins.

Page 225 , *ligne* 38 , par Vitet le pere, *lisez* par Vitet le fils.

Page 237 , *ligne* 14 , détruit leur action , *lisez* détruit en partie leur action.

Page 242 , *ligne* 4 , le venin, *lisez* détruisoient le venin.

Page 245 , *ligne* 27 , leur acide , *lisez* son acide.

Page 249 , *ligne* 23 , vapeurs, *lisez* vapeurs expansives.

Page 254 , *ligne* 13 , après le poison, *ajoutez* et s'il n'a produit ni inflammation , ni escarre.

Page 260 , *ligne* 27 , ou ne le change, *lisez* ou ne la change.

Page 261 , *ligne* 21 , lenteur , et demandent d'être prescrits, *lisez* lenteur et avec moins d'inconvéniens, quoiqu'ils soient prescrits.

Page 262 , *ligne* 3 , souvent à aiguillonner , *lisez* qu'il faudroit souvent aiguillonner.

Page 271 , *ligne* 11 , ou l'on ajoute pas , *lisez* ou l'on n'ajoute pas. *Ligne* 35 , privée , *lisez* privées.

Page 272 , à se répercuter , *lisez* à être répercutée. *Ligne* 16 , il la développe , *lisez* il développe son activité. *Ligne* 37 , de cette quantité , *lisez* cette quantité.

Page 273 , le sommeil ; *ajoutez* dans la plupart des maladies où l'opium est indiqué , prescrivez-le extérieurement avant d'en tenter l'usage intérieur.

Page 274 , *ligne* 4 , sidenhanis , *lisez* sydenhamii.

Page 276 , *ligne* 6 , qu'elles , *lisez* qu'ils. *Ligne* 3 , Humeurs , *lisez* humeurs.

Page 281 , *ligne* 9 , diminuées, et calmées , *lisez* calmés , et diminués

Page 300 , *ligne* 23 , d'eau de vie , *ajoutez* exposé dans des vaisseaux très-évasés au milieu des appartemens dont l'air est impur.

Page 305 , *ligne* 34 , blanches , *lisez* blanchies. *Lign.* 40 , dans lequel plusieurs , *lisez* auquel plusieurs.

Page 306 , *ligne* 1 , ajoutent quelques , *lisez* ajoutent mal-à-propos quelques. *Lign.* 5 , amandes ameres et blanchies , demi-drachme , *retranchez*.

(475)

Page 307, *ligne* 7, languissates, *lisez* languissantes.
Page 318, *ligne* 11, favorisent le caillot, *lisez* favorisent la formation du caillot.
Page 322, *ligne* 15, claretum, *lisez* clavatum.
Page 327, *ligne* 17, feuilles, *lisez* fleurs.
Page 337, *ligne* 30, ductille, *lisez* ductile.
Page 339, *ligne* 7, ductille, *lisez* ductile.
Page 341, *ligne* 11, enflammées, *ajoutez* étain, *stamnum*, réduit en poudre subtile à l'aide d'une lime très-fine, ainsi que la chaux d'étain porphyrisée, passent pour faire mourir et chasser le ver solitaire, prescrits à la dose de demi-once jusqu'à deux onces ; dose à réitérer pendant 3 jours consécutifs chaque matin à jeun. L'expérience et l'observation n'ont pas confirmé en France cette vertu. *Ligne* 23, vinaigre de saturne, *lisez* blanc de plomb, trois onces.
Page 344, *ligne* 36, mélange un instant, *lisez* mélange, un instant.
Page 351, *ligne* 11, d'une diete, *lisez* de la diete. *Ligne* 18, ou si le malade aura assez de force jusqu'au moment du déclin de la maladie, ou s'il ne s'abattra pas au point de succomber, ou si la maladie arrivera à son déclin et diminuera de force avant que le malade périsse, *lisez* si le malade pourra avec une diete tenue, suffire contre la force du mal, ou s'il succombera faute de nourriture, ou si la maladie s'affoiblira la premiere et cédera.
Page 355, *ligne* 23, cuites, *lisez* cuite.
Page 356, *ligne* 28, lait ; six onces, *lisez* lait, six onces.
Page 362, *ligne* 18, détruits, *lisez* dissipés.
Page 363, *ligne* 7, l'humeur scorbutique, *effacez*.
Page 364, *ligne* 11, le lait est nuisible dans les maux de tête, etc. *Hip. secr. V*, aph. 65, *lisez* le lait ne convient pas à ceux qui ont mal à la tête ; à ceux qui sont attaqués de fievre aiguë ; à ceux qui ont les hypocondres élevés et des borborismes ; à ceux qui rendent beaucoup de sang par les hémorroïdes ; à ceux qui ont soif. Le lait est utile aux phthi-

siques avec peu de fievre : on le donne dans les
fievres lentes très-longues , dans les cas d'affoiblissement, pourvu qu'on n'apperçoive aucun des symptômes ci-dessus , et dans toutes les maladies de
dépérissement sans cause manifeste. *Hip. sect. V ,
aph.* 64.

Page 364 , *ligne* 39, vinaigre , *lisez* vinaigre , demi-
once , ou crême de tartre porphyrisée , demi-once.

Page 368 , *ligne* 39 , appaise , *effacez.*

Page 369 , *ligne* 9 , s'unit rapidement avec les acides ,
lisez s'unit rapidement aux acides.

Page 371 , *ligne* 12 , avec l'eau , *ajoutez* le suc gastrique
du bœuf ou du veau , est de nos jours beaucoup
employé pour dissoudre les résines , les gommes-
résines , les substances huileuses ou graisseuses ,
à administrer intérieurement ou extérieurement
en onction.

Page 374 , *ligne* 4 , disposition des humeurs vers la
putridité , *lisez* disposition des humeurs à la putridité

Page 375 , *ligne* 9 , doux , *lisez* légers.

Page 384 , *ligne* 19 , jusqu'à deux , *lisez* jusqu'à six
onces. *Ligne* 21 , décoction , *lisez* infusion. *Ligne*
23 , décoction , *lisez* infusion.

Page 389 , *ligne* 23 , quelquefois , *lisez* rarement.

Page 390 , *ligne* 24 , crême de tartre , *ajoutez* s'il n'est
pas toujours accompagné d'un succès heureux , il
ne faut pas conclure qu'il est insuffisant pour
combattre ces différentes especes de maladies.

Page 390 , *ligne* 1.ere , vers la gangrene , *lisez* à la gangrene. *Ligne* 15 , vers la putridité , *lisez* à la putridité.

Page 392 , *ligne* 8 , et le malade sera , *lisez* et plus
le malade sera.

Page 394 , *ligne* 11 , lavement, *ajoutez* tamponez l'anus
si le malade ne peut garder le lavement :

Page 397 , *ligne* 21 , aqueuses ou vineuses , *lisez*
aqueuse ou vineuse.

Page 398 , *ligne* 39 , la peau : *ajoutez* ordinairement
elles répercutent l'humeur teigneuse et causent
par-là des accidens funestes.

Page 401 , *ligne* 28 , onces , *ajoutez* ginseng , *panax quinquefolium*. Dans le Canada et la Tartarie. Peu connue en Europe. Mâchée , elle cause dans la bouche et l'estomac , une douce chaleur : elle accroît les forces vitales et musculaires. Il seroit à désirer qu'on tentât son usage dans toutes les maladies de foiblesse , où les Chinois ont coutume de la prescrire.

Page 413 , *ligne* 7 , menthe , *lisez* menthæ.

Page 419 , *ligne* 18 , en font beaucoup usage , *lisez* font beaucoup usage des feuilles de laurier.

Page 439 , *ligne* 10 , arax , *lisez* arack.

Page 441 , l'épilepsie et le rhumatisme , *lisez* l'épilepsie , le rhumatisme , et plusieurs especes de phthisie. *Ligne* 32 , proche des marais , *ajoutez* l'éther ne convient , soit intérieurement , soit extérieurement , dans aucune espece de phthisie. *Ligne* 33 , éther vitriolique , *ajoutez* la liqueur minérale anodine , calme pour un instant l'accès hystérique ; mais en réitérant l'usage de cette liqueur , la maladie prend un accroissement sensible.